教育部/中央财政支持高职院校专业发展项目
江苏省示范性高等职业院校专业建设项目
医学影像技术专业无界化教学系列教材

医学影像基础概论

YIXUE YINGXIANG JICHU GAILUN

主　编　许海兵　张益兰

副主编　沈孝翠　刘广月

本书编委

（按姓氏笔画排序）

刘广月　南京鼓楼医院

许海兵　江苏医药职业学院

沈孝翠　江苏医药职业学院

张　岱　安顺职业技术学院

张益兰　江苏医药职业学院

张新源　盐城市第一人民医院

张慧丽　江苏医药职业学院

顾　星　盐城市第一人民医院

徐梅梅　江苏医药职业学院

谢根坦　滨州职业学院

江苏大学出版社

JIANGSU UNIVERSITY PRESS

镇　江

图书在版编目(CIP)数据

医学影像基础概论/许海兵,张益兰主编. —镇江 :
江苏大学出版社,2017.8(2024.1 重印)
ISBN 978-7-5684-0528-7

Ⅰ. ①医… Ⅱ. ①许… ②张… Ⅲ. ①影像诊断—概
论 Ⅳ. ①R445

中国版本图书馆 CIP 数据核字(2017)第 187191 号

医学影像基础概论

主　　编/许海兵　张益兰
责任编辑/李菊萍
出版发行/江苏大学出版社
地　　址/江苏省镇江市京口区学府路 301 号(邮编: 212013)
电　　话/0511-84446464(传真)
网　　址/http://press.ujs.edu.cn
排　　版/镇江文苑制版印刷有限责任公司
印　　刷/镇江文苑制版印刷有限责任公司
开　　本/787 mm×1 092 mm　1/16
印　　张/13.75
字　　数/315 千字
版　　次/2017 年 8 月第 1 版
印　　次/2024 年 1 月第 6 次印刷
书　　号/ISBN 978-7-5684-0528-7
定　　价/46.00 元

前 言

20世纪70年代以来，随着医学科学技术的飞速发展，X线计算机断层成像(X-ray computer，X-ray CT，CT)、核磁共振成像(magnetic resonance imaging，MRI)等现代影像技术相继崛起并迅速普及。现代医学影像不仅提供丰富的组织与器官的位置与形态，而且使人们能够更全面深入地认识人体的生理、生化和病理过程。目前迫切需要熟悉和掌握医学影像技术的人才，现在大部分教材是以医学影像解剖、医学影像检查技术、医学影像诊断来设计组建，本系列教材以综合素质养成为主线，职业岗位能力为导向，将专业基础课程医学影像成像原理、X线摄影化学及照片打印技术、放射物理与防护、质量控制概要等整合为《医学影像基础概论》；在其基础上将原有的专业课程医学影像检查技术、医学影像解剖、医学影像诊断等构建为以人体头颈、胸、腹、盆、脊柱四肢为模块的专业核心课程教材：《头颈部影像检查技术》《胸部影像检查技术》《腹部影像检查技术》《盆部影像检查技术》和《脊柱与四肢影像检查技术》。本系列教材打破传统学科界限，将解剖、医学影像检查技术、医学影像诊断等学科知识精简优化、有机组合；重点放在各种医学影像检查技术操作及正常影像的解读，突出其应用性。

《医学影像基础概论》主要讲述X线基础理论知识和数字X线成像、X-CT、MRI、SPECT、PETCT的成像原理、图像重建、图像处理、图像质量因素分析的知识，还介绍了现代医学影像涉及的数字图像基础和图像显示原理方面的知识。教学内容强调“三基”，即基础理论、基本知识和基本实践技能，特别强调培养学生的职业技能。本教材由许海兵、张益兰、沈孝翠、刘广月、徐梅梅、张慧丽、顾星、张新源、张岱、谢根坦等老师参与编写，在此向参编人员及所有支持、帮助、指导本书编写的同志表示由衷的感谢。

本书可作为高职高专影像技术专业的教学用书或者教学参考用书，也可供医学影像专业的研究工作者和医疗工作者参考。由于编者水平有限，疏漏在所难免，诚望广大读者批评指正。

编　者
2017年7月

目 录

总　论 …… 001

任务 1　医学影像技术的发展历程 …… 001

任务 2　医学影像检查技术常用术语 …… 004

项目一　医学图像的显示与记录 …… 010

任务 1　激光打印技术 …… 011

任务 2　其他打印技术 …… 016

任务 3　胶片打印机的质量控制 …… 022

项目二　X 线摄影理论 …… 027

任务 1　X 线的物理学基础 …… 027

任务 2　X 线摄影 …… 037

任务 3　常用的辐射量及其单位 …… 049

任务 4　X 线的防护 …… 053

项目三　X 线平片检查的基本知识 …… 063

任务 1　X 线摄影检查的原则及步骤 …… 063

任务 2　照片标记 …… 065

任务 3　X 线摄影位置和命名原则 …… 068

项目四　X 线造影检查 …… 070

任务 1　对比剂的分类及应用 …… 070

任务 2　造影检查方法 …… 075

项目五　数字 X 线成像 …… 081

任务 1　数字图像基础知识 …… 081

任务 2　CR …… 084

任务 3　DR …… 090

任务 4　DSA …… 094

项目六 计算机X线体层成像 …… 099
任务1 CT的结构和原理 …… 099
任务2 CT扫描方式 …… 109
任务3 CT图像重建 …… 116
任务4 CT图像后处理 …… 120

项目七 磁共振成像 …… 124
任务1 磁共振的结构和成像原理 …… 125
任务2 磁共振图像的形成 …… 133
任务3 脉冲序列 …… 142

项目八 超声成像 …… 150
任务1 超声波的基本特性 …… 150
任务2 超声的生物效应 …… 154
任务3 超声诊断成像 …… 156
任务4 超声诊断成像的最新进展 …… 164

项目九 核医学成像 …… 167
任务1 核医学诊断的特点 …… 167
任务2 核医学的物理基础 …… 170
任务3 发射型计算机体层成像 …… 180

项目十 影像储存与传输系统 …… 187
任务1 PACS的概念与优越性 …… 187
任务2 PACS标准 …… 189
任务3 PACS的运行 …… 191
任务4 PACS的应用与管理 …… 195

项目十一 医学影像质量管理 …… 198
任务1 医学影像设备的质量保证 …… 198
任务2 数字X线摄影图像质量控制 …… 201
任务3 CT图像质量控制 …… 206
任务4 磁共振图像质量控制 …… 210

参考文献 …… 214

总　论

任务 1　医学影像技术的发展历程

1895 年 11 月 8 日，德国物理学家伦琴（Wilhelm Konrad Rontgen，见图 0-1）发现 X 线，并为其夫人拍出了世界上第一张手部 X 线照片（见图 0-2），自此便拉开了 X 线应用于医学领域的序幕。

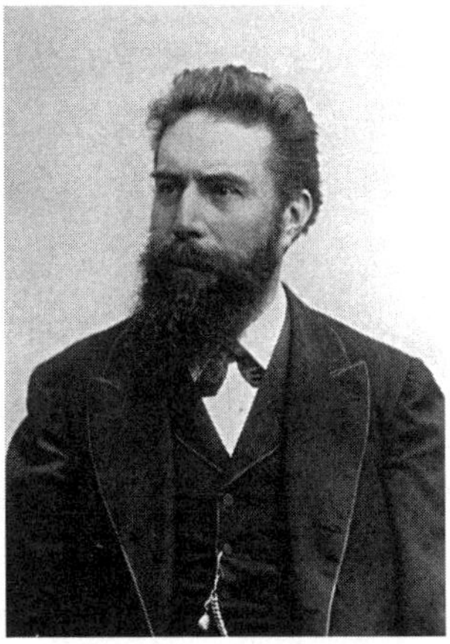

图 0-1　伦琴

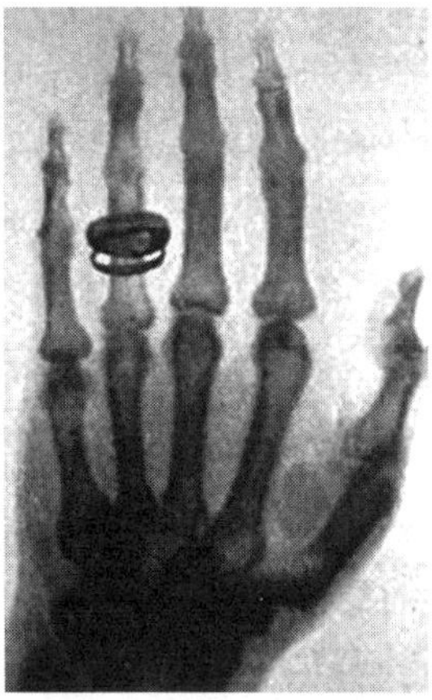

图 0-2　第一张 X 线照片

随着科学技术的飞速发展，各种医学成像技术不断涌现，医学影像技术从无到有，从不完善到功能齐全、分类精细，经历了 100 多年的发展过程。它包括普通 X 线检查技术、数字 X 线检查技术、计算机 X 线体层扫描（computed tomography，CT）检查技术、磁共振成像（magnetic resonance imaging，MRI）检查技术、超声（ultrasound，US）检查技术及核医学检查技术等多种医学影像检查技术。这些检查技术利用 X 线、电磁场、超声波等能量及成像介质，形成直观的医学影像图像，为临床诊断提供人体组织器官的形态、结构及部分生理功能。先进的医学影像检查技术为临床医生的诊断和治疗提供了丰富的信息，提高了临床诊断水平。

一、普通 X 线检查技术

普通 X 线检查可分为普通检查、特殊检查和造影检查。

(一) 普通检查

普通检查主要指 X 线透视和 X 线摄影。

X 线透视是一种既简便又经济的常用检查方法，可分为荧光屏透视和影像增强器透视。检查方法是将被检人置于荧光屏(或影像增强器)和 X 线管之间，X 线穿过人体后在荧光屏上形成影像。目前的透视机都是影像增强器透视，其优点是可动态观察器官的形态和功能状态，立即得到检查结果，这是其他 X 线检查技术所不能替代的，但也有影像细节显示不够清晰和不能留下永久记录的缺点。

X 线摄影是将人体置于 X 线管和胶片之间，X 线穿过人体之后在胶片上形成潜影，再对胶片进行冲洗或打印得到 X 线照片影像。所得的照片称平片，主要优点是照片的空间分辨力较高，图像清晰，照片可长期保存，永久记录，便于复查对比和会诊，患者接受的 X 线量也少，缺点是照片仅是某一瞬间曝光形成的影像，很难了解器官的动态变化。透视和摄影的优、缺点具有互补性。

(二) 特殊检查

特殊检查是指不同于普通 X 线检查，可达到某种特殊诊断要求的摄影技术。随着 X 线检查技术的飞速发展，特殊检查有的已被新的检查技术所替代，现已很少采用，有的已成为常规检查技术。常见的特殊检查方法有体层摄影、软 X 线摄影、放大摄影和眼球异物定位。

① 体层摄影是指在 X 线曝光过程中人体保持不动，X 线管和胶片做反向同步运动，摄取人体内某一层面组织影像的检查技术。体层摄影有纵断体层和横断体层之分，横断体层已被淘汰。纵断体层摄取人体某一纵向层面(冠状、矢状或斜面)的组织影像，显示清楚，层面以外的结构影像模糊不清。X 线管和胶片的运动轨迹有直线、圆、椭圆、内圆摆线、涡卷线等。

② 软 X 线摄影是利用钼靶 X 线机所产生的软 X 线对乳腺及软组织进行检查的技术。管电压在 40 kV 以下，所产生的 X 线因能量低、穿透力弱，故称“软 X 线”。软 X 线可使组织之间的对比度加大，利于观察乳腺体及软组织等结构。

③ 放大摄影是指利用 X 线几何投影的原理直接将 X 线影像放大的摄影技术。摄影时增加肢体与胶片之间的距离，影像放大率必须控制在允许的范围内，几何学模糊控制在 0.2 mm 以内。影像放大提高了空间分辨力，细微结构显示清晰，可比普通 X 线片提供更多的诊断信息。

④ X 线眼球异物定位可以提供异物的精确位置。虽然它只适用于不透 X 线的异物，但由于眼部异物通常是铁屑、砂粒等，并且 X 线定位不受眼的屈光介质混浊的影响，所以是常用的定位方法。

(三) 造影检查

造影检查是指用人工的方法将对比剂引入人体内，摄片或透视以显示组织器官的形态及功能的检查技术。引入人体内产生影像的化学物质称对比剂。普通平片影像因人体各组织器官的密度或厚度不同,对X线的吸收程度各异,即存在自然对比。人体内很多器官和组织如血管、肾盂输尿管、胃肠等,缺乏自然对比,平片很难显示,造影后这些组织器官就和邻近结构产生对比形成影像。造影检查扩大了X线诊断范围,可提供平片所不能显示的信息,是常用的X线检查方法之一。

二、数字X线检查

数字X线检查包括计算机X线摄影(computed radiography,CR)、平板探测器(flat panel detector,FPD)成像的数字X线摄影(direct radiography,DR)和数字减影血管造影(digital subtraction angiography,DSA)。

CR是使用可记录并由激光读出的X线成像板(imaging plate,IP)作为成像载体,经X线曝光及信息读出处理形成的数字影像,该检查技术比较成熟,现已被国内外广泛应用。

DR又称直接数字X线摄影,是以FPD为检测器利用计算机数字化处理,使模拟视频信号经过采样、模/数转换(analog to digital,A/D)后直接进入计算机进行存储、分析和处理的数字成像技术。

DSA是将影像增强技术、电视技术和计算机技术与常规X线血管造影相结合的一种新的检查技术,它是将未造影影像和造影影像分别经影像增强器增强,摄像机扫描而矩阵化,经A/D转换,计算机处理形成血管影像。

CR、DR和DSA所形成的影像都是数字影像,IP,FPD分别是CR和DR的成像载体。无论何种数字成像,都需要大量的数据计算和图像后处理,计算机的应用是数字成像的基础。与模拟成像相比,数字成像优点很多,如影像数字存储(磁带、光盘),数字传输(电缆、卫星),一次曝光后进行图像后处理(改变对比度、灰阶、图像大小,计算距离、面积、体积,测量感兴趣区的密度值及其他特殊处理)可获得多幅图像。但它的影像空间分辨力低于普通摄影的胶片影像。

三、CT检查

近年来CT检查技术快速发展,其结构和性能不断完善和提高,由最初的颅脑普通CT发展到多排螺旋CT(spiral CT)和电子束CT(electron beam CT,EBCT)。CT检查技术已经成为重要的医学影像检查手段,检查范围可以包括人体的各个部位。常规采用横断层面扫描,常用的检查技术有CT平扫、增强扫描(contrast scan)、造影CT检查等,扫描方法的选择取决于检查部位和检查目的。但是,从临床应用效果上看也有一定限制,如CT显示胃肠道腔内病变不如胃肠道钡剂检查显示清楚。

四、MRI检查

MRI检查是继CT之后,利用原子核带有磁性及自旋的原理,在外加磁场内接受特定射频脉冲时引起共振现象,借助电子计算机和图像重建算法而发展起来的新型医学检查技术。其优点是无电离辐射,安全可靠;有很多的成像参数,能提供丰富的诊断信息；有极好的组织分辨力；扫描方向灵活；除了用于形态学成像研究外，还能进行功能、组织化学和生物化学等方面的研究。但目前应用也有一定的限度，主要表现在对带有心脏起搏器或体内带有铁磁性物质的患者不能进行检查；危重患者不能进行检查；对钙化的显示不如CT；常规扫描信号采集时间长，对胸、腹部的检查受到限制；对质子密度低的结构如肺、皮质骨等显示不佳。MRI的特点决定了它特别适合中枢神经系统，头颈部、肌肉关节系统及心脏大血管系统的检查。MRI检查技术近20年来得到广泛的应用，是目前重要的医学影像检查技术之一，但其潜力还有待开发。

五、超声检查

超声检查也是医学影像检查技术之一。与普通X线检查、CT检查、MRI检查的成像原理和方法不同，它是将超声波发射到人体内，超声波传播时遇到不同的组织或器官界面时，将发生反射、折射或散射形成回声，携带信息的回声经过接收、放大和处理后，显示在荧光屏上形成图像，观察分析声像图、结合临床表现可对疾病做出诊断。超声检查主要用于对囊性实质性器官的大小、形状及走向的检测；对心脏、大血管及外周血管的结构、功能与血流动力学状态的监测。介入性超声诊断及治疗在临床已广泛应用。超声检查是无创伤、安全可靠的检查方法，具有信息量丰富，便于动态观察，对小病灶有良好的分辨力，能取得各断面图像，可多次重复观察，及时获得结果等多种优点。但超声检查也有一定的局限性，如对骨骼、肺和胃肠的显示较差。

六、影像核医学

影像核医学检查又称放射性核素显像(radionuclide imaging，RNI)，是重要的医学影像检查技术。其主要的检查手段是γ照相、单光子发射型计算机体层成像(SPECT)和正电子发射型计算机体层成像(PECT)。PECT又简称正电子发射体层成像(PET)，其成像的基本特点：① 显示人体组织或器官的形态图像；② 反映人体生化过程的图像；③ 反映人体内组织或器官功能状态图像；④ 显示人体内器官的动态图像。该检查技术对疾病的早期诊断和基础医学研究有特殊的价值。

上述医学影像检查，既各有所长，又各有所短，只能相互弥补，不能互相替代。在选择时，要遵循简便、安全、费用低且能达到诊断目的的原则。

任务2　医学影像检查技术常用术语

一、与人体相关术语

(一) 人体解剖姿势和体轴

人体直立，两眼平视正前方(听眶线与地面平行)，两上肢下垂置于躯干两侧，掌心向前，两下肢并拢，足尖向前。在X线摄影过程中，无论被检者身体处于何种姿势，都要以解剖学姿势作为体位摆设的参照标准(见图 0-3)。

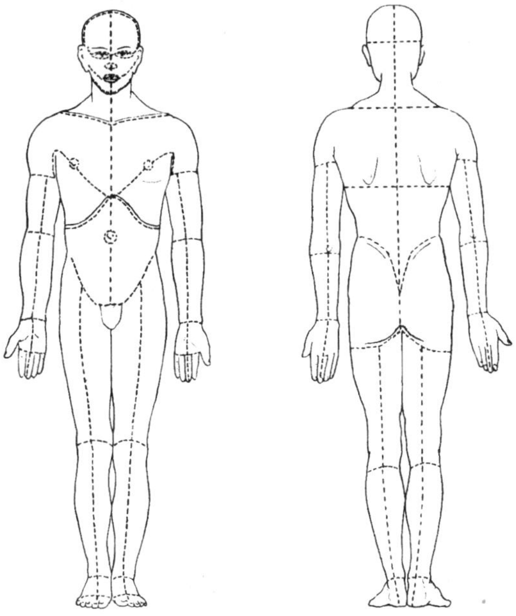

(a) 正面观　　(b) 后面观

图 0-3　标准姿势

(1) 垂直轴　人体上、下方向,垂直于地面的轴,亦称人体长轴。

(2) 矢状轴　人体腹侧至背侧等高处的连线,与地面平行。

(3) 冠状轴　人体左右两侧等高处的连线,与地面平行。

(二) 人体解剖平面(见图 0-4)

(1) 矢状面　沿前后方向将人体纵断为左右两部分,其断面称为矢状面。居于正中并将躯体分为左右相等的两部分的矢状面,称为正中矢状面。

(2) 冠状面　沿左右方向将人体纵分成前后两部分的平面,称为冠状面。

(3) 水平面　将人体横断为上下两部分的断面,称为水平面。该切面与人体的长轴垂直,又称横断面。

(三) 人体解剖方位

(1) 上和下　近头者为上,近足者为下。

(2) 前和后　近腹者为前(或称腹侧),近背者为后(或称背侧)。

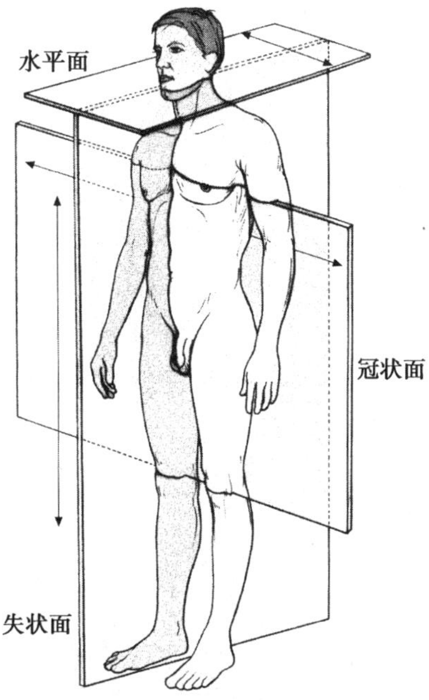

图 0-4　人体解剖平面

（3）内侧和外侧　距正中矢状面近者为内侧，距正中矢状面远者为外侧。

（4）近端和远端　近心脏者为近端，远离心脏者为远端。

（5）浅和深　近体表者为浅，远离体表者为深。

（6）尺侧和桡侧　前臂的内侧为尺侧，前臂的外侧为桡侧。

（7）胫侧和腓侧　小腿的内侧为胫侧，小腿的外侧为腓侧。

（四）关节运动

（1）屈伸运动　关节沿腹背轴运动，使组成关节的上下两骨骼相互接近（两骨骼间的夹角变小）的运动为屈，反之为伸。

（2）内收与外展运动　沿冠状面运动，使骨骼靠近正中矢状面的移动为内收运动，反之为外展运动。

（3）旋转运动　骨骼环绕矢状轴进行的转动称为旋转运动。使骨骼的前面向内侧旋转称内旋，反之称外旋。

（五）人体解剖定位标志

X线摄影体表定位标志是指在人体表面能够看到或扪及的组织器官的固定标志点，这些点与体内某些解剖部位或器官位置相对应。定位点之间的连线称为定位线，也包括人为的假设连线。在摆放摄影位置时，要根据这些标志来判断组织器官的位置，确定中心线的入射点，以拍摄出符合诊断要求的X线照片。

1. 头颅体表定位标志

（1）定位点

① 眉间：两侧眉弓的内侧端之间。

② 鼻根：鼻骨与额骨相接处。

③ 外耳孔：耳屏对面的椭圆形孔。

④ 枕外隆突：枕骨外面的中部隆起。

⑤ 乳突尖：耳后颞骨乳突向下呈乳头尖状。

⑥ 下颌角：下颌骨的后缘与下缘相会处形成的钝角。

（2）定位线（见图0-5）

① 听眶线（ABL）：即人类学的基准线，外耳孔上缘与眼眶下缘的连线。

② 听眉线（EML）：外耳孔中点与眼眶上缘的连线。

③ 听眦线（OML）：外耳孔中点与眼外眦的连线。

④ 听鼻线（AML）：外耳孔与鼻翼下缘的连线。

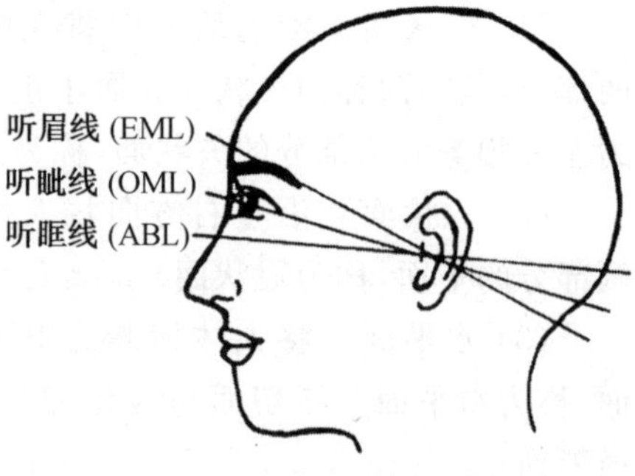

图0-5　头颅定位线侧面观

⑤ 听口线（oromeatal line）：外耳孔与口角的连线。

⑥ 瞳间线（IPL）：两瞳孔间（外眼角）的连线。

（3）基准面

① 正中矢状面：沿头颅前后方向将头颅分为左右相等的两部分的矢状面。

② 解剖学水平面：经颅脑听眶线，将头颅分成上、下两部分的水平断面。

③ 耳垂额状面：沿外耳孔作解剖学水平面垂直线，将头颅分作前、后两部分的冠状断面。

2. 胸部体表定位标志

① 胸骨颈静脉切迹：位于胸骨上缘的凹陷处，平第 2 胸椎下缘高度。

② 胸骨角：又称 Louis 角，位于胸骨上切迹下约 5 cm，由胸骨柄与胸骨体的连接处向前突起而成。其两侧分别与左右第 2 肋软骨连接，为计数肋骨和肋间隙顺序的主要标志。胸骨角还标志支气管分叉、心房上缘和上下纵隔交界及相当于第 5 胸椎的水平。

③ 剑突末端：胸骨最下端，平第 11 胸椎椎体高度。

④ 肋弓：由第 8～10 肋软骨前端相连形成，构成胸廓下口的前部，肋弓的最低点平第 3 腰椎高度。

⑤ 腋前线：通过腋窝前缘的垂线。

⑥ 腋中线：通过腋窝中点的垂线。

⑦ 腋后线：通过腋窝后缘的垂线。

3. 腹部体表定位标志

腹部分区常用“九分法”，如图 0-6 所示。

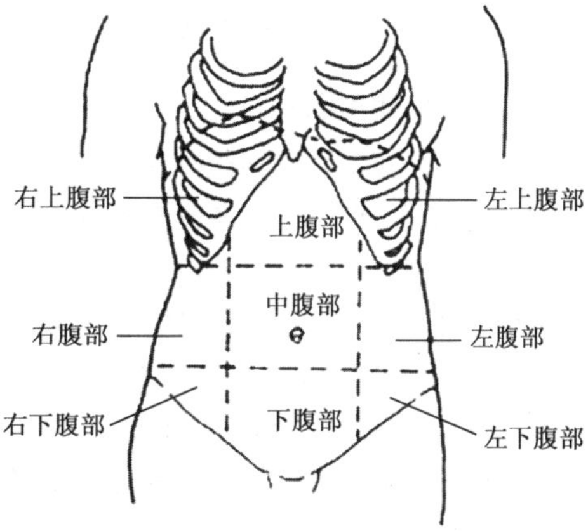

图 0-6　腹部“九分法”

腹部 X 线摄影时，常用的体表定位标志：

① 胆囊底体表投影：为右侧肋弓与右侧腹直肌外缘交界处。

② 成人肾门：约平第 1 腰椎高度，肾上极平第 11 腰椎下缘，肾下极平第 2 腰椎下缘。

③ 膀胱：位于耻骨联合上方。

4. 脊椎体表定位标志

脊椎 X 线摄影时，可以借助与某些椎体相对应的体表标志作为中心 X 线的入射点或出射点，常用的体表定位标志见表 0-1。

表 0-1　脊椎体表定位标志

脊椎	身体正面观所在平面	身体侧面观所在平面
第 1 颈椎	上腭	—
第 2 颈椎	上颌牙齿咬合面	—
第 3 颈椎	下颌角	—
第 4 颈椎	舌骨	—
第 5 颈椎	甲状软骨	—
第 6 颈椎	环状软骨	—
第 7 颈椎	—	颈根部最突出棘突

续表

脊椎	身体正面观所在平面	身体侧面观所在平面
第 2 胸椎间隙	胸骨颈静脉切迹	—
第 4 胸椎间隙	胸骨角	—
第 6 胸椎	男性双乳头连线中点	—
第 7 胸椎	胸骨体中点	—
第 7 胸椎间隙	—	肩胛下角
第 11 胸椎	剑突末端	—
第 1 腰椎	剑突末端与脐连线中点	—
第 3 腰椎	脐上 3 cm	肋弓最低点
第 4 腰椎	脐	髂嵴
第 5 腰椎	脐下 3 cm	—
第 2 骶椎	髂前上棘	—
尾椎	耻骨联合	股骨大粗隆

二、影像检查技术相关术语

(一) X 线摄影体位

(1) 前后位　被检者后面紧贴暗盒(胶片、IP、FPD),身体矢状面与暗盒(胶片、IP、FPD)垂直,X 线中心线由被检者的前面射至后面的摄影体位称为前后位。

(2) 后前位　被检者后面紧贴暗盒(胶片、IP、FPD),身体矢状面与暗盒(胶片、IP、FPD)垂直,X 线中心线由被检者的后面射至前面的摄影体位称为后前位。

(3) 左侧位　被检者左侧紧贴暗盒(胶片、IP、FPD),身体矢状面与暗盒(胶片、IP、FPD)平行,X 线中心线由被检者的右侧射至左侧的摄影体位称为左侧位。

(4) 右侧位　被检者右侧紧贴暗盒(胶片、IP、FPD),身体矢状面与暗盒(胶片、IP、FPD)平行,X 线中心线由被检者的左侧射至右侧的摄影体位称为右侧位。

(5) 右前斜位　被检者右前部靠近暗盒(冠状面与暗盒呈一定角度),X 线中心线从被检者的左后方射入的摄影体位称为右前斜位,也称第一斜位。

(6) 左前斜位　被检者左前部靠近暗盒(冠状面与暗盒呈一定角度),X 线中心线从被检者的右后方射入的摄影体位称为左前斜位,也称第二斜位。

(7) 左后斜位　被检者左后部靠近暗盒(冠状面与暗盒呈一定角度),X 线中心线从被检者的右前方射入的摄影体位称为左后斜位,也称第三斜位。

(8) 右后斜位　被检者右后部靠近暗盒(冠状面与暗盒呈一定角度),X 线中心线从被检者的左前方射入的摄影体位称为右后斜位,也称第四斜位。

(9) 轴位　身体矢状面与暗盒垂直,X 线中心线方向与身体或器官长轴平行或近似平行投射。

(10) 前弓位　为胸部摄影时的一种特殊体位,身体前弓,后背上部靠近暗盒,X 线中心线从被检者前方射至后方为前后方向前弓位;身体前弓,前下胸部靠近暗盒,X 线中心线从被检者后方射至前方为后前方向前弓位。

(二) X 线摄影方向

1. 矢状方向

(1) 前后方向：X 线中心线从被检者前方射入，后方射出的方向。

(2) 后前方向：X 线中心线从被检者后方射入，前方射出的方向。

2. 冠状方向

(1) 左右方向：X 线中心线从被检者身体左侧射入，右侧射出的方向。

(2) 右左方向：X 线中心线从被检者身体右侧射入，左侧射出的方向。

3. 斜方向

(1) 左前斜位：X 线中心线从被检者身体右后方射入，左前方射出的方向。

(2) 右前斜位：X 线中心线从被检者身体左后方射入，右前方射出的方向。

(3) 左后斜位：X 线中心线从被检者身体右前方射入，左后方射出的方向。

(4) 右后斜位：X 线中心线从被检者身体左前方射入，右后方射出的方向。

4. 轴方向

(1) 上下方向：X 线中心线从上而下的投射方向。

(2) 下上方向：X 线中心线从下而上的投射方向。

5. 切线方向

X 线中心线与被检肢体局部边缘相切的投射方向。

(三) X 线摄影距离

(1) 焦—片距：指 X 线管焦点至胶片间的距离。

(2) 焦—肢距：指 X 线管焦点至被检部位中心所在平面间的距离。

(3) 焦—台距：指 X 线管焦点至摄影床面间的距离。

(4) 肢—片距：指被检部位中心所在的平面至胶片间的距离。

(四) 超声手法

(1) 要清除或避免声路中气体的干扰。

(2) 利用某些生理解剖特点进行观察。

(3) 用各种不同切面识别脏器及病灶。

① 顺序连续平行断面扫查法：在选定某一成像平面后，依次将探头沿该平面平行移动形成多个平行的断面图像，并从各个连续的声像图中观察分析脏器内部结构及病灶的整体情况。

② 立体扇形断面扫查法：定点摆动扫查法，在选定某一成像平面后，探头固定于体表某一位置，仅以探头面利用皮肤肌肉的弹性，按一定角度上下或左右摆动，构成立体扇面图像，以观察分析脏器及病灶的整体情况。

③ 十字交叉扫查法：纵横平面相交扫查法，当某一切面为圆形图像时，为了鉴别是圆球形抑或是管形，即可采用此法以纵横相交断面可资识别。

④ 对比加压扫查法：用探头加压腹部，并于两侧对称部位观察，比较回声有无变化，可鉴别真假肿块。

项目一

医学图像的显示与记录

学习目标

1. 掌握激光打印机分类及结构；
2. 熟悉激光打印机原理；
3. 熟悉不同激光打印胶片的结构及显像机制；
4. 了解激光打印机的质量控制。

医学影像设备从传统 X 光机发展到 CR，DR 成像，再到当今的 CT，DSA，MRI，ECT，US 等，不同的影像设备的图像最终都要应用于影像记录、诊断阅读、相互交流和病例存档的各个环节。医学图像的发展历程，从成像技术上看，可以分为三个阶段：视频多幅照相机（Mulit-Video-Camera）、湿式激光打印（Wet-Laser-Printing）和干式打印（Dry Printing）技术。

视频多幅照相机实际上是一台带有移动镜头的照相机，该照相机从 CT 或 MR 主机中获取视频图像，利用显像管阴极射线管（cathode ray tube，CRT）显像，通过快门开关和马达移动，获取一幅图像在胶片上曝光一次，再移动后获取下一幅图像曝光，按照事先设定的胶片曝光格数曝光所需图像后冲洗胶片即可获得一张载有多张 CT 或 MR 图像信息的胶片。视频多幅照相机形成的图像分辨力和灰阶度低，无法将 CT，MR 图像精准显示，图像质量不尽如人意。随着激光技术的发展，1984 年激光成像技术应用于医学，使用激光扫描成像的激光打印机开始承担 CT，MR 等数字设备的图像打印。

激光打印机初始使用期仍旧使用感光胶片，激光照射后的胶片要通过暗室技术用显影、定影的方法使图像最终显像，因此，这种技术叫湿式激光打印技术。从 20 世纪 90 年代开始，不需要显影、定影技术的干式打印技术被广泛推广和使用，利用激光照射成像和热敏成像的干式打印机逐步取代湿式激光打印机。近年来，随着技术的发展，大量的彩色图像出现，一种医用多媒质的打印机开始投入使用。这种打印机不仅可以打印胶片，还可以打印相纸，而且，黑白胶片、彩色胶片、彩色相纸可以任意选择，同机打印。

任务1　激光打印技术

激光即为受激辐射光子发光放大。1984年，世界上第一台采用激光成像技术的医用激光打印机问世，开创了图像精确打印和数字排版的图像打印新时代，并在医疗成像的图片打印任务中，承担主要角色。

一、激光打印机的分类

激光打印机又称激光复印机、激光照相机或数字照相机，主要成像系统（如CR，DR，CT，MRI，DSA等）输出的数字化图像信号或模拟图像信号分别由激光打印机接口送入激光打印机的存储器中，打印机根据不同的信号产生不同强度的激光束，对专用的激光胶片进行扫描，产生图像。湿式激光打印机需要与洗片机相连，经过显影、定影、水洗、干燥等处理后产生照片。干式激光打印机成像时无须化学处理，已成为现代医学成像系统中最先进的硬拷贝技术。

（一）根据激光光源分类

1. 氦-氖激光打印机

一般认为，气体激光发生器稳定性好，氦-氖激光束可以被聚焦到原子级，再加上选用特殊的超微粒激光胶片，可获得较高清晰度的图像，且造价低。气体激光（氦-氖）的波长为633 nm，接通激光器后至少要预热10分钟，使其达到一定温度才能运转。

2. 红外激光打印机

红外激光打印机发生器自20世纪80年代起步，具有电注入、调制速率高、寿命长、体积小、效率高、直接调制输出方便、抗震性能较好等特点。半导体激光的波长为670～820 nm，在红外线范围内，它可将成像所需的数据直接用激光束写在透明胶片上。

（二）根据是否需要冲洗胶片分类

1. 湿式激光打印机

湿式激光打印机拥有较好的成像质量，但其成像后的胶片需要配备一套胶片冲洗设备（洗片机），经过相应的化学药液来冲洗，影响图像质量的因素较多，且易污染环境。

2. 干式激光打印机

干式激光打印机是指在完全干燥的环境下不需要冲洗胶片的化学药液、无需配备供水系统、无需暗室、仅需要配有数字化胶片就能打印胶片的设备。

二、湿式激光打印机

（一）湿式激光打印机的结构

1. 激光打印系统

激光打印系统是激光打印机的核心部件，包括激光发生器、调节器、发散透镜、多角光镜、聚焦透镜、高精度电机及滚筒等。其功能是完成激光扫描，使胶片曝光。激光发生器是激光成像系统的光源，激光束将输入的信号以点阵扫描方式记录在激光胶片上。

2. 胶片传输系统

此系统包括送片盒、收片盒、吸盘、辊轴、电机及动力传动部件等。其功能是将未曝光的胶片从送片盒内取出，经过传动装置送到激光扫描位置。当胶片曝光后再将胶片传送到收片盒，或直接输送到自动洗片机的输入口，完成胶片的传输任务。

3. 信息传输与存储系统

此系统包括电子接口、磁盘或光盘、记忆板电缆或光缆及 A/D 转换器、计算机等。它的主要功能是将主机成像系统所显示的图像信息通过电缆及电子接口、A/D 转换器输入到存储器，再进行激光打印。电子接口分视频接口和数字接口，根据成像系统的输出情况不同选择不同的接口，以接收视频和数字图像信息。

一台激光打印机一般采用多接口配置，可同时满足 1～8 台主机设备的图像打印工作。为保证多机输入同时进行，激光打印机内设有硬磁盘或光盘，以缓冲进入的图像进行打印排队，确保连续图像输入和图像打印无锁定地进行。尽管各种激光打印机的具体配置不同，但其接口都配有可扩展硬盘、图像记忆板，以保证断电时图像不丢失。它的多硬盘配置图像存储量达 200～2000 MB，存储快，打印周期短。

4. 控制系统

该系统包括键盘、控制板、显示板及各种控制键或按钮，用于控制激光打印程序、幅式选择、图像质控调节等。操作控制键盘外形精小，操作方便，功能齐全。

5. 洗片机

激光打印机配备相应的洗片机和冲洗套药。

6. 其他配件

如终端显示、文字打印等，其作用是用来控制终端，将文字注释输入并打印在照片上。

（二）湿式激光打印机的原理

湿式激光打印机与以往的阴极射线管多幅照相机相比，成像原理发生了质的变化。当激光打印机接通电源后，机器控制系统（MCS）对中央处理器（CPU）和传递系统进行自检。自检完成后，MCS 送硬件复位指令到图像管理系统（IMS），使 IMS 初始化，在上述程序工作的同时洗片机的红外线加热器对显、定影液进行加热。当“Ready”指示灯亮时，打印机准备完毕，可以使用。操作者利用遥控器（键盘）存储按钮存储每一幅图像，并向多路器（MMU）送出指令和图像数据，MMU 接到指令后，由 CPU 控制输出编排器。根据操作者的设置，将激光打印机图像编排成行、放大，然后将图像数据从数字形式转化成模拟形式。当激光发生器工作正常后，图像模拟信号控制激光调制器，用以改变激光束的明暗度。

激光打印机的光源为激光束。激光束通过激光发散透镜系统投射到一个在 X 轴方向上转动的多棱镜或电流计镜上再折射，折射后的激光束再通过聚焦透镜系统按“行式打印”在胶片上，这种方式亦称 X 轴快速扫描。与此同时，胶片在高精度电机的带动下

精确地在 Y 轴上均匀地向前移动，完成整个胶片的“幅式打印”，亦称 Y 轴慢速扫描（见图 1-1）。

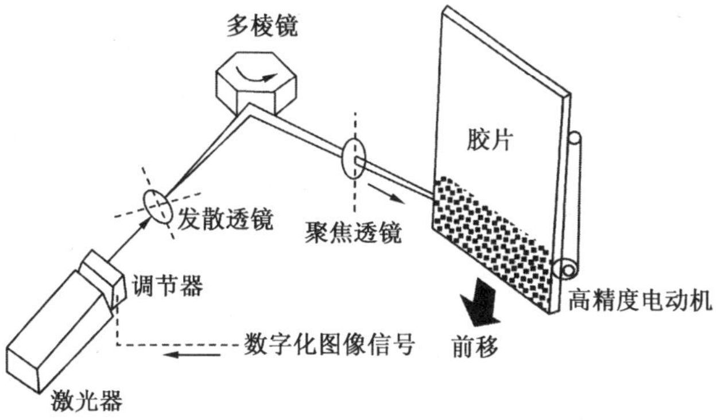

图 1-1　激光打印机的工作原理

在此过程中，利用光敏探测器从一个固定光束分流镜中连续不断地采集信号，反馈到激光发生器，使源激光束保持稳定不变。这样，以每秒 600 行图像数据的速度准确地复制全部图像。

激光束的强度可由调节器调整，调节器受数字信号控制。成像装置把图像的像素单元的灰度值以数字的方式输入激光打印机的存储器中，并以此直接控制每一个像素单元的激光曝光强度。如果计算机按顺序输出与激光束在胶片上相应位置的同期信号，就可以将顺序不同的电信号作为平面影像由激光照射在胶片上。

（三）湿式激光胶片

与传统的胶片一样，湿式激光胶片一般也分为 5 层，分别为保护层、乳剂层（也称感光乳剂层）、结合层（又称底层）、片基层和防光晕层（见图 1-2）。其中核心乳剂层为核心成像层面，整个胶片的支撑体为片基层。

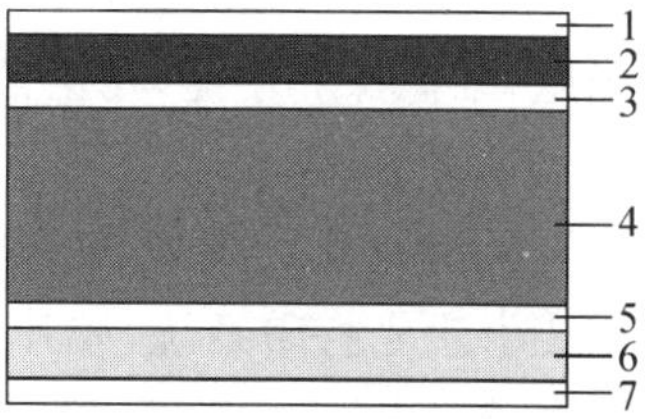

图 1-2　湿式激光胶片结构

通常，乳剂层又由 4 部分组成：① 非感光的有机银盐，如山萮酸银、硬脂酸银等；② 还原剂（通常包括显影剂）；③ 在显影成像过程中起催化作用的少量的卤化银；④ 亲水的或疏水的黏合剂。

为提高激光胶片的成像性能，乳剂层与传统卤化银胶片比较有如下特点：① 单分散卤化银乳剂呈八面体晶型；② 调配不同的增感染料，使胶片适应不同的激光光谱；③ 采用浓缩乳剂、低胶银比和薄层挤压涂布技术，以适应高温快显特点；④ 乳剂层中适量加入防静电剂、防腐蚀剂、防灰雾剂和坚膜剂等成分。

氦-氖激光胶片和红外激光胶片的乳剂层稍有不同，分别感应氦-氖激光和红外激光。

（四）湿式激光胶片的显像原理

当胶片被激光扫描后，激光光子进入胶片的感光层将银离子变成金属银原子而形成潜影。胶片接受激光扫描后产生的感光效应，是光电吸收产生的光电子造成的。一个高能量的激光光子，能与胶片敏感层中的银离子作用，在多个颗粒的感光中心产生上万个银原子，形成显影中心，即为潜影。

将胶片置于显影液中，因为显影中心呈电中性，显影剂很容易突破其周围的双电层结构发生快速氧化还原反应，将潜影还原成金属银。由于金属银具有吸光阻光作用，可产生致黑的光学密度，不同大小的密度就构成了可见的影像。而未曝光区域的银离子因为不是中性结构，显影剂无法进入，基本不发生氧化还原反应，没有金属银出现，也就没有影像出现。

理论上讲，曝光后的胶片中银离子大致分成3种形态存在于敏感层之中，分别为感光充分的金属银颗粒和感光不足的混合金属银颗粒和未感光的银离子。这是成像后显示不同灰阶的关键。

显影处理后的胶片立即转入定影程序，把未经曝光的银离子从胶片中清离出来，否则胶片见光后还会发生反应产生变色，定影处理后还要经过水洗程序，除去残留的显影、定影药液，最后经干燥处理，整个影像还原处理过程完成后，才能获得稳定的具有不同灰阶层次图像的胶片。

三、干式激光打印机

干式激光打印机按成像原理可分为三大类，即干式卤化银激光成像、干式热敏成像和干式喷墨成像。而干式热敏成像按感热记录方式不同又分为3类，即干式助熔热敏打印机、干式升华热敏打印机和干式直升热敏打印机。

（一）干式激光打印机的结构

干式激光打印机没有药液槽，不存在酸碱腐蚀、管道堵塞、辊轴橡胶老化和漏液等问题，维护保养便捷，在正常情况下，只要定期加入润滑油，保持机器清洁即可。辊轴通常半年清洁一次。

医用光热式成像系统（见图1-3）主要由激光打印系统、胶片传送系统、信息传递与存储系统、控制系统及其他配件几部分组成。

数据传输系统是光热式成像系统与CR，DR，CT，MRI或其他医疗摄影设备的数据通道，它接收投影设备的数字图像数据，并输送到系统的存储器中。需要胶片曝光操作时，控制系统直接从存储器中将要打印的图像数据取出。

激光功率调制系统用于控制激光器功率，分为直接调制和间接调制两种。直接调制是直接控制半导体激光

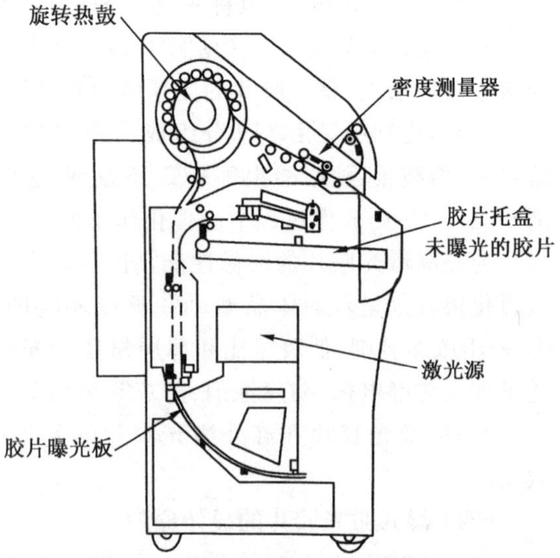

图1-3 干式激光打印机的基本结构

器的光功率；间接调制是半导体激光器以一个稳定的功率输出激光，然后在激光光路上加上调制器，如声光调制器等，以此来改变激光的光功率。胶片上某一点显影后的密度值与激光照射在该点时的光功率值成正比，光功率越大，密度越高；而激光的光功率值又由打印的数字图像的灰度值决定。

胶片传送系统包括送片盒、收片盒、辊轴、高精度电机及动力传动部件等。其功能是将要曝光的胶片从送片盒内取出，经过传动装置输送到激光扫描体位置，再把已曝光的胶片送到加热鼓进行加热显影，最后把显影完成的胶片传送给收片盒。

控制系统是整个光热成像系统的控制中枢，负责系统各部件状态的统筹控制，主要包括激光器的开启或关闭，激光功率调制系统和扫描光学系统中的电机或振镜调节和控制，以及胶片传送系统的运行等。

（二）干式激光打印机的工作原理

激光胶片的显像仅用一组恒定热辊代替，使用起来快捷、方便。打印开始时，供片辊轴吸起胶片，送至显影旋转的加热鼓（其温度为 122 ℃）中吸收热量，可持续 15 秒。成像鼓带动胶片旋转，自动聚焦的高能激光头打印胶片，打印完毕后，成像鼓停止旋转。胶片被送到分离器，分离器将胶片的外膜连同被打印过的碳粉一起剥离，传至废膜滚轴。打印后显现出图像的胶片被覆上胶膜，再通过终止调节器传出。

光热化打印技术利用激光束来扫描胶片，保证了影像在处理过程中的精密度和一致性。在曝光过程中打印头不接触胶片，避免了打印头和胶片摩擦产生的打印头损耗及对影像的影响。

（三）干式激光胶片

干式激光胶片是一种含银盐激光胶片，无需利用暗室技术冲印，简称干银胶片。

（1）保护层　在胶片表面涂布一层透明的特殊胶质材料，以防止胶片划伤和操作污染，避免输片过程中卡片、粘片或产生静电。

（2）感光成像层　主要由极细微的银盐颗粒和成色剂构成，与传统的胶片相比，包含显影剂成分。① 感光物质，可以是一种卤化银，其用量占成像层总质量的 0.75%～15%；② 非感光的银源物质，是一种可以还原的银离子物质，其用量约为成像层总质量的 20%～70%；③ 银离子还原剂，其用量占成像层总质量的 0.2%～5%；④ 黏合剂，可以是一些天然的或合成的树脂，其用量一般占成像层总质量的 20%～70%；⑤ 其他添加剂，根据需要可以添加促进剂、染料、增感剂、稳定剂、表面活性剂、润滑剂、防灰雾剂等各类添加剂。

（3）结合层　为了使乳剂层牢固地黏附在片基上，在片基表面涂有一层黏性很强的胶体，以防乳剂层在加工时脱落。

（4）片基　乳剂层的支持体。激光胶片全部选用聚酯片基，有透明（白色）和淡蓝色两种色调之分，它可使胶片保持牢固。

（5）防反射层　在片基的底面涂有一层深色的吸光物质，以吸收产生光渗现象的光线，防止光反射对乳剂再曝光，从而提高影像清晰度。

(四) 干式激光胶片的显像原理

干银胶片经曝光,使得感光成像层中的少量卤化银感光,从而形成潜影,再经过一定温度和一定时间的加热,在感光成像层中由非感光的银源物质形成永久的银影像。

干银胶片的成像过程实际上是一个催化过程,在干银胶片的成像层中,少量的卤化银微晶体仅在较低能量的光照下便可以形成潜影,这一点和传统的银盐照相材料是相同的。不同的是干银胶片经过曝光后,由卤化银形成的潜影中心被大量的、非感光的有机酸银的极微小颗粒包围,并与成像层中的还原剂形成催化中心。该催化中心在加热时会促使非感光的有机酸银与还原剂发生氧化还原反应,生成永久的银影像。干银胶片所形成的最初的潜影靠的是少量的对光线敏感的卤化银,而形成最终影像的大部分银源则靠的是非感光的有机酸银盐。

激光胶片使用时应注意防额外的“热源”,包括太阳光、室内光、辐射源等,避免胶片增加灰雾度。胶片在仓库存放时要注意有效期,在通风阴凉的干燥室内片盒应立式储存,注意胶片不能折弯,否则会卡片。温度以 20 ℃为宜,最低不能低于 5 ℃,相对湿度为 30%～50%,避免潮湿、高温、日照、放射源、不良气体等。激光胶片记录信息后,图像如接触酸、碱、溶剂、可塑剂等,或长时间烈日曝晒就会变质,特别是可塑剂。

任务 2　其他打印技术

一、热敏成像技术

热敏成像打印技术起源于 20 世纪 60 年代发明的传真机,90 年代初随着热敏胶片技术的成熟,逐步应用于医学影像打印领域。随着人们环保意识的增强,热敏打印机越来越受到重视,已经成为医学影像输出的重要打印设备之一。

(一) 热敏成像技术

热敏成像技术通过热敏头直接在胶片上产生“热印”作用实现影像还原。打印机收到来自影像设备的数字图像信号后,其图像像素按一定的矩阵排列,单个像素的灰度值经打印机主控计算程序转换成热敏头上各加热单元的加热幅度值,胶片对应区受热后产生光学密度,不同的加热温度会形成不同的光学密度,最终构成可见影像。

与激光扫描成像不同,热敏成像通过热敏头实现影像“转印”,以高温阵列式打印头取代了复杂的激光发射器、偏转扫描系统和光学失真矫正系统等。

热敏成像应用于医疗领域的技术主要有两种,分别是直接热敏成像和热升华成像技术。

1. 直接热敏成像技术

直接热敏成像技术是使用嵌有线阵热敏电阻的热敏头加热胶片,产生密度差别形成影像的方法。其成像介质是干式胶片,若胶片乳剂层的显影物质不同,热敏成像的方式也不一样。显像物质为银盐颗粒的成像技术称为银盐加热法;显像物质为微囊体的成像技术称为微囊加热法。

热敏头由放热部分、电路控制部分和放热散热片构成。放热部分的放热电阻发热，便可记录图像。在被保护套覆盖着的控制电路内部安装了控制数字图像数据转换成发热图像灰阶的脉冲值，由于热敏头的加热线由许多个热敏电阻构成，这些元件可以单独被激活，因而能形成不同的灰阶。热的脉冲值促使热敏电阻发热，其发热温度在 100～200 ℃。另外，热敏头与胶片是靠 300 g/cm^2 压力紧密接触的。这样，干式激光胶片热敏层的显像剂在温度的作用下发生变化，使热敏脉冲在热敏胶片上产生灰阶影像。热敏头的温度越高，时间越长，胶片被加热的温度越高，影像的密度就越大，即照片越黑；反之则越白。

热敏头的结构可采用厚膜头和薄膜头，而干式热敏打印机采用了适合高品质图像记录的薄膜头。薄膜头是在真空下对发热电阻进行蒸发而制成，记录的宽度由热鼓的大小决定，其接口的放热电阻的阻值误差小，变化较平滑，因而适用于高品质图像记录。此种干式热敏打印技术利用压纸卷筒将干式热敏胶片压在热敏头上加热进行图像记录。若压纸卷筒不能精确地按一定速度转动，干式热敏胶片的输送速度就会发生变化，图像就会出现不均匀现象，这与热敏打印机的非接触性记录不同。为了使其以一定的速度输送胶片，需要有高转矩、强负载的驱动马达。如果打印头和胶片直接接触会使打印头损耗、变胀，进而影响图像质量。热敏头的尺寸决定成像胶片的宽度，如 14 英寸的热敏头就可以打印 14 英寸×17 英寸的胶片。

2. 热升华成像技术

现代热升华成像技术应用最多的为染色升华热敏成像技术。

染色升华热敏成像利用热感技术使染料从气态到固态、从固态到气态互相转化的过程，以“压印”的方式实现图像打印，其成像介质为相纸或胶片，介质内没有成像乳剂，颜色来源是打印色带。色带加热依靠热敏打印头完成，打印头呈圆柱长鼓状，上面密布半导体加热元件，每个加热元件可单独调整温度，温度值来自图像像素灰度值。当圆形打印鼓带动色带旋转时，其内加热元件迅速加热，染料经加热直接升华成气态，喷射到介质上形成色彩。彩色打印分 3 次或 4 次完成，每旋转一次，仅“压印”一个颜色。

热敏成像技术相比激光打印技术，没有了复杂的激光发散和投射系统，设备构造变得简单，投影胶片不再是光感型，而改成了热敏型，这样可以实现明室装片，操作也变得方便，成像过程不产生废物和废气，符合环保要求。干式热敏打印技术成为医学图像打印史上又一次质的飞跃。

目前又开发了一种全新的一次性高温成像技术，即在两层片基中夹裹一层无色银盐，成像时将胶片通过高温热头，温度在 130 ℃以上时，银盐就会发生还原反应，将银颗粒析出。温度越高，析出的银颗粒越多，呈现在胶片上的影像密度(黑化度)就越大。银盐被密封在两层透明片基当中，不会发生任何泄漏，真正实现无公害、零排放的效果。

热敏打印机不受荧光屏光斑的影响，防止了伪影(如轮廓线、光栅线、失真等)，可较好地控制曝光量，得到高质量图像，其分辨力明显高于阴极射线管的多幅照相机，反应速度以毫秒级计算。

(二) 热敏打印介质

染色升华热敏成像打印使用的介质分为相纸和胶片,其材料特点与喷墨打印介质相同。

直接热敏成像打印使用的介质为干式热敏专用胶片,其结构与干式激光胶片相似,也是单面药膜,从上向下分为 5 层:① 保护层,含有微细的无机原料及润滑剂,有利于热敏头和胶片的润滑,以提高图像质量;② 感热层,内含银盐或微囊;③ 支持层,为 0.175 mm厚的聚酯片基;④ 吸收层,起稳定作用;⑤ 背层,涂有 3~6 μm 薄膜的无光剂,使观片效果增加。

干式热敏胶片对保存环境要求较高,温度在 35 ℃、相对湿度 60%时保存约半年时间;而温度在 30 ℃、相对湿度 60%可保存约 5 年,且不宜与酸、碱和有机溶剂接触,一定要避免长时间的光照。

(三) 热敏打印机

根据热敏技术不同热敏打印机分为染色升华热敏打印机和直接热敏成像打印机。前者打印速度较慢,主要用于打印彩色相纸和彩色胶片,实际使用量不大,在此不做介绍。直接热敏打印机打印速度较快,主要用于灰度胶片打印,根据其加热方式不同又分为银盐加热成像直热式打印机和微囊加热成像直热式打印机。

热敏打印机的基本结构主要包括以下几个部分(见图 1-4)。

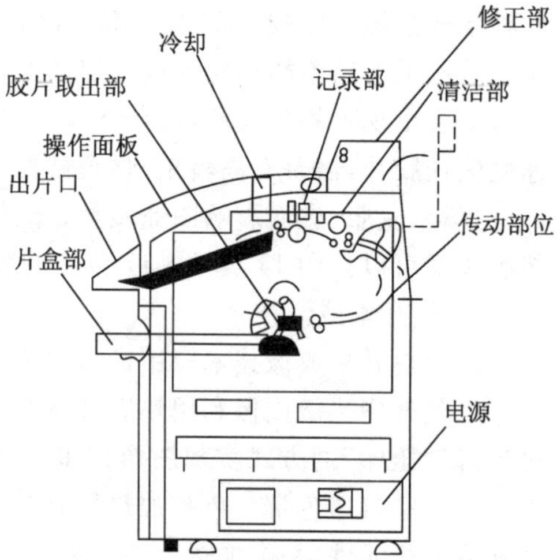

图 1-4　热敏打印机的结构示意图

1. 片盒部

片盒部是用来对胶片暗盒进行装卸的部位。储片盒可装 100 张胶片,可在明室进行装片操作,不具备感光性。

2. 输片部

输片部的主要功能包括取片和输片。取片采取吸盘方式,通过机器内部的吸盘将暗盒内的胶片吸起并传送到输片辊轴,再通过输片辊轴把胶片送到记录部。

3. 记录部

记录部是整个热敏打印机的关键部分,也是胶片进行图像打印的部分。该部分由高精度驱动马达、材料优质的压纸卷筒和高品质的热敏头组成。

4. 清洁部

清洁部位于输片部与记录部之间,通常为一种带有黏性的辊轴。当胶片通过该辊轴时,附在胶片表面的灰尘将被清除。

5. 信号处理系统

信号处理系统是干式打印机的核心部件,信号处理全部由计算机完成。该系统主要完成信号的传输、存储、处理和修正等。

6. 控制单元

控制单元主要包括操作面板、控制打印程序及各项操作指令。

二、喷墨打印成像技术

喷墨打印技术早在1960年就有人提出，1976年第一部商业化喷墨打印机才真正诞生。所谓喷墨打印机，就是通过将墨滴喷射到打印介质上来形成文字或图像的打印设备。随着喷墨打印技术的进步，照片级彩色喷墨打印迈过了颗粒、层次、介质等一道道阻碍，打印出来的图片效果甚至超过了传统银盐工艺。

随着PET，MDCT，MRI等数字影像设备技术的发展，三维图像处理技术也得到深度发展，血管成像和功能成像广泛应用，输出的图像基本上都是彩色的，极大地丰富了诊断信息，但也给图像打印提出了新的要求，照片级喷墨打印机成了彩色图像输出的最佳打印设备。

(一) 喷墨打印技术

喷墨打印技术是通过喷头将墨滴喷射到打印介质上形成图像的。主机送来代表图像的代码，经过打印机输入接口电路处理后送至打印机的主控电路，在主控程序的控制下，产生字符或图形的编码，驱动打印头打印一列点阵图形，同时字车横向运动，产生列间距或字间距。随后再打印下一列，逐列执行打印；一行打印完毕后，启动走纸机构进纸，产生行距，同时打印头回车换行，打印下一行。上述流程反复执行，直到整张影像打印完毕。

喷墨打印机的打印头，是由成百上千个直径极其微小（约几微米）的墨水通道组成的，这些通道的数目，也就是喷墨打印机的喷孔数目，直接决定了喷墨打印机的打印精度。每个通道内部都附着能产生振动或热量的执行单元。当打印头的控制电路接收到驱动信号后，即驱动这些执行单元产生振动，将通道内的墨水挤压喷出，或产生高温，加热通道内的墨水，产生气泡，将墨水喷出喷孔，喷出的墨水到达打印纸，即产生图形。

喷墨打印具有打印质量好、噪音低、较易实现低成本彩色打印、可适应各种打印媒质等优点，从它诞生的那一刻开始就得到了广泛应用，产品不停地更新换代，新技术层出不穷，早期的喷墨打印机及当前大幅面的喷墨打印机采用的都是连续式喷墨技术，而当前主流喷墨打印机普遍采用随机式喷墨技术。

1. 连续式喷墨技术

连续式喷墨技术以电荷调制型为代表。这种喷墨打印的原理是利用压电驱动装置对喷头中的墨水加以固定压力，使其连续喷射。

2. 随机式喷墨技术

(1) 气泡喷墨技术

气泡喷墨技术又称电热式喷墨技术，是在喷头的管壁上设置加热电极，用加热电极作为换能器。6～8 μm 宽度的短脉管作用于加热器件上，在加热器上产生蒸汽形成很小的气泡，气泡受热膨胀形成较大的压力，压迫墨滴喷出喷嘴，可通过改变加热元件的温度来控制喷到纸上的墨滴的多少，从而实现打印图像的目的。之后，由于毛细管的作用，再把墨水从墨水盒中吸入喷嘴内，填满喷嘴，进入下一循环。

（2）压电喷墨技术

压电喷墨技术是在装有墨水的喷头上设置换能器，换能器受打字信号的控制，产生变形，挤压喷头中的墨水，从而控制墨水的喷射。

（3）固体喷墨技术

固体喷墨技术最初由 Tektronix 开发，由来自固体墨水条（类似于有色的蜡块）的墨水液化储存，然后通过全页的固定打印头喷射在传输鼓上。在传输鼓中，墨水会冷结合到打印页上，即使在无涂层纸上也能产生亮面外观。

前两种技术属于液体喷墨打印机使用的打印技术。气泡式打印头由于墨水在高温下易发生化学变化，性质不稳定，所以打出的色彩真实性会受到一定程度的影响；另外，由于墨水是通过气泡喷出的，墨水微粒的方向性与体积大小不好掌握，打印线条边缘容易参差不齐，这在一定程度上影响了打印质量，这都是它的不足之处。压电打印头技术是利用晶体加压时的放电特性，在常温状态下稳定地将墨水喷出，对墨滴的控制能力较强，还可将色点缩小许多，产生的墨点也没有彗尾，从而使打印的图像更清晰，容易实现高精度打印质量，且压电喷墨时无需加热，墨水不会因受热而发生化学变化，故大大降低了对墨水的要求。固体喷墨打印机的打印速度比液体喷墨打印机高，可以与彩色激光（电子照相）打印机的速度相比，但相比彩色激光打印机所需维护更少（并产生较少的废料）。

（二）喷墨打印介质

喷墨打印介质分照片类和普通类。照片类介质表面有一层涂层，内含一些适合吸收和表现打印照片的专用墨水。普通类介质也就是普通办公纸（复印纸）、卡片纸等无涂层的介质，由于介质的表面没有涂抹喷墨打印机墨水所需的涂层而无法打印出高质量的照片，只能用于一般图文打印。

不同于激光打印机、热敏打印机在选择打印机型的同时就选择了对应的打印介质，喷墨打印的打印介质选择方案多，在固定机型的情况下，选用不同的介质就决定了不同的打印质量。医学图像分辨力高，打印精度要求高，要求选用能打印出符合诊断质量要求的打印介质与打印机相匹配，常选用的打印介质有彩喷照片相纸和彩喷胶片。

1. 彩喷照片相纸

彩色喷墨照片打印相纸（color inkjet printing photo paper）也称彩色喷墨纸、数码打印纸或彩喷纸。彩喷纸是在具备一定质量要求的纸的表面，经过特殊涂布处理，涂上一层具有吸墨性的多孔性颜料或在涂层中能形成多孔性结构的材料，在纸的表面形成一层良好的水性油墨接受层，使之既能吸收水性油墨又能使墨滴不向周边扩散，从而使彩色喷墨机打印出的样品能完整地保持原稿的色彩和清晰度。

（1）膨润型相纸　于原纸上涂布了一层聚乙烯醇（PVA）或者明胶，称为膨润型相纸（swellable paper），又称不防水照片纸。观察纸张的横截面可以发现，中间是原纸，上下是 PE 淋膜层，最上面的打印面有一层吸墨层，其表面由明胶和聚乙烯醇等聚合物形成。

(2) 铸涂型相纸(cast coating photo paper) 其涂层采用微米级的二氧化硅,经过特殊工艺处理,亮度和白度都可以达到传统相纸的水平。

(3) RC 相纸 RC 相纸也称微孔型相纸或间隙型相纸。RC 相纸由于具有高防水性、高吸墨性、高精度打印的特性,所打印的图像质量可以与传统的卤化银照相纸媲美。

2. 彩喷胶片

一般采用 PET 底材,涂布透明吸墨涂层,产品视觉透明,打印画面有透明的特别效果。彩喷胶片透光度高,色彩鲜艳,图像解析度高,打印后可以覆膜。常见的有白基胶片(透明胶片)和蓝基胶片,与医用激光胶片不同的是,彩喷胶片可以打印彩色,而且具有机械强度大,几何尺寸稳定,打印后不发生化学反应,保存时间长,环保无污染等优点。观察图像时不仅适合正视(反射效果),同时也适合透视(透射效果),改变了传统医用胶片只能在观片灯下观看的模式。

(三) 喷墨打印机

喷墨打印机根据用途分为普通喷墨打印机和数码照片打印机(专业照片/胶片打印机);根据打印幅面分为 A4 喷墨打印机、A3 喷墨打印机和 A2 喷墨打印机;根据墨水形态分为固体喷墨打印机和液体喷墨打印机,其中最常用的为液体喷墨打印机;根据喷墨方式又分为连续喷墨式打印机和随机喷墨式打印机。

1. 连续喷墨式打印机

这类打印机使用连续循环的喷墨系统生成高速墨水滴,所以打印速度快,可以使用多种打印介质,包括普通纸。其优点是不同的打印介质皆可获得高质量的打印效果,且易于实现彩色打印;缺点是打印机结构复杂,打印效率不高,打印图像不精确。根据其打印方式分为电荷控制型、电场控制型、喷涂型、喷雾型等几种类型。

2. 随机喷墨式打印机

随机式喷墨系统中墨水只在打印需要时才喷射,所以又称按需式喷墨打印机,它具有结构简单、成本低、可靠性高等特点。气泡式喷墨打印分为端面喷射型和侧面喷口型,压电式喷墨分为压电管型、压电隔膜型和压电薄片型。

三、照片自助打印设备

患者在完成影像检查后,都希望能快速获取结果,而影像部门的传统工作方式是向患者发放胶片和诊断报告,随着大型医院患者检查量的快速增加,这种方式的诸多弊病暴露出来。

自助打印机将胶片和诊断报告打印集成起来,消除了时空障碍,实现了实时按需打印,这样可让患者快速地在任意时间在特定服务地点获取结果,极大地方便了患者。

(一) 自助打印机的基本结构

自助打印机整合了胶片打印机和报告打印机的相关功能,在本地计算机控制下工作,用特殊材料包装起来,形成一个整体,主要包含以下几个部分:

(1) 存储服务器 可使用 PACS 服务器,也可单独设立服务器,用以存储电子胶片信息和打印数据库信息。

(2) 胶片打印机　为医用胶片打印机，干式打印。

(3) 报告打印机　为普通激光或喷墨打印机。

(4) 读卡器或扫描枪　读取患者就诊卡或检查信息条码。

(5) 本地计算机　控制硬件设备，包括胶片打印机、报告打印机、读卡器等。

(二) 自助打印机的工作过程

胶片及纸质报告自助打印功能的实现，主要分为以下几个步骤：

(1) 接收电子胶片打印信息　首先建立一个虚拟胶片集中打印服务器，用来接收从不同检查设备发送来的经过排版调窗等后处理操作的待打印胶片，生成"电子胶片"，其中收到的 DICOM 打印信息仅含胶片打印信息和胶片内容，DICOM 胶片打印信息以数据库形式存放。

(2) 电子胶片信息与患者检查匹配　对接收到的"电子胶片"进行 OCR 文本识别，将电子胶片中的患者身份信息，如 ID 号、检查号、Accession 号等信息识别出来，并从 RIS 系统中获取患者的检查信息，软件自动或人工比较，建立关联关系。

(3) 电子胶片上传　通过接口从 RIS 中对识别出的关键字段检索匹配，提取对应患者的检查信息，将其与"电子胶片"合成新的 DICOM 图像并发送到 PACS 服务器储存。

(4) 电子胶片取回　待患者前来取结果时，在自助取片机上读取患者电子就诊卡，打印服务器将对应该条码的检查结果(胶片和报告)取回至本地磁盘。

(5) 结果打印　发送指令至胶片打印机和报告进行实物打印。

任务 3　胶片打印机的质量控制

虽然应用于医学图像打印的打印设备很多，但应用于影像诊断的主要还是胶片打印设备，随着湿式胶片打印机的退场，目前主流打印机是干式胶片打印机。为了确保影像诊断的一致性，有必要对胶片成像的每一个环节进行质量控制。影响胶片影像质量的环节很多，除主机设备自身图像的信号质量外，还有胶片打印机的输入数值转换、打印介质的化学特性、介质存储条件等多种因素。

为了使各种因素对影像质量的影响达到最小，胶片打印机配有一套自动影像质量控制系统，主要设置为内置标准测试灰阶图样及密度读取仪等，可进行密度监测、自动校准、自动调节打印机的参数，使打印片的质量恒定于标准水平。有的打印机内设置有胶片条形码控制技术，通过自动校准程序调整打印参数及用户设定的密度、对比度参数，确保输出片质量的稳定。

胶片进入曝光区前有其特定的参数，如每批型号胶片的感光度信息、尺寸、胶片数量等，这些信息都集中在片盒背面的一块小芯片上，同时用户可根据自己的习惯设定密度及对比度值。当一个或几个数值改变时，系统就会分析这些变化，并重新计算它内部的数值转换表，以保持所需的传递函数，这一过程是由系统自动完成的，故称之为自动影像质量控制系统(automatic image quality control, AIQC)。

内置的密度检测仪通过测试灰阶来校正胶片的密度。自动影像质量控制系统是通过胶片的特性曲线输入完成的，结合激光打印机内存的 9～17 个标准灰阶密度值，自动校准每幅图像的密度值，可以提供标准的照片密度。通常打印机内存入多组特性曲线，以备更换打印胶片时选用。

此外，如果在正常使用时发现影像密度有微小变化，可采用胶片打印机上的密度微调钮来做少量补偿。测试校正后，质量控制系统将修改所用型号胶片的模型和传递函数，设置输出工作数值转换表为激光发生器或热敏头控制的数字电压趋动值，以保证在胶片型号、批次、用户观片习惯等参数改变时，将系统维持在一个稳定的影像最佳状态。胶片打印机具有极大的曝光宽容度，表现它的灰阶密度调整范围高达 8～12 比特容量，以提供相当的灰度水平。

一、测试工具

电影和电视工程师协会(Society of Motion Picture and Television Engineers, SMPTE)于 1986 年发布了《医学影像电视监视器及硬拷贝相机测试卡》的相关文件，为影像显示系统和硬拷贝相机的特性与评价制定了相应标准。IEC 也于 1994 年发布了有关《医学影像部门的硬拷贝相机的稳定性检测》的文件。测试卡使用的目的是了解激光相机的以下性能：密度的均一性、图像周边偏差度、非线性偏差度、低对比度分辨力、空间分辨力、灰阶水平、补偿处理效果和锐利度。使用 SMPTE 测试卡需要显微密度计等仪器，并需按一定的测试程序进行。

该测试卡有 7 种检测功能：① 背景密度(A)；② 线性结构卡(B)；③ 高对比度分辨力(C)；④ 低对比度分辨力(D)；⑤ 灰阶(E)；⑥ 小对比度变化(F)，有 0%与 5%、95%与 100%两组灰阶；⑦ 外周卡(I)，用于检测影像几何特性。

SMPTE 测试卡的打印及其测试方法：

(1) 由成像主机或胶片打印机调出 SMPTE 测试卡(尽可能从成像主机调出)，调节监视器的亮度、对比度、焦距，使其处于最佳状态；用胶片打印机打印出监视器上的 SMPTE 测试卡图像。

(2) 用光学密度计测量其背景密度(A)，密度值要求在 1.0±0.3 范围内，密度的一致性通过中央部和 4 角处的背景密度的最大值与最小值之差进行评价。

(3) 用光学密度计测量 SMPTE 测试卡图像的 12 个灰阶(E)，绘制出以各灰阶的响应特性为横轴，以对应灰阶的密度为纵轴的坐标图来评价其线性关系。

(4) 通过 SMPTE 测试卡图像的线性结构卡(B)、外周卡(I)的上下左右最外 4 条线相交处应能清晰可见；上下左右以及通过中心 2 条线的长度，与标准测试图比较误差应 <5%，以此评价图形几何结构。

(5) 通过 SMPTE 测试图像的小对比度变化卡(F)中 2 组灰度在 0%与 5%及 95%与 100%的对比度做出视觉判断，以此更直观地评价其低对比度分辨力的性能。

(6) 高对比度分辨力(C)及低对比度分辨力(D)的检测。比较4角上相同线条的亮度,比较4角上线条的亮度与中心相同线条的亮度,比较4角相同线条清晰度与中心差别,比较中心处不同反差水平线条的亮度,比较中心处不同反差垂直线条的亮度差别,并同时与安装时的"基准图像"比较,若结果无大差别,则为合格。

按照成像系统理论,任何成像系统输出的几何畸变和密度分辨力的降低都是不可避免的,这些改变由系统本身固有特性决定。为了反映这些改变,有的胶片打印机随机附带标准校正图,图中有方形栅格和白色的圆弧,可以用来对成像系统的几何畸变及其他有关成像质量参数进行测试。方形栅格如果变为矩形,表示打印机的输出可能存在水平或者垂直几何畸变。同理,如果输出的圆变为椭圆,则表明系统输出存在椭圆形畸变。图中的密度响应,可以给出系统的亮度-密度(*H-D*)曲线,从而对系统的密度分辨力进行说明。图中的最大、最小密度值及密度均匀性部分,则说明系统密度响应的最大、最小和均匀性的特性。

由于椭圆形畸变实际是由系统的水平和垂直畸变引起的,故成像系统的调制传递函数(modulation transfer function, MTF)是评价系统空间分辨能力的重要参数。有的打印机随机附带的成像质量标准校正图不再附有圆形图像,而是配有类似矩形波测试卡的条形卡图像。通过对条形卡图像进行一维或者二维的傅里叶变换,可以求出胶片打印机的一维或者二维的调制转换函数。

胶片打印机成像质量自动测试系统可以输出胶片打印机各个成像的质量指标,具体的指标如下:① 胶片打印机的 *H-D* 曲线;② MTF 曲线;③ 水平和椭圆形几何畸变;④ 灰阶动态范围;⑤ 密度的标准差和 RMS;⑥ 中、高、低密度分辨力。这为胶片相机的质量控制和质量保证提供了一个客观、方便的工具。

二、技术参数

胶片打印机采用独特的 VIP 技术,使影像质量和附在照片上的文字的清晰度都有了突破性的提高。VIP 是指可变像素尺寸(variable pixel size)、整数放大(integer magnification)、精密像素映象(precise pixel mapping)这三项技术,采用 VIP 技术后,图像可毫无变形地印在胶片上。

胶片机使用自动窗口技术,通常窗口技术由控制台选定,正常的窗口技术值通过计算机计算后被胶片打印机的记忆系统储存,使窗口技术根据不同的设备及操作者的需要进行确认,以提供符合标准的图像效果。

胶片打印机最大的特点是始终保持标准的影像密度,它通过输入胶片的特性曲线,结合胶片打印机内存的9~17个标准灰阶密度值,自动校准每幅图像的密度,因此可以提供十分标准的影像密度。通常胶片打印机内存有多组特性曲线,以备更换胶片或调整显影条件时选用。

胶片打印机具有独特的灰阶密度校正调节系统,能获得和主监视器完全相同的图像。图像是由三方面构成的:① 由 CR, DR, CT, MRI 等成像系统选择合适的窗口技术作为标准输入信息;② 利用胶片打印机内提供的标准灰阶测试图像;③ 选定胶片打印机内提供的特性曲线并结合实际效果，自动校准每一级灰阶的标准密度。

具体步骤如下：利用胶片打印机内提供的灰阶图像（可提供多种形式的图像，任选其中一种即可），固定胶片牌号种类，打印出灰阶照片，用密度仪测量各级的密度，然后依次输入到胶片打印机的校正调节系统，胶片打印机内的计算机会自动修正各级密度。

胶片打印机的质量标准：① 干式打印机应能提供 12 bit 灰阶能力，即能打印 12 bit 图像数据，以满足新型主机设备的影像输出要求；② 干式打印机应能提供胶片边缘的打印，即不可在胶片的两边留下白边，且打印后的干式胶片在灯箱上受热后不应卷曲；③ 干式打印机胶片应具有良好的存档特性，即在美国标准协会推荐的贮存条件下保存 100 年；④ 干式打印机应能连接输出信号符合 DICOM3.0 标准的主机；⑤ 干式打印机应具有强大的联网能力，即能和其他胶片打印机组成打印机阵列互相支援，或能连接到医疗影像 PACS 网络系统；⑥ 干式打印机胶片的最低密度为 0.2～0.22，最高密度为 2.8～3.2。

胶片打印机的技术指标：① 分辨力 dpi，指单位面积内像素的多少，也就是显示精度，目前国际上是计算 1 英寸面积内的像素；② 片速，打印胶片的速度，一般以 14 英寸×17 英寸胶片为准，单位为张/小时；③ 像素大小，一般以 μm 为单位；④ 图像大小，一般用矩阵表示。

三、质量控制

（一）胶片打印机的校准

1. 掌握校准时机

当胶片型号、密度设置需要改变时，要及时校准激光打印机。当输入新的校准数据时，原有的数据会自然丢失。当打印机运行失控时，控制面板就会显示出使用的最后一条校准项目编号。在校准过程中，存储和打印图像不受影响，如果校准发生在正在打印的过程中，新的校准项目就会在所有拷贝完成后继续进行。

2. 校准程序

胶片打印机的校准就是要重新建立一个新的标准，这需要完成 5 个程序。

（1）校准方式的进入：确认胶片打印机得到充分预热。

（2）标准图像的打印：调出成像主机装置中的 SMPTE 测试卡，或 IEC 相关测试模体图像，并进行激光打印。在此程序中要注意标准图像灰阶的最黑的一级不宜太黑也不宜太淡。

（3）密度值测量：① 用密度计测量校准图像的最大密度（Dmax）是否符合新的标准设定值。② 测量标准图像中 9 个灰阶中心的密度值。如果打印机有内置的 QC 密度计，可按照打印机的设置程序逐项进行。

（4）向打印机输入密度值。

（5）开始校准：此程序中如果校准不成功，胶片打印机会显示错误信息。整个校准程序要确保以下各项：① 9 个灰阶的密度值要全部正确无误地输入。② 胶片打印机要完全预热。③ 密度值的输入要按照逐渐增高的顺序进行，每一级灰阶的密度值必须大于或等于前一级密度值。如果必要的话，可再输入一次。④ 一定要以标准图像(SMPTE推荐的测试卡图像)为准，不可使用试验图像或临床图像。

(二) 胶片打印机的维护与保养

胶片打印机是精密、复杂、昂贵的高科技影像设备，为了保证其正常运行，日常监控和管理十分必要。医用胶片打印机的操作人员应了解装置的工作原理、结构；维护工程师应掌握常见故障的处理方法，定期查看错误信息记录，分析故障原因，及时解决问题，确保胶片打印机发挥其高性能。胶片打印机机房对环境要求比较严格，通常要求温度在(18±2)℃，湿度在70%±5%，机房空气洁净度要高，且通风情况良好，若机房温度、湿度发生突变，常常会造成胶片传送故障，如卡片、打印故障等。因此在机房中应安放温度、湿度计以便随时监控，若温、湿度偏差大，最好不要盲目开机使用。

(1) 安全指导　① 电气或机器故障只能由有经验的人员进行维修。② 切勿替换或拆卸集成的安全装置。③ 切勿遮盖通风口。④ 不要给打印机加润滑油。⑤ 进行任何维护工作前，务必关闭设备并拔下电源线(未关闭电源时，可以清除胶片卡塞或清洁打印机热敏头)。

(2) 表面清洁　可一个季度清洗一次，用干净、柔软的湿布擦拭表面。如果需要，可使用适量的肥皂水或洗洁剂清洗，切勿使用氨基清洁剂。清洁时要小心谨慎，切勿使任何液体进入电源线端口或流入相机内部。

(3) 机械传输清洁　可半年清洗一次，按打印机说明书打开设备，用干净、柔软的湿布浸少量无水乙醇擦拭表面，边转动滚轮边擦拭。

(4) 激光头的清洁　半年内至少清洗一次，按打印机说明书打开设备，用浸有少量无水乙醇的高级镜头纸沿同一个方向轻轻地擦拭，不要将纸抬起，切勿对激光头施加任何压力，以免造成损坏。

(5) 热敏加热鼓的清洁　一年内至少清洗一次，按打印机说明书打开设备，取出加热鼓，用干净纱布浸上专业清洗液，沿加热鼓长轴方向轻轻地反复擦拭。

(6) 注意事项

① 激光头和热敏头是打印机最敏感的部位，应注意防尘并避免频繁开、关相机。

② 加热鼓温度可达120 ℃以上，注意小心擦拭。

③ 打印机发生卡片时，一般有故障提示：Film Jam。造成卡片的原因很多，如胶片输入盘无法送片、传动轴轴间摩擦力不匹配、传感器失灵、突然停电、加热鼓温度过高或空气温度过高致使片基药膜黏附于加热鼓传输杆上。

项目二

X 线摄影理论

学习目标

1. 掌握 X 线的产生及其本质；
2. 掌握 X 线的特性及 X 线的作用与形式；
3. 熟悉 X 线摄影照片的相关概念；
4. 熟悉放射防护的原则及我国放射防护的标准；
5. 了解常用的辐射量及其单位。

任务 1　X 线的物理学基础

一、X 线的发现

1895 年 11 月 8 日，德国物理学家伦琴(1845—1923 年)在研究阴极射线管放电实验时，发现用黑纸包着的照相底片被感光了，用黑纸包着的阴极射线管通电后，在其周围的一块涂有铂氰化钡的纸板上发出绿色荧光，关闭电源，荧光消失。因此，伦琴推测，一定是从阴极射线管发出了一种新的射线，他把这种未知的射线命名为 X 射线。人们为了纪念伦琴，又把 X 射线称为伦琴射线。

二、X 线的产生

X 线是在真空条件下，高速运动的电子遇到靶面的急剧阻挡而产生的高能射线。X 线实质上是一种波长比光波更短的电磁波，波长范围为 0.000 6～50 nm。目前诊断常用的 X 线的波长范围为 0.008～0.031 nm(相当于管电压 40～150 kV 时)。

(一) X 线产生的必备条件

现在用来产生 X 线的设备通常是 X 线球管，结构如图 2-1 所示。X 线球管主要由 3 个部分组成：阴极、阳极和玻璃壳。要产生 X 线，必须要满足 3 个基本条件：电子源、高电压所形成的电场和阳极靶面。

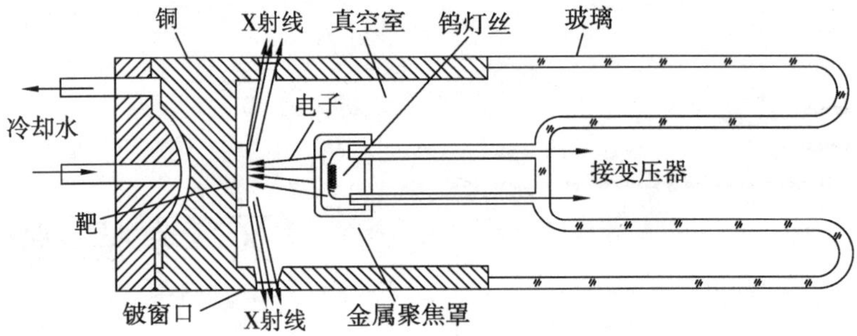

图 2-1　X 线球管

1. 电子源

阴极钨丝通电加热到一定的温度后，即放出电子，这些电子在灯丝周围形成空间电荷，也称电子云。

2. 高压电场

要让灯丝放出的电子撞击阳极靶面产生 X 线，必须在阴极和阳极之间施加高电压，产生电场，这样阴极灯丝产生的电子在电场力的作用下加速成高速运动的电子流。

3. 阳极靶面

阳极靶面接受高速运动电子的撞击，使高速运动的电子的动能转换为 X 射线能。

为了保证 X 线球管能稳定地产生 X 射线，还要保证球管内部的高真空度。因为高速运动的电子的动能仅有 1%转换为 X 射线能（医用诊断 X 线），其余的能量都转换成热能。常用的靶面材料有钨，乳腺摄影 X 线机用的靶面材料为钼靶，产生软 X 线。

(二) 连续 X 线

1. 连续 X 线的产生

当一个带电体在外电场中的速度发生变化时，带电体将向外辐射电磁波。高速运动的电子进入原子核附近的强电场区域，后又飞离强电场区域。完成一次电子与原子核的相互作用，电子运动速度的大小和方向必然发生变化。电子因向外辐射电磁波而损失能量 ΔE，电子的这种能量辐射叫韧致辐射，辐射所产生的电磁波为连续 X 射线，能量 $\Delta E=h\nu$。单光子的最大能量从理论上讲应等于所用管电压值的电子伏特数（即使用 75 kV 的管电压所得到的最大光子能量即为 75 keV）。其 X 线波长的计算公式为

$$h\nu_{\max}=eU$$

$$h\frac{c}{\lambda_{\min}}=eU$$

即最短波长为

$$\lambda_{\min}=\frac{hc}{eU} \tag{2-1}$$

式中，h 为普朗克常量，J·s；c 为光在真空中的速率，m/s；e 为电子的电量，C；U 为管电压值，kV。

把 $h=6.626\times10^{-34}$ J·s、$c=3\times10^{8}$ m/s 和 $e=1.6\times10^{-19}$ C 代入上式，U 以伏特(V)或千伏(kV)为单位，则

$$\lambda_{min}=\frac{hc}{eU}=\frac{12.4}{U(\mathrm{V})}\times10^{-7}=\frac{1.24}{U(\mathrm{kV})}\mathrm{nm}$$

即最短波长为

$$\lambda_0=\frac{1.24}{U(\mathrm{kV})}\mathrm{nm}$$

可见，连续X线的最短波长仅与管电压有关，管电压越高，产生的X线最短波长愈短。在X线管发射的X线束中，波长最短的X射线极少，线量最强的X线波长位于波长稍长处，全部X线的平均波长就更长了。所谓平均波长是指波长曲线（见图2-2）与横坐标所围成面积的中心垂线与横坐标的交点所代表的波长。最大强度对应的波长是最短波长的1.5倍，平均波长是最短波长的2.5倍。

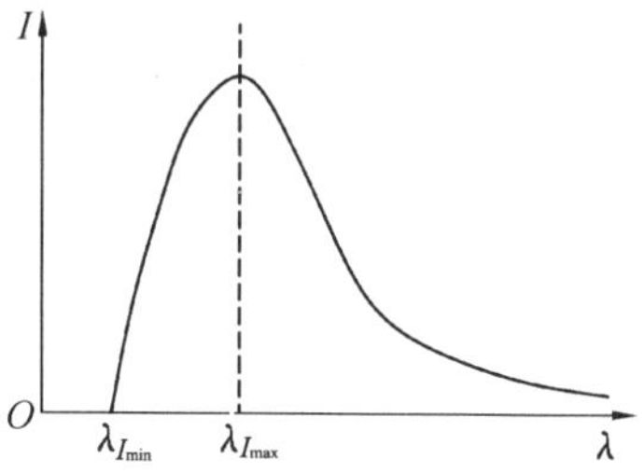

图2-2　连续X线波长曲线

由于每个高速电子与靶原子作用时的相对位置不同，电子与靶面物质作用前的能量就不一样，电子进入靶内的深度也不同，因而发生的X射线光子频率也不相同，而是一束频率连续的X线光谱。连续X线光子的能量取决于：① 电子的能量；② 电子打靶的位置及深度；③ 靶原子核电荷。

2．影响连续X线产生的因素

X线球管产生X线的效率极低，诊断用X线的产生率不到1%，而其余的电子动能都在阳极靶面转换成热能。球管产生X线总强度$I=K_1iZU^n$（诊断X射线能量范围内，n近似为2）。由此可以看出，影响连续X线强度的因素主要包括靶面物质的原子序数Z、管电压U和管电流i（K_1是常数，值为$1.1\times10^{-9}\sim1.4\times10^{-9}$ V）。

（1）靶物质　连续X线的强度与靶物质的原子序数成正比，如图2-3所示。不同靶物质的X线谱高能端重合，是因为X线谱的最大光子能量只与管电压有关，与靶物质无关；不同靶物质的X线谱低能端重合，是因为X线谱固有滤过和低能成分被管壁吸收的缘故。

（2）管电压　X线束中的最大光子能量等于高速电子撞击靶面的动能，而电子的最大动能取决于管电压的峰值，所以改变管电压也就改变了最大光子的能量，整个X线谱的形状也随之发生变化。连续X线强度I与管电压U(kV)的n次方成正比，即$I\propto U^n$（诊断X线谱中，n近似为2）。当管电流、靶面材料固定时，随管电压的升高，连续X线谱的最短波长和最大强度所对应的波长均向短波方向移动，如图2-4所示。

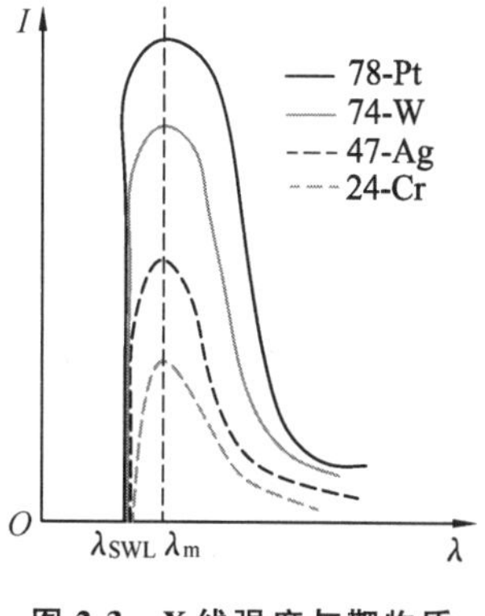

图2-3　X线强度与靶物质原子序数Z的关系

（3）管电流　管电流的大小并不影响X线的质，但在一定的管电压下，X线的强度与管电流相关，管电流越大，说明撞击阳极靶面的电子数量越多，X线的强度也越大，如图2-5所示，X线强度I与管电流i(mA)成正比，即$I\propto i$。

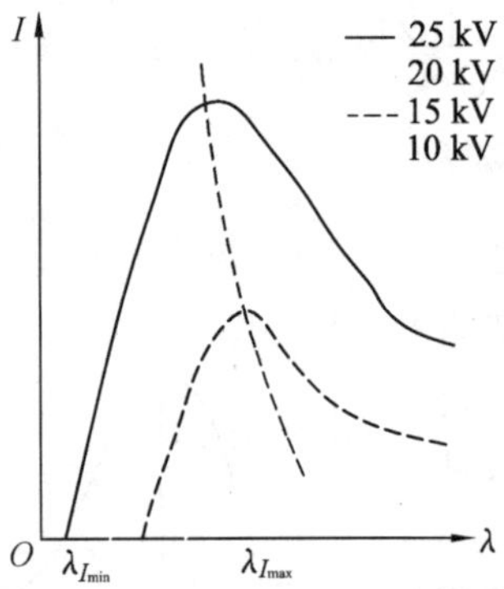

图 2-4 X 线强度与管电压的关系

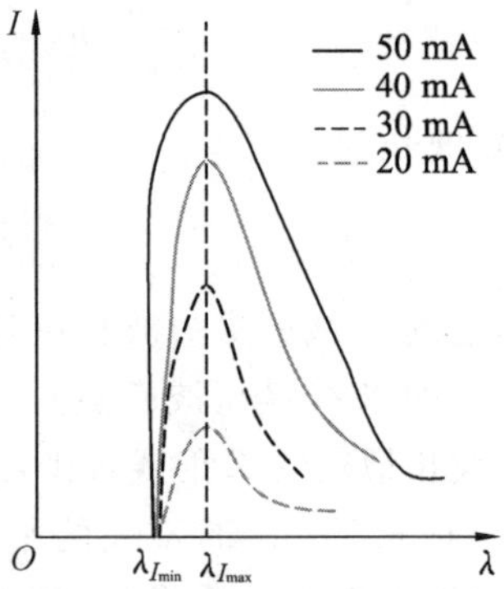

图 2-5 X 线强度与管电流的关系

(三) 特征 X 线

1. 特征 X 线的产生

高速电子与靶原子的内层轨道电子作用，当高速电子的能量大于轨道电子的结合能时，轨道电子被击脱，外层轨道电子填充空位时，多余的能量以光子(X 线)的形式释放出来，即为特征 X 线。与 K 层轨道电子作用即为 K 系辐射、与 L 层轨道电子作用即为 L 系辐射、与 M 层轨道电子作用即为 M 系辐射，如图 2-6 所示。所释放 X 线的能量为两个轨道电子的能级差。

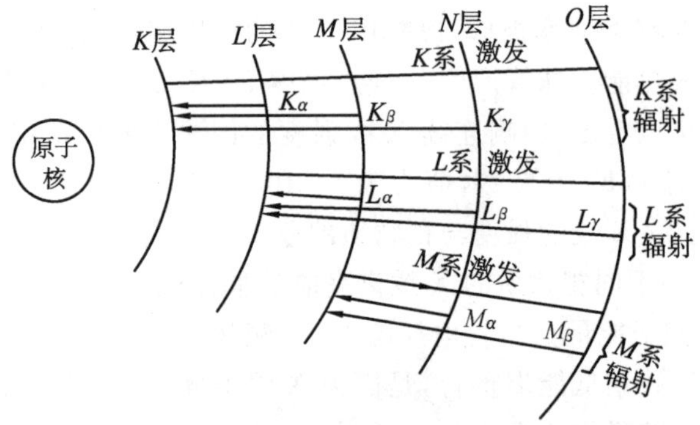

图 2-6 特征辐射

对于给定的靶面材料，各线系的最低激发电压大小按其相应的壳层内电子轨道结合能大小排列为 $U_K > U_M > U_L$。在特征辐射的诸多系列中，在 X 线诊断中仅有 K 系有少量的应用，但在物质结构分析的光谱分析中主要使用的是特征辐射射线。

2. 影响特征 X 线产生的因素

研究证明，K 系特征 X 线的强度 $I_K = K_2 i(U-U_K)^n$，由此可见，K 系辐射的 X 线强度与管电流 i 成正比，管电压 U 大于激发电压 U_K 时才会发生 K 系辐射，且随着管电压的升高，X 线的强度迅速增大。K_2 和 n 均为常数，n 为 1.5～1.7。

(四) X 线强度的空间分布

1. 照射野内的线量分布

在通过 X 线球管长轴且垂直于有效焦点的平面内，近阳极端 X 线量分布少，近阴极端线量分布多，最大值约在10°处，其分布是非对称的，这种现象称为阳极效应。在X线球管短轴方向上，分布也是基本对称的，如图2-7所示。

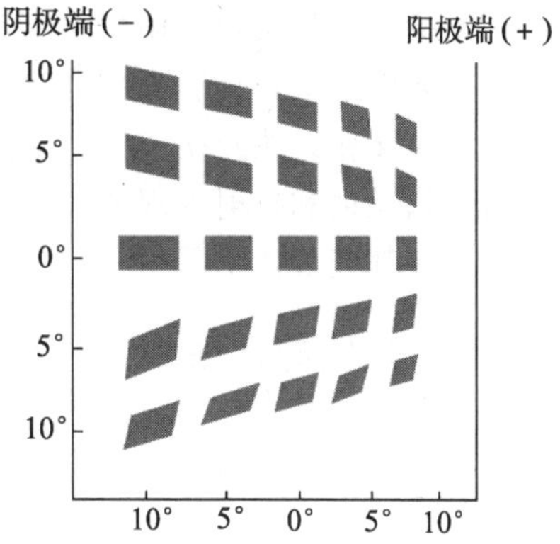

图2-7　照射野内的线量分布

2. 焦点面上的线量分布

利用小孔成像原理，从焦点像上可以看出焦点面上的密度分布是不均匀的：沿着焦点宽的方向(X线管短轴方向)用密度计扫描得出两端密度高、中间密度低的双峰分布曲线，也有呈多峰分布的；沿着焦点长的方向(X线管长轴方向)用密度计扫描得出两端密度低、中间密度高的单峰分布曲线(见图2-8)。单峰分布的焦点成像质量要比多峰分布成像质量好。

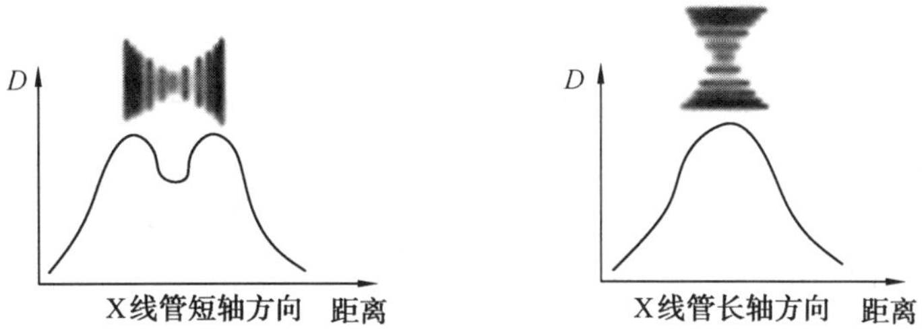

图2-8　焦点面上的线量分布

三、X线的本质

X线是一种电磁波，与无线电波、红外线、紫外线及γ射线一样，同属于电磁辐射，具有一定的波长和频率，具有波粒二象性，即波动性和粒子性。X线的波长极短、能量极大。它的波长介于紫外线和γ射线之间(见图2-9)，为0.000 6～50 nm，X线诊断常用的波长为0.008～0.031 nm。

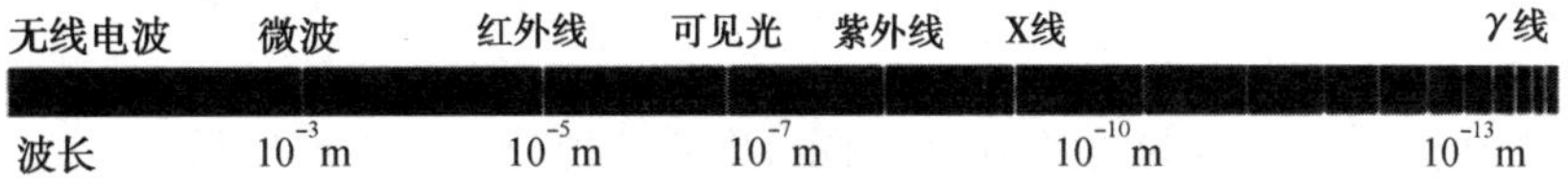

图2-9　电磁波波谱

光子理论认为，X线是由一个个微粒——光子组成的，且这些光子具有一定的能量($E=h\nu$)和动质量$\left(m=\frac{h\nu}{c^2}\right)$，这些现象说明X线具有微粒性。

X线是一种波长很短的电磁波，实验证实X线具有波动特有的现象，即波的干涉和衍射等。它是一种横波，以波动的方式传播，在真空中的传播速度与光速相同，其波长$\lambda=\frac{c}{\nu}$。

X 线在与物质相互作用时表现出微粒性：每个光子具有一定的能量、动量和质量；能产生光电效应；能激发物质发出荧光现象。

X 线又和其他光线一样，在传播的过程中表现出波动性：具有频率和波长，并有干涉、衍射、反射和折射等现象。

这些都充分说明了 X 线不仅具有微粒性和波动性，且二者并存。

四、X 线的特性

（一）物理特性

1. 穿透作用

穿透作用是指 X 线穿透物质的能力。其穿透性与 X 线能量及被穿透物质的原子性质、结构、密度等有关。波长短的 X 线光子能量大、穿透能力强。

人体组织密度最大的是骨骼，其 X 线吸收最多，皮肤、肌肉、脂肪，肺等含气体的组织，吸收 X 线最少。

2. 荧光作用

当 X 线照射某些物质（如磷、钨酸钙、碘化铯等）时，由于电离或激发使原子处于激发状态，原子回到基态的过程中，由轨道电子的能级跃迁而辐射出可见光或紫外线光谱，由此产生的光，称荧光。我们将能发出荧光的物质称为荧光物质，荧光物质发生荧光的作用称为荧光作用。

荧光作用能使波长短的 X 线变为波长长的可见光，荧光的强弱取决于 X 线的强弱。透视用的荧光屏、影像增强器、间接型平板探测器等都是利用这一特性制成的。

3. 电离作用

物体受 X 线照射时，核外电子脱离原子轨道，使原子变为离子的过程，称为电离。X 线使物质的原子变为离子的作用，即为电离作用。

电离作用所产生的离子量与 X 线量成正比，自动曝光控制系统的电离室、正比计数管、X 线放射治疗等利用了该特性，但也可诱发复杂的生物效应。

4. 热作用

X 线被物质吸收，最终大部分能量将转变为热能，使物体温度升高。

5. 干涉、衍射、反射、折射作用

这些光学特性在 X 线显微镜、波长测定、物质结构分析中得到应用。

（二）化学特性

1. 感光作用

X 线和可见光一样，同样具有光化学作用。X 线照射到胶片上，使胶片药膜中的溴化银发生光化学反应，出现银粒子微粒而产生潜影，即感光作用。

2. 着色作用（脱水作用）

经 X 线长期照射后，使某些物质（如铂氰化钡、铅玻璃、水晶等）的结晶体脱水而改变颜色。

(三) 生物效应

对生物组织细胞特别是增殖性强的细胞，经一定剂量X线的照射会产生抑制、损伤甚至杀死作用，即产生X线的生物效应，生物效应既有利又有弊。

1. 随机效应

即X线损伤的严重程度与剂量的大小无关的效应，不存在剂量的阈值，只是发生的概率极其微小，主要表现形式是致癌和遗传效应。

2. 非随机效应

即X线损伤的严重程度与剂量的大小有关的效应，可能存在剂量的阈值，如过量或累积性照射，可使生物组织产生某些抑制、损伤甚至坏死。

人体组织在吸收一定量的X线后，视其敏感程度的不同而出现不同的反应，这个特性可以在肿瘤放射治疗中得到充分的应用，因此生物效应也是放射治疗的基础。

五、X线与物质的相互作用

(一) 不变散射

也称经典散射或相干散射，是指低能量的X光子(在10 keV以下)与物质相互作用时，因没有足够的能量将内层轨道电子击脱，只是使原子处于激发状态。受激原子为保持最低能态，立即以光子形式将能量放出，所放出的二次光子方向与入射光子不同，但能量与其相似，如图2-10所示。

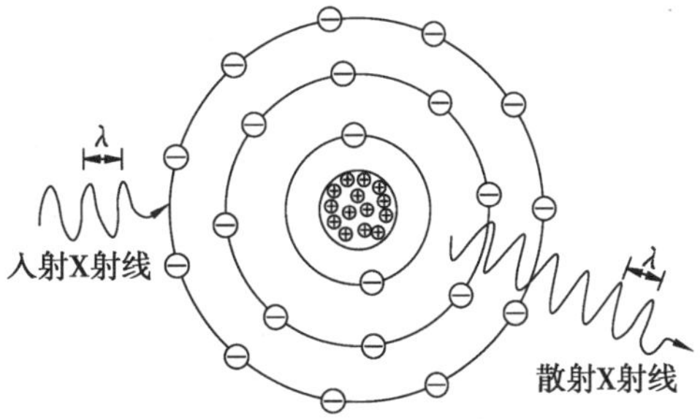

图2-10　不变散射

不变散射主要包括瑞利散射、核的弹性散射和德布罗克散射，其中核的弹性散射和德布罗克散射发生的概率极低，因此不变散射主要是指瑞利散射。

(二) 康普顿效应

当中等能量的X线光子(0.5～1.0 MeV)与原子中的外层轨道电子发生作用时，将小部分能量传给电子，电子获得能量后脱离原子而成为自由电子，即康普顿电子或反冲电子，如图2-11所示。

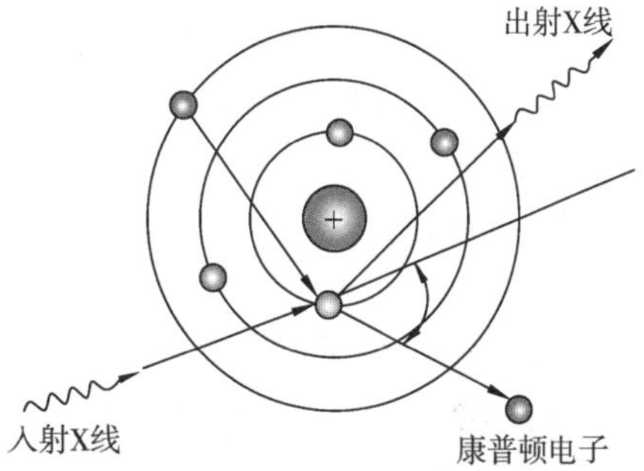

图2-11　康普顿效应

因康普顿效应所产生的散射线向四周各个方向传播，因此它是X摄影中散射线的主要来源。康普顿效应的发生概率与物质的原子序数成正比，与入射光子的能量成反比，即与入射光子的波长成正比。

(三) 光电效应

入射光子与原子的内层电子作用时，将全部能量交给电子，一部分能量使电子摆脱原子核的束缚而成为自由电子(光电子),另一部分能量成为光电子高速运动的动能,这个作用过程称为光电效应,如图 2-12 所示。光电效应产生的次级粒子有光电子、正离子、新的光子(标识辐射光子)。

光电效应的发生概率大约和能量的三次方成反比,即光电效应概率$\propto\frac{1}{(h\nu)^3}$;光电效应的发生概率与原子序数的四次方成正比。

在光电效应中,由于光子的能量全部被吸收而使被照体接受的剂量比其他效应多,为了减少对患者的照射,在适当的情况下,要采用高能量的射线进行摄影。

(四) 电子对效应

当大于 1.02 MeV 能量的入射光子与原子核作用时,在核力场的作用下 X 线光子变为一个正电子和一个负电子,即为电子对效应,如图 2-13 所示。

电子对效应的发生概率与物质的原子序数的平方成正比,与单位体积内的原子个数成正比。因此电子对效应主要针对高能光子和高原子序数的物质。

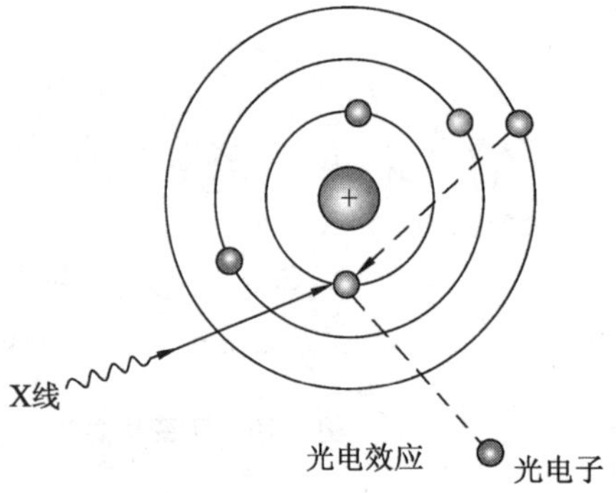

图 2-12　光电效应

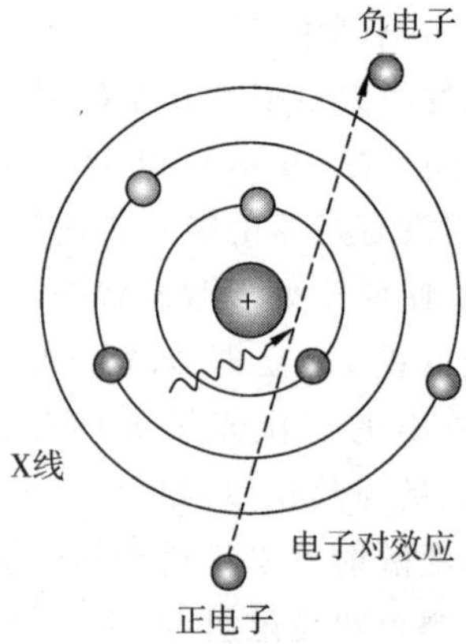

图 2-13　电子对效应

(五) 光核反应

光核反应是指光子与原子核发生的核反应,即光子从原子核内击出数量不等的质子、中子或 γ 光子的过程。因此光核反应通常用于医用加速器等高能射线的放射治疗中。

综上所述,X 线与物质的相互作用主要是光电效应、康普顿效应和电子对效应。通常光子的能量在 0.01～10 MeV 范围内时,康普顿效应、光电效应、电子对效应均存在。当能量在 0.8～4.0 MeV 时,康普顿效应占优势;当能量在 0.01～0.8 MeV 时,光电效应占优势;当能量在 4.0～10 MeV 时,电子对效应占优势。但目前使用的 X 线能量范围一般不超过 0.3 MeV,因此电子对效应显然不会发生,即在 X 线诊断中只有光电效应和康普顿效应。

六、X 线的吸收与衰减

(一) X 线的质与量

X 线穿透物体的能力,即光子能量的大小称为 X 线的质,又称 X 线的硬度。其仅与光子的能量有关，与光子数目无关；光子能量愈大，X线的质愈硬，穿透能力越强，越不容易被物体吸收。在医学诊断中，X线的质是通过管电压峰值（千伏值）的大小来反映的，管电压越高，质越硬。

X线的量是指垂直于X线束的单位面积上、单位时间内通过的光子数。在X线诊断中，X线的量由毫安秒（mAs）来表示；在治疗中，则用X线对空气的电离量表示。

（二）X线的强度

X线的强度是指单位时间内垂直于X线束的单位面积上通过的光子数目和能量的总和，主要由管电压、管电流和曝光时间决定。靶面物质的原子序数越高，产生X线的效率就越高，X线的强度就越大；X线的强度与管电压的平方成正比，与管电流量成正比，与照射距离的平方成反比。

（三）X线的吸收与衰减

X线在传播过程中强度的衰减主要包括距离和物质所致的衰减两方面。其中距离引起的衰减主要遵循平方反比法则，但这也只是针对在真空中引起的衰减，X线在空气中的衰减是不符合平方反比法则的。在一般的X摄影中，空气对X线的少量衰减可忽略不计。

1. 物质吸收的衰减

当X射线穿过被照体后，由于X线光子与被照体物质原子发生光电效应、康普顿效应和电子对效应等作用，导致入射方向上的X射线强度衰减，这一衰减即为物质吸收的衰减。X射线在不同物质中衰减的差异是X线各种成像技术和放射治疗的基本依据，也是进行屏蔽防护的理论依据。

（1）单能射线的衰减

单能射线是指相同能量的光子组成的射线。单能窄束X线通过均匀物质层时，X线质不变，其强度的衰减符合指数规律，即

$$I = I_0 e^{-\mu d} \tag{2-2}$$

式中，I_0为入射线的强度；I为穿过厚度d的物质后的射线强度；μ为线性衰减系数，SI单位为m^{-1}，实际应用中常用单位为cm^{-1}。

（2）连续射线的衰减

连续射线是指不同能量的光子组成的射线束。实际应用的X线就是连续X线，连续射线在通过物质时，剩余射线的质和量都发生变化。连续X线通过物质之后，低能成分衰减快、高能成分衰减慢，衰减后的射线强度减弱，平均能量提高，X线能谱变窄，可概括为“强度变小、硬度提高、能谱变窄”。

（3）X线的滤过和硬化

前面提到，常用的X线是一束连续能谱的混合射线，当连续射线通过人体时，绝大部分低能成分被人体组织吸收，增加了皮肤剂量。因此，需要预先把X线束中的低能部分吸收掉，即X线的滤过。

要获得硬的X线，应提高管电压并使用原子序数比较大的阳极靶面材料，除此之外还需要选择原子序数比较大、厚度较大的滤过板；要产生软X线，则应降低管电压并采

用原子序数小的阳极靶面材料，同时也需要采用特殊结构的软X线设备。

常用的滤过形式有固有滤过（球管发射出的原级X线被管壁吸收滤过）和附加滤过（在X线到达被投照部位前通过介质进行滤过），附加滤过通常可以降低X线的总强度，使X线波长分布均匀、平均硬度提高。

2. 人体对X线的衰减

人体组织按骨、肌肉、脂肪、肺部的顺序对X线的衰减越来越弱，这样的衰减差异也就形成了X线影像的对比度。人体组织内除少量的钙、磷等中等原子序数的物质外，其余全由低原子序数物质组成。X线在人体中的衰减除与原子序数有关外，还与被照体的密度和厚度有关。

X线在人体中的衰减形式主要是光电效应和康普顿效应。如图2-14所示，低能量时多数X线都发生光电效应，较高能量时以康普顿效应为主。

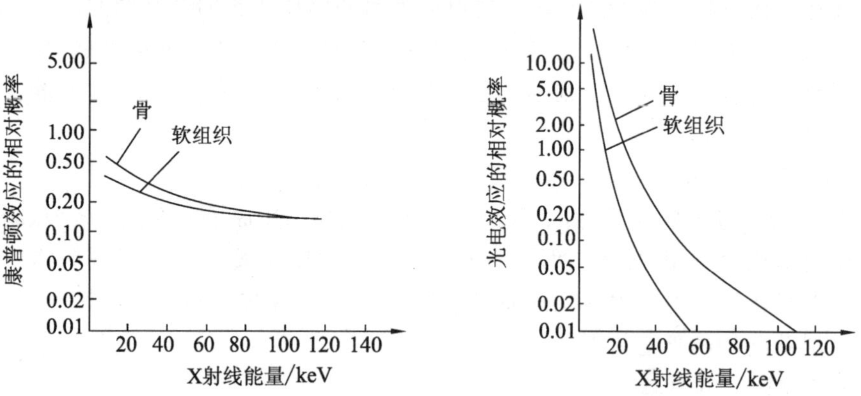

图2-14 康普顿效应和光电效应发生的概率

肌肉组织在42 kV时，两种效应各占50%，在90 kV时，康普顿效应占90%。骨骼的原子序数较高，一般在骨骼中发生光电效应的概率是在肌肉中的2倍，在73 kV时，骨骼中发生两个效应的概率相等。不管X线能量高低，骨的光电效应发生的概率总是软组织的7倍左右，且随着X线能量的增加，光电效应发生的概率急剧下降，透过射线增多。

3. 影响衰减的因素

X线的衰减与其波长和透过的物质有关。

（1）射线性质对衰减的影响　入射光子的能量越大，X线的穿透力越强，越不容易被衰减。

（2）物质原子序数对衰减的影响　光电效应衰减系数与原子序数 Z 的四次方成正比，康普顿效应衰减系数与原子序数成正比。即原子序数越高，X线吸收也越多。

（3）物质密度对衰减的影响　X线的衰减与物质密度成正比关系。人体组织除骨骼外，其他组织的原子序数相差不大，但由于密度的差异，便形成了衰减的差别，即形成X线影像对比度。钡的原子序数为56，碘剂的原子序数为53，它们与X线作用发生光电效应的概率约为软组织的367倍。

(4) 每克电子数对衰减的影响　射线的衰减与一定厚度的物质内的电子数有关，电子数多的物质比电子数少的物质更容易衰减X线。

任务2　X线摄影

X线摄影的实质是三维空间结构信息在二维平面上的投影，利用焦点、被照体和胶片之间的相互位置关系进行摄影，可获得符合诊断要求的X线照片影像。

一、摄影的基本概念

摄影是将光或其他能量携带的被照体的信息状态以二维形式加以记录，并表现为可见光学影像的技术。

(1) 影像　反映被照体信息的不同灰度(或光学密度)及色彩的二维分布形式。

(2) 信息　信号由载体表现出来的单位信息量。

(3) 成像过程　光或能量→信息→检测→图像形成。

(4) 成像系统　将载体表现出来的信息信号加以配置，就形成了表现信息的影像，此配置称为成像系统。

二、X线管焦点

X线管焦点是影响X线成像质量的重要因素之一，焦点的大小、形状及线量分布是X线管焦点成像性能的重要参量。焦点的大小不仅与X线机本身的设计有关，还取决于焦点的投影方位和使用的曝光条件等。

(一) 实际焦点

实际焦点是指灯丝所发射的电子经聚焦后在钨靶上的轰击面积。诊断用X射线管灯丝为螺管状，所成焦点为一长方形，故称线焦点，如图2-15所示。实际焦点的大小取决于聚焦槽的形状、宽度及灯丝在聚焦槽内的深度。

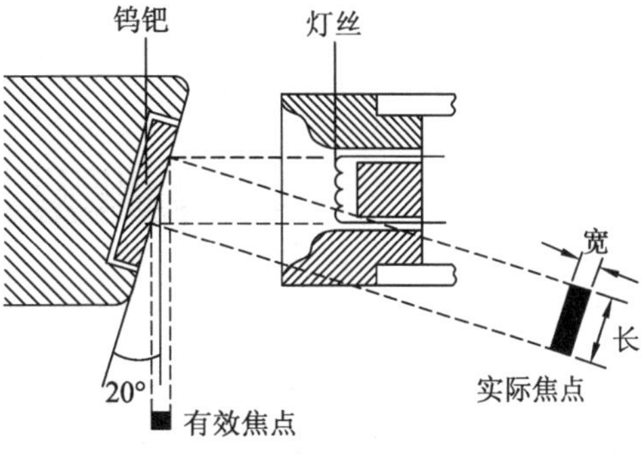

图2-15　实际焦点、有效焦点示意图

(二) 有效焦点

有效焦点又称作用焦点，是指实际焦点在X射线投照方向上的投影。实际焦点垂直于X射线管长轴方向的投影又称标称焦点。其计算公式：有效焦点＝实际焦点×阳极倾角的正弦值。

1982年国际电工委员会(IEC)336号出版物阐述了用无量纲的数字(如0.5，1.0，1.5等)来表示有效焦点的大小，该数字即为有效焦点的标称值。

(三) 主焦点和副焦点

阴极聚焦槽内灯丝的位置，对阴极电子的流动及焦点的形成产生重要的作用。主焦点是指从阴极灯丝正面发射出的电子撞击阳极靶面形成的焦点；副焦点是指从灯丝侧面发射的电子撞击阳极靶面形成的焦点(见图 2-16)。主焦点和副焦点共同形成实际焦点，理想的副焦点处于主焦点内。

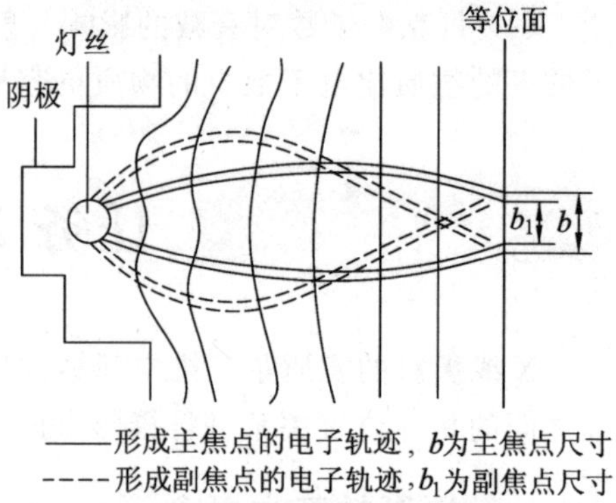

图 2-16　主、副焦点示意图

三、X 线投影

(一) X 线束

X 线是以焦点为顶点的圆锥形线束。自靶面射出并垂直于窗口中心的射线称为中心线，它代表投照方向。中心线不准确就不能获得正确的几何投影。

X 线束(见图 2-17)中，中心线以外的射线均称为斜射线。斜射线与中心线成一定角度，离中心线越远，角度越大。某些特殊摄影位置可用斜射线进行投照。

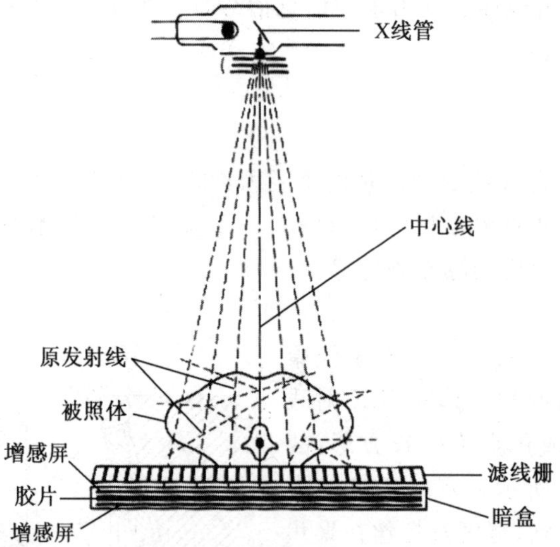

图 2-17　X 线束

X 线束投照到被照体上的面积大小称为照射野。照射野的大小对 X 线照片的密度、对比度有一定影响。照射野过大，产生的散射线多，胶片灰雾增加，使照片对比度下降。

(二) X 线几何投影

中心线对被照体的投射方向及被照体与胶片的相对位置关系决定了被照体在照片上的影像。X 线摄影时肢体的长轴应与 X 线管的长轴平行，并将被照体密度高、厚度大的部分置于阴极端，使胶片的密度基本趋于平衡。

只有X线束是平行的并且垂直投照于被照体和胶片时，投影才不会放大和变形。但实际上X线束是以焦点为顶点的锥形放射线束，所以被照体在胶片上的影像是放大的。

（三）X线摄影条件

1. 管电压与感光效应

感光效应是指X线对胶片的感光作用，即X线通过人体被检部位后，使感光系统（屏-片系统、探测器等）感应有效X线，并由此产生诊断所需的影像效果。所有与感光效应有关的因素均可视为感光因素。X线摄影感光效应（E）与感光因素之间的关系可表示为

$$E=K\times\frac{U^n\times I\times t\times S\times F\times Z}{R^2\times D\times B\times Z'}\times e^{-\mu d} \tag{2-3}$$

式中，U是管电压；n是管电压指数；I是管电流；t是曝光时间；S是增感屏增感率；F是胶片感光度；Z是靶物质原子序数；R是焦-片距；D是照射野面积；B是滤线栅曝光系数；Z'是被照体原子序数；e是自然对数的底；μ是被照体X线吸收系数；d是被照体厚度；K是常数。

影响感光效应的因素很多，相对固定的因素有电源设备、高压发生器、X线球管、滤线器、胶片特性、增感屏及屏-片组合等。需要根据被检者的生理与病理情况，经常变动的因素有管电压，管电流量，摄影距离，被照体厚度、密度、有效原子序数，照射野面积，照片冲洗等。由此将相对固定的因素都包含在K内，将管电压、管电流、曝光时间、焦-片距4个感光因素称为狭义上的“X线摄影条件”。因而感光效应公式可简化为

$$E=K\times\frac{U^n\times I\times t}{R^2} \tag{2-4}$$

由上可见，感光效应与管电压的n次方成正比，这一指数函数关系反映了管电压是影响感光效应最重要的感光因素，管电压是在摄影时首要考虑的因素。

在X线摄影中管电压决定着X线束对被检体的穿透能力，因此不同的管电压直接决定了被检体吸收X线或透过X线的多少，也就是决定了信息量的多少或照片的对比度与层次。同时，管电压又是影响照片密度的重要因素。管电压越高，产生的X线穿透力越强，照片（影像）的层次越丰富，照片（影像）上的信息量就越多，而照片（影像）对比度较小，产生的散射线越多；管电压越低，其影像效果与上相反。

摄影时，应根据临床需要和被检肢体部位组织成分、密度、厚度等因素来选择管电压，同时也要根据被检者不同的年龄段、不同的病理情况对管电压与管电流量进行恰当的调整。

2. 影响感光效应的其他因素及互易关系

（1）管电流量

在诊断用X线能量范围内，管电压指数n随着管电压升高而下降（40～100 kV之间的管电压指数$n\approx4$，100～150 kV之间的管电压指数$n\approx3$），在其他因素固定的情况下，管电压（U）与管电流量（Q）的关系可表示为

$$E=KU^nQ=KU^n it \tag{2-5}$$

式中，i 为管电流；t 为曝光时间。

摄取某被检部位所用的管电压为 U_1，管电流量为 Q_1，若选用管电压 U_2 进行摄影，那么所需的管电流量 Q_2 为

$$Q_2=\frac{U_1^n\times Q_1}{U_2^n}=K_U\times Q_1 \tag{2-6}$$

式中，K_U 为管电压系数，可查管电压系数表获得。

（2）摄影距离

焦点至胶片的距离称为焦-片距(FFD)，即摄影距离。在感光效应计算公式中 FFD 就是 R。在摄影的有效范围内，胶片上得到的感光量与 FFD 平方成反比。

当其他条件固定时，摄影距离 R 和管电流量 Q 之间的关系，可用表示为

$$Q_2=\frac{R_2^2\times Q_1}{R_1^2} \tag{2-7}$$

式中，Q_1 为原管电流量；R_1 为原 FFD；Q_2 为新管电流量；R_2 为新 FFD。

（3）成像探测器

X 线到达探测器后，通过一定处理能形成二维的数字矩阵，或形成二维的连续密度值(灰度值)，经过图像处理和显像处理获得可见影像。

成像探测器有模拟和数字两种。模拟成像探测器主要是指屏-片系统，数字成像探测器主要指 CR 的 IP 和 DR 的 FPD。

屏-片系统因增感屏与胶片种类不同，对感光效应公式的 E 值影响较大；IP 和 FPD 因种类和结构不同，对感光效应公式的 E 值影响也较大。

（4）滤线栅

一般认为肢体厚度超过 15 cm 就应使用滤线栅。使用滤线栅不仅吸收了散射线，还吸收掉一部分原 X 线。因此在制定摄影条件时，必须考虑滤线栅的曝光系数 B。

$$B=\frac{I_t}{I_t'} \tag{2-8}$$

式中，I_t 和 I_t' 分别代表使用和不使用滤线栅时使照片获得同等密度值的曝光量。

同一性能的滤线栅的 B 值越小越好。

（5）照射野

X 线束照射到被检体的曝光区域的大小称为照射野，照射野的大小与 X 线照片对比度、影像密度都有很重要的关系。

被照体是一个散射体，被照体厚度越大，照射野越大，被检体产生的散射线就越多。X 线摄影时，应将 X 线的照射野减少到能容下被照部位的最小程度，以利于对患者和工作人员的辐射防护及提高照片影像的清晰度。一般情况下，采用的照射野都比胶片稍小，以使胶片周围不接受 X 线，提高照片影像质量。

（6）屏-片系统

应用屏-片组合时，首先要考虑两者的匹配性，即增感屏光谱与胶片感色性的匹配程度，其次更换增感屏时，要注意增感屏的性能，尤其是增感率(S)。

若用 S_1 的增感屏所需的管电流量为 Q_1，那么用 S_2 的增感屏所需的管电流量 Q_2 可用下式计算：

$$Q_2=\frac{S_1\times Q_1}{S_2} \tag{2-9}$$

在实际应用中，把增感率为 40 的 $CaWO_4$ 中速增感屏的增感率设为基准数，其他增感屏的增感率都用与它的比率来表示，此比率称为相对感度。

3. X线摄影条件的制定

制定合适的X线摄影条件，首先要依据人体被检部位的组织或病理类型，还要考虑被检部位器官运动状况、年龄、胖瘦等生理因素，此外还应熟悉增感屏、胶片、滤线栅、胶片的冲洗条件等因素。

X线摄影时需要经常调控的感光因素是管电压、管电流、曝光时间和摄影距离，即狭义上的“摄影条件”。

X线摄影条件的制定方法主要有4种：

(1) 变动管电压法

所谓变动管电压法，是把摄影或感光因素中除被检肢体厚度、管电压之外所有各种因素相对固定，即作为常数，再根据被检肢体厚度选用相对应管电压的一种X线摄影方法。X线摄影条件的相互关系表达式为

$$U=2d+c \tag{2-10}$$

式中，U 为管电压，kV；d 为被照体厚度，cm；c 为常数。

此法简单易行，被检肢体厚度每增加 1 cm，管电压就增加 2 kV。c 虽为常数，但对于不同肢体部位取值是不一样的。四肢骨 c 值在 30 左右，腰椎 c 值在 26 左右，头部 c 值在 24 左右。

(2) 固定管电压法

在X线摄影中，在保证对被检部位有足够穿透力的前提下，将所选的管电压值固定，通过管电流量或曝光时间的变化来实现合适的感光效应，称为固定管电压法。

固定管电压法并非对人体所有部位摄影位置都用一个管电压值，而是在保证对该部位有足够穿透力的基础上，实行管电压值的固定。对于同样的被检部位，此法所选用的管电压值比变动管电压法的管电压值一般要高 10～20 kV，而所需的管电流量值则相应降低。

固定管电压法操作简便，减少了肢体较厚部位的曝光量，不仅有利于提高工作效率、降低被检者吸收的X线剂量，而且也能保证X线照片的质量。现代X线机常采用的电离室或光电计自控曝光摄影，都属于固定管电压法。

(3) 对数率法

对数率法是指通过对数变换恰当地选择、处理X线摄影时各感光因素的平衡关系，从而使X线照片能获得恰到好处的光学密度值和最大信息量的方法，又称西门子条件表或点数法。

将影响X线感光效应 E 的感光因素转换成相应的对数值，即“点数”，然后通过应用

程序进行运算得出规范化的摄影条件。常把管电压(U)、管电流量(Q)、焦-片距(R)这三大因素先变换成相对应的对数率点数,而其他感光因素统一用系数 K 的对数率点数表示。即

$$E=K\cdot(U^n\cdot I\cdot t)/R^2 \text{ 或 } E=K\cdot(U^n\cdot Q)/R^2$$

式中,K 为常数;n 为随管电压而变化的指数。

对上式两边同时进行对数运算,得

$$\lg E=\lg K+n\lg U+\lg Q-2\lg R \tag{2-11}$$

此法考虑了诸多感光因素,并换算成对数点数进行规范化设置,有利于控制合适的感光效应,但因计算复杂,未在实际中推广。

(4) 自动曝光控制法

自动曝光控制法是指在 X 线摄影时,将探测器置于被检部位及屏-片系统之间,监测透过被检部位到达屏-片系统的 X 线量,控制器通过反馈机制控制 X 线的曝光时间,从而实现对各部位 X 线曝光量的控制。从本质上讲,自动曝光控制法属于固定管电压法。

此法操作简单,特别是与自动洗片机配套使用,可以保证照片的光学密度。使用自动曝光控制法并根据体位及肢体厚度的变化,选择合适的管电压,可以保证获得高质量的 X 线影像。

四、X 线照片影像

透过被照体的 X 线以正确的投影方式作用于增感屏/胶片系统,使胶片中的乳剂感光,胶片冲洗后成为肉眼可见的光学密度影像,即 X 线照片影像。

(一) 照片密度

胶片中的感光乳剂(卤化银)在感光及显影作用下黑化的程度称为照片密度,又称光学密度或黑化度。照片密度是胶片上的乳剂感光后,光量子被卤化银吸收,发生化学反应使卤化银还原成金属银的影像。吸收光线越多,卤化银沉积越多,照片就越黑;反之,卤化银沉积越少,照片越透明。

照片密度是形成 X 线影像的基础。设入射光强度为 I_0,透射光强度为 I,则透光率为 I/I_0,阻光率为 I_0/I。照片密度 D 为入射光强度 I_0 与透射光强度 I 之比的对数,即

$$D=\lg\frac{I_0}{I} \tag{2-12}$$

照片密度可以直接用光学密度计测量。不同摄影部位的标准 X 线影像,其密度范围不一样。人眼在正常观片灯下能分辨的密度值范围为 0.25~2.0,良好的 X 线诊断照片的密度范围为 0.3~1.5,在此范围内对于人眼有最佳反差的视觉。

影响照片密度的因素主要有以下几方面:

1. 管电流量(mAs)

管电压一定时,决定 X 线照片影像密度的因素是照射量,即管电流和曝光时间。在正确曝光量时,照射量与照片密度成正比。

2. 管电压(kV)

管电压决定X线的硬度,管电压增加,则X线穿透物体到达胶片的射线量增多,可使照片密度增大。由于作用于X线胶片的感光效应值与管电压的n次方成正比,所以当胶片对其响应处于线性关系时,照片密度的变化与管电压的n次方成正比。

管电压从40 kV上升到150 kV时,n从4降到2。所以使用低电压摄影技术时,管电压对照片密度的影响要大于高电压摄影技术。高电压摄影时,摄影条件选择的余地大;低电压摄影时,管电压选择要严格。

但是管电压的升高可降低照片对比度,因此在实际应用中一般利用照射量调节照片密度,利用管电压控制照片对比度。

3. 摄影距离(FFD)

X线强度在传播过程中的衰减遵循平方反比定律,即X线强度的衰减与摄影距离的平方成反比。因此,摄影距离是影响照片密度的重要因素之一。

为了用较少的曝光条件得到较大的照片密度,应尽力缩短摄影距离,但缩短焦-片距会导致影像模糊及放大变形。在摄影中,确定摄影距离的原则如下:一要在X线机容量允许的条件下,确保影像清晰;二要根据诊断的要求,选择合适的摄影距离。

4. 增感屏

增感屏在X线作用下,可转换成低能量可见光,使胶片感光,从而提高照片密度。增感屏对照片密度的提高能力,取决于增感屏的增感率,增感率越高,所获得的照片密度越大。临床常用中速增感屏(标准屏)。

5. 胶片的感光度

在曝光量一定时,胶片的感光度越大,形成的照片密度越大。胶片与增感屏正确匹配组合应用时,可以提高胶片的相对感度,降低照射量,有利于减少被检者的辐射量。

6. 被照体厚度及密度

照片密度随着被照体厚度和密度的增加而降低。人体除肺之外,各组织的密度大体接近于1。肺不能单以厚度决定对X线的吸收程度。肺对X线的吸收,在吸气位与呼气位时不同,要获得相同照片密度,照射量相差30%左右。摄影条件应当随着被照体的厚度和密度的增加而增加,以保证照片密度的适中。

7. 照片冲洗因素

照片冲洗加工不是照片密度的决定性因素,但胶片感光后只有通过冲洗加工才能显示出照片密度。因此,冲洗环境的安全性、显影液特性、显影温度及时间等因素,对照片密度的大小有较大影响。

(二) 照片对比度

照片对比度是指X线照片影像上相邻组织的密度差,也称光学对比度。

X线诊断需要的照片要有足够的对比度和丰富的影像层次。照片对比度过高或过低会导致影像信息的丢失,影响诊断的准确性。

影响照片对比度的因素主要有以下几个方面:

1. 被检体因素

照片对比度是胶片对比度对射线对比度放大得到的，射线对比度是被检体对射线吸收差异的结果。射线对比度取决于被检体的吸收能力，与物质的原子序数、密度、厚度有关。

2. 射线因素

X 线质是由射线的波长决定的，波长越短，X 线的穿透力越强，被检组织吸收越少，X 线的衰减越少，反之则越大。线质衰减系数与射线波长的三次方成正比。使用不同的线质(管电压)摄影，所得的照片对比度不同。如使用管电压高，X 线对比度小，反之 X 线对比度大。

增加 X 线量就是增加照片的密度，使照片上密度过低的部位对比度明显好转，而密度高的部位在照射量减少后，也可改善其对比度。

3. 胶片对比度

X 线对比度要通过胶片对比度放大之后才能显示出来。一般用胶片对比度来表示胶片对 X 线对比度反应能力的大小。胶片对比度越高，表示对 X 线对比度的放大能力越强。

4. 散射线

X 线管发出的原发射线穿过被检体时，可产生许多方向不定、能量较低的散射线，主要来自康普顿散射。散射线随被照体厚度、照射野及 X 线量的增大而增加，不形成有用影像，只能使照片整体产生灰雾，使照片对比度下降。

5. 显影处理

显影处理直接影响照片的对比度，包括显影剂的选择、抑制剂的使用、显影温度、显影时间、补充量等因素。

6. 观片灯

观片灯的亮度、颜色及照射野都影响对比度的观察。

(三) X 线照片的模糊

X 线照片上组织器官、解剖结构、病灶等影像的轮廓边缘不锐利，均称为“模糊”。如果 X 线照片出现较大模糊就会妨碍影像细节的清晰显示，严重时导致漏诊、误诊，甚至成为废片。理想意义上没有模糊的照片是不存在的，但应该尽量减少模糊并将其控制在正常 X 线诊断所允许的范围内。

模糊的表现形式是一种组织至相邻另一种组织之间照片密度逐渐变化的幅度，其幅度的大小称为模糊度(见图 2-18)。除模糊度外，还可用清晰度、锐利度来表达。当幅度(H)超过 0.2 mm 时，人眼即可识别出影像的模糊。

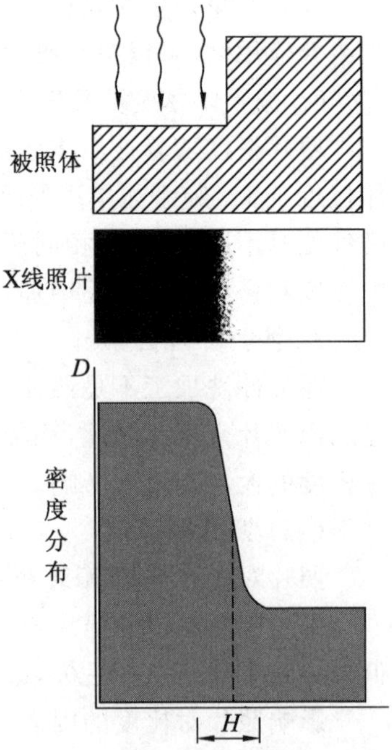

图 2-18　模糊度

X 线照片影像的模糊是由多种因素引起的综合效果，其中对影像质量影响较大的有运动性模糊、焦点的几何性模糊、屏-片系统产生的模糊及散射线性模糊。

1. 运动性模糊

X线摄影过程中，X线管、被照体及胶片三者均应保持静止或相对静止，即三者之间的相互几何投影关系保持不变。如果其中一个因素在X线摄影过程中发生移动，所摄影像就会出现模糊，称为运动性模糊。

(1) 产生原因

在X线摄影时，X线管、暗盒、被照体都有可能发生程度不同的移动。X线管及暗盒的移动，多系机械装置固定不牢所致。

被照体移动的原因常见于：

① 生理性运动，如呼吸使肺组织、肺纹理、肋骨、横隔、肩关节等运动，心脏大血管的搏动，胃肠道的蠕动等。

② 病理性运动，如哮喘、肢体震颤、胃肠道痉挛等。

③ 被检者不合作，如婴幼儿哭闹、精神不健全者不配合及人为的体位移动等。

一般情况下，运动模糊是影像模糊最主要的因素。由于运动模糊量为运动幅度(m)与照片影像放大率(M)的乘积，因此运动性模糊比单纯性的几何模糊严重得多。

(2) 消除方法

① 定期检测X线设备　保证X线管、诊断床及活动滤线器托盘的机械稳定性，发现故障应及时维修。

② 屏气训练与肢体固定　对胸腹部等受呼吸运动影响的部位摄影时，应对被检者进行屏气训练。对于四肢等容易活动的部位可用沙袋等做必要的压迫及固定，以避免摄影中移动。

③ 尽量缩小肢-片距　使肢体与胶片紧贴。肢-片距在不等于零的情况下，存在不同程度的放大现象，而放大现象又增加了运动性模糊，因此缩小肢-片距也是降低运动模糊的一种措施。

④ 采用短时间曝光　对于活动脏器和不合作患者，这是唯一有效的检查方法。由于人眼对影像模糊的分辨能力为0.2 mm以上，如果将曝光时间控制在0.01秒以内，就可以使每秒移动距离不超过20 mm的物体保持影像基本清晰。为了保证X线胶片有合适的感光效应，应使用大中型X线机。若再配用高感光度的胶片，高增感率的增感屏，强力显影液等，效果会更好。

2. 焦点的几何性模糊

由几何光学原理可知，一个理想的点光源发出的光束呈放射状，在物-片距不等于零时，对物体的几何投影只有放大变化而不产生模糊。但是X线管的实际焦点并非理想的点光源，而是一个具有一定面积的面光源，所以在X线摄影时，由于几何学原因形成半影，即几何性模糊(见图2-19)。

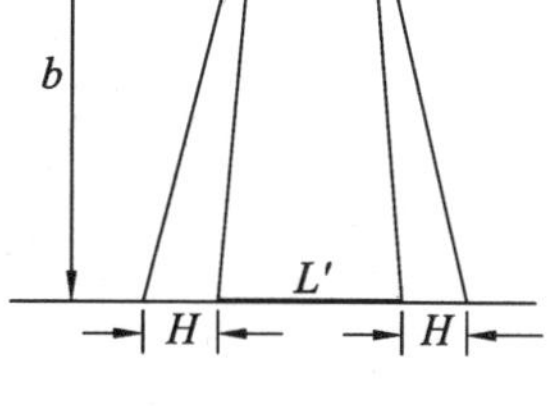

图2-19　几何性模糊

半影(H)大小可按下式计算：

$$H=F\times\frac{b}{a} \tag{2-13}$$

式中，F 为焦点大小；b 为肢-片距；a 为焦-肢距。

(1) 影响半影的因素

① 焦点的大小　焦点越大，半影越明显。在X线管负荷允许的情况下，应尽量采用小焦点摄影。焦点的大小，在一定程度上受管电流和管电压的影响。

② 影像放大率　X线束是以焦点作为顶点的圆锥形放射线束，将被照体 G 置于焦点与胶片之间时，因为几何投影关系，一般被照体离开焦点一定的距离 a(焦-肢距)，胶片离开肢体一定距离 b(肢-片距)，所以肢体在X线胶片上的影像 S 比肢体 G 大，S 与 G 之比即为影像的放大率 M。

$$M=\frac{S}{G}=\frac{a+b}{a}=1+\frac{b}{a}$$

由上可知，a 越小，b 越大时，影像的放大率越大，半影越大。

(2) 减小半影的方法

① 尽量采用小焦点摄影。

② 缩短肢-片距，尽量使被检者肢体与胶片紧贴。

③ 在X线管负荷允许的情况下，增加X线管到肢体的距离。

3. 屏片系统产生的模糊

增感屏/胶片组合系统对照片影像会产生一定程度的模糊。

(1) 产生原因

① 增感屏性模糊　增感屏产生的模糊，是因光的扩散现象造成的。增感屏荧光颗粒越大，荧光发光效率越高，则荧光扩散现象越严重，产生的模糊量越大。另外，荧光颗粒发出的荧光在传递到胶片之前可有各种程度的反射，反射层越大，荧光层越厚，模糊量越大(见图2-20)。

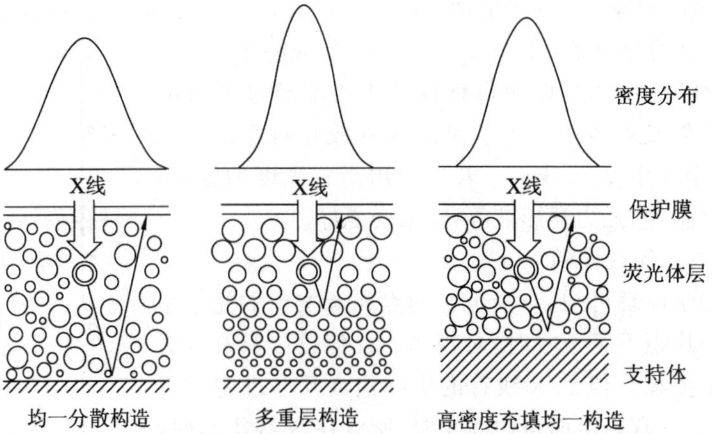

图2-20　增感屏颗粒与厚度对模糊的影响

② 屏-片接触模糊　X线摄影一般均为屏-片组合使用，虽然增感屏和胶片本身都

具有一定的模糊性，但若组合使用时两者接触不良，则继发产生的屏-片接触性模糊对影像质量的影响更为明显，尤其是中心线斜射时，表现得更为严重。因此，屏-片组合必须紧密，在贴入增感屏后应做屏-片接触性测试，合格者方可投入实际应用。

③ 中心线斜射导致的模糊　X线摄影中，经常需要倾斜中心X线一定角度来摄取某一解剖部位的影像，X线对双乳剂胶片（暗盒）形成倾斜照射。倾斜时双乳剂胶片前后乳剂层形成的影像将因错开一定距离造成模糊。X线倾斜角度越大，影像就越模糊。这种现象称为X线对屏-片体系的斜射效应（见图2-21）。

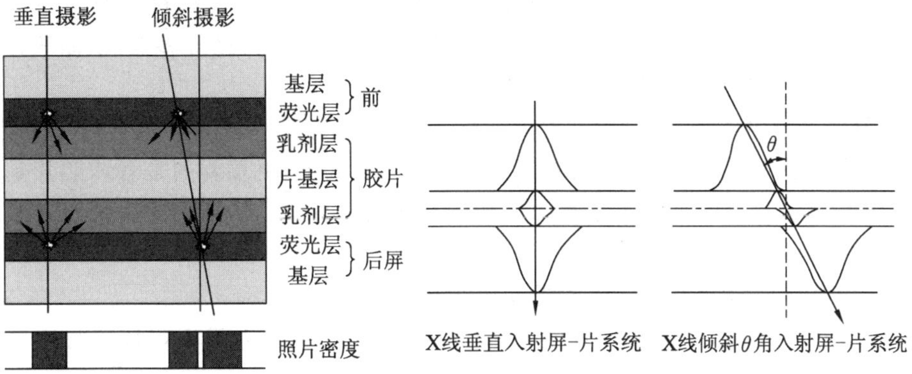

图2-21　X线斜射效应下的影像

（2）减少模糊的方法

① 使用低感光度的胶片和低增感率的增感屏，虽然胶片银盐颗粒、增感屏荧光颗粒越小，照片影像越清晰，但需要摄影条件越高。

② 使增感屏与胶片有良好的接触。

③ 尽量使中心线与屏-片系统垂直摄影。

4. 散射线性模糊

从X线管发出的原发X线进入肢体后，一部分透过组织，一部分产生光电效应和康普顿效应，其中康普顿效应伴有散射线的产生，因此有两种射线从肢体射出：① 强度减弱的原发射线，即带有信息的有用射线；② 散射线，也叫继发射线。散射线量的多少，主要与原发射线的能量有关，此外还与被照体的厚度、密度、原子序数及照射面积有关。

具有不同能量、方向散乱的散射线，对周围其他物体也有一定的穿透力，或被吸收和再次产生散射等作用，直至完全被吸收。因此，散射线可造成照片异常灰雾，使影像模糊。

（1）散射线的抑制

① 遮线器　用遮线器控制照射野，减少不必要的照射面积，并将与X线束方向不同的焦点外射线和窗口物质所产生的散射线吸收掉。

② 滤过板　将适当厚度的金属薄板，如铝板、钢板等，置于球管窗口处，吸收原发射线中波长较长的无用射线，从而减少散射线的产生。

（2）散射线的消除

① 空气间隙法　利用空气可吸收能量较低的X线及X线衰减与距离的平方成反

比的规律，在增加肢-片距后，一部分与原发射线成角较大的散射线可射出胶片，但同时原发射线也随之减少，需通过选用高速增感屏、高感度胶片及强力显影液等措施予以补偿，以达到应有的感光效应。因为空气间隙法增加了肢-片距，同时也增大了几何学模糊，需加大焦点至胶片距离来弥补。

② 滤线栅法　滤线栅是直接吸收散射线的最有效设备，与抑制散射线的遮线器并用，效果更好。

(四) X 线优质照片的条件

X 线优质照片，是医师对病变进行准确诊断的前提条件。X 线摄影时应根据被检体的组织类型和病变的病理类型来选择恰当的管电压、管电流量等参数，从而获得具有诊断价值的 X 线优质照片影像。

1. 符合诊断学的要求

一张 X 线照片是否优质，不仅要看照片影像质量高低，更重要的是看该照片是否符合诊断学的要求。如果一张 X 线照片不符合诊断学的要求，那么无论这张照片影像质量有多高，都是毫无意义的。

符合诊断学要求的照片影像主要包括以下几个方面：

(1) 从 X 线几何投影角度来看是正确的，被摄组织影像显示应符合正常解剖投影而无失真变形。

(2) 观察的解剖部位组织影像必须全部并清晰地在胶片上显示。如胸部摄影应包括外胸壁的肋骨、两侧肋骨角、肺尖上软组织；腹部摄影应包括肾脏上端和耻骨联合及两侧腹壁脂肪线。

(3) 临床重点观察的解剖结构必须界限清楚并无其他组织的阴影重叠，即使有不可避免的组织重叠，也应清楚显示。

(4) 摄影部位应显示解剖方位和结构的序列。如脊柱应含有相邻的一个椎体，四肢骨应含有邻近的关节，肋骨应含有第一或第十二肋骨。

2. 适当的影像密度

照片上的密度是医师观察 X 线影像的先决条件。如果照片上无密度，那就是一张无用的透明胶片。胶片虽然曝光，但曝光过量或不足，经暗室处理后的照片密度过大或过小，都不能满足放射诊断的要求。因此，具有适合人眼分辨特性的密度值范围(0.3～1.5)，是 X 线优质照片的必备条件。在这一范围内，对于人眼有最佳的视觉反差，因为人眼分辨照片密度值的能力比此范围更广。影响照片密度的因素有管电流量、管电压、焦-片距的大小，显影液的新旧，温度的高低和显影时间的长短，胶片感光速度快慢，增感屏的种类和滤线器设备等。实际工作中，可根据 X 线机特点、胶片特性、患者的具体情况及暗室处理等诸多因素，选择摄影条件，用适当的焦-片距进行 X 线摄影，以取得密度适当的 X 线照片。

3. 恰当的影像对比度与层次

X 线照片密度必须有恰当的密度差，才能使影像产生明显的对比度，以利于显示被检部位正常组织与病灶间的密度异常变化，这是临床诊断最基本的要求。影像密度差大的照片对比度高；反之，影像密度差小的照片对比度低。不管是自然对比度较强的骨骼与肌肉之间，还是自然对比度较差的乳腺等软组织之间，都必须采用适当的方法，如造影、软组织摄影等来加大组织之间的对比度，只有获得具有恰当影像对比度的X线照片，才能进行准确的诊断。

在一张X线照片上要想尽可能全面地显示组织结构或病变特点，必须使影像具有良好的对比与层次。有限的密度范围内，两者是相互制约的，影像对比度强时，层次就不丰富；反之，层次丰富时，对比度就减弱。因此根据诊断的需要，同时兼顾影像对比度与层次是十分重要的。

总之，照片上应尽可能显示出人眼能识别的正常组织和异常病变情况，使影像具有良好的对比度与层次，这是临床X线诊断对X线影像最基本的要求。

4. 良好的锐利度

相邻存在的两种组织或两个器官，其X线影像必须清楚地显示出来，才能满足X线诊断的需要。若器官运动或摄影设备不佳，将导致相邻组织或器官影像边界模糊。两种相邻组织影像边缘的清楚程度称为"锐利度"，与其相反的概念称为"模糊度"。

照片锐利度不够或模糊度过大就会导致漏诊、误诊，甚至成为废片。理想意义上没有模糊的照片是不存在的，但尽量减少技术性模糊并将其控制在正常X线诊断所允许的范围内是能够做到的。

5. 较少的影像噪声

X线照片斑点，又称噪声，是X线照片上由于X线量子分布形成的淹没微小病灶的无规则微小密度差。噪声可造成一定程度的影像模糊，影响照片质量。

若量子数相当多，到达像面单位面积上的量子数达到一定程度时，可以认为量子数处处相等，或认为X线量子分布"均匀性"较好。但当X线量子数较少时，在像面单位面积上的量子数则明显不同，或认为X线量子分布"均匀性"较差。这种X线量子密度分布上的差异称为X线量子的"统计涨落"。"统计涨落"在照片上的表现就是微小的光学密度差，即照片斑点或噪声。

屏-片系统形成照片噪声的原因主要有3种：① 增感屏结构斑点；② 胶片颗粒度；③ 量子斑点。量子斑点的多少是可控的技术性因素，因此技术上颇受重视。若X线摄影管电压过高，或增感屏增感率过高，则管电流量相应减少，从而使到达胶片的X线量子显著减少，这是形成照片斑点最主要的技术性原因。

任务3　常用的辐射量及其单位

随着人们对电离辐射与物质相互作用机制的深入研究和逐步了解，辐射量及其单位的概念经历了不少演变，逐渐确立了更为科学的度量原则和方法。目前，国际上选择和定义辐射量及单位的权威组织是"国际辐射单位与测量委员会(ICRU)"和"国际放射防护委员会(ICRP)"。

一、电离辐射常用的辐射量及单位

(一) 电离辐射场的相关量

1. 粒子注量(particle fluence)和粒子注量率(particle fluence rate)

如图 2-22 所示,在辐射场中以某一点 P 为中心划出一个球形区域,粒子从不同方向进入球内,那么进入球内的粒子数和到达球内中心点 P 截面积的粒子数之比就是辐射场内点 P 处的粒子注量。粒子注量是指在单向平行辐射场的情况下,到达与辐射方向相垂直的单位截面积的粒子数。粒子注量的国际标准(SI)单位是米$^{-2}$(m^{-2})。

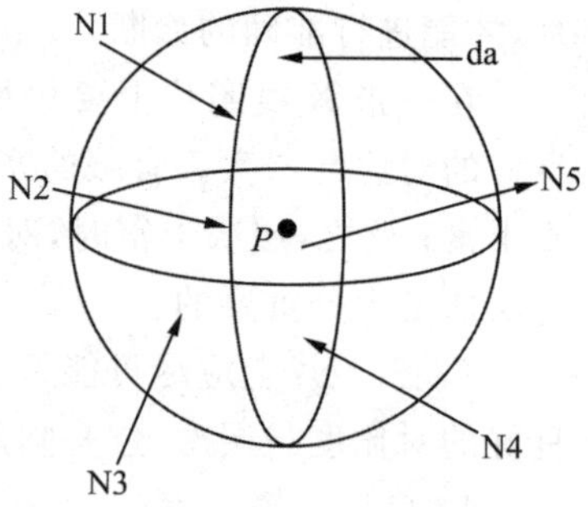

图 2-22 非均匀场粒子

在辐射防护中,常用粒子注量率表示单位时间内进入单位面积的粒子数。粒子注量率的 SI 单位是米$^{-2}$·秒$^{-1}$($m^{-2}\cdot s^{-1}$)。

2. 能量注量(energy fluence)和能量注量率(energy fluence rate)

除了粒子数量和粒子运动方向,能表述辐射场性质的另一个因子就是粒子通过辐射场中某点 P 所在的截面积时所携带的能量,即为能量注量。能量注量是指进入单位截面积小球的所有粒子能量的总和,SI 单位是焦耳·米$^{-2}$($J\cdot m^{-2}$)。能量注量可间接计算电离辐射在物质中的能量转换和对射线的吸收。

同样,单位时间内的能量注量为能量注量率,SI 单位是瓦·米$^{-2}$($W\cdot m^{-2}$)。

(二) 辐射物质相关量

1. 照射量 X(exposure)与照射量率 $\dot{X}$(exposure rate)

X 射线或 γ 射线的光子不带电,当与空气发生相互作用时产生次级电子,次级电子使空气电离产生大量的正负离子;离子数量愈多,X 射线或 γ 射线在空气中产生的电离程度愈强。照射量就是反映 X 射线或 γ 射线对空气的电离能力的一个量度,它不是“辐射剂量”,而是度量辐射源的输出量的一个辐射量。

照射量的定义:X 射线或 γ 射线的光子在单位质量(dm)空气中释放出的全部电子完全被空气阻止时,在空气中产生同一种符号离子的总电荷(dQ)的绝对值,即 $X=\mathrm{d}Q/\mathrm{d}m$。

照射量是 X 射线沿用最早的量,只是说明 X 射线或(γ 射线)在空气中电离的性质,不能用于其他类型的辐射(如中子或电子束等),也不能用于其他的物质(如组织等),并且仅适用于射线能量介于10 keV到 3 MeV 的射线。

照射量的 SI 单位是库仑/千克($C\cdot kg^{-1}$),专用单位是伦琴(R)。

$$1\ R=2.58\times10^{-4}\ C\cdot kg^{-1}$$

$$1\ R=10^{3}\ mR=10^{6}\ \mu R=10^{-3}\ kR$$

照射量率是指单位时间内的照射量的增量。照射量率的 SI 单位是库仑/(千克·秒)[$C\cdot kg^{-1}\cdot s^{-1}$],其专用单位是 $R\cdot s^{-1}$。

2. 比释动能 K(kerma)与比释动能率 $\dot{K}$(kerma rate)

电离辐射是由直接带电粒子和间接带电粒子组成的。直接带电粒子具有足够的动能，通过碰撞就能直接引起被穿透的物质电离。间接带电粒子与物质相互作用时，其能量辐射有两个步骤：第一步是在与物质相互作用时释放出直接带电粒子或次级带电粒子；第二步由这些带电粒子引起物质的电离和激发，直至间接电离辐射能被物质吸收。

间接带电粒子在与物质相互作用的第一阶段可用比释动能表示，第二阶段可用吸收剂量表示。

比释动能是指间接带电粒子在与物质相互作用时，电离辐射授予特定单位质量物质的体积元内所产生的所有带电粒子的初始动能的总和。比释动能适合于任何不带电的电离辐射场，它反映了不带电的间接带电粒子形成带电的电离粒子的能量的多少。比释动能的 SI 单位是焦耳/千克($J \cdot kg^{-1}$)，专用单位是戈瑞(Gray)，简称 Gy。

$$1\ J \cdot kg^{-1} = 1\ Gy = 10^2\ cGy = 10^3\ mGy = 10^6\ \mu Gy$$

比释动能率是指在间接电离辐射作用的单位时间内，在物质中产生的比释动能。比释动能率的 SI 单位是戈瑞/秒($Gy \cdot s^{-1}$)。

3. 吸收剂量 D(absorbed dose)与吸收剂量率 $\dot{D}$(absorbed dose rate)

吸收剂量是指单位质量的物质吸收电离辐射能量的大小，即电离辐射授予单位质量(dm)物质的平均能量(dE_{en})，即 $D = dE_{en}/dm$。

吸收剂量可以用于任何类型的电离辐射和任何被电离的物质，这一点与照射量不同，吸收剂量的 SI 单位是焦耳/千克($J \cdot kg^{-1}$)，专用名称与比释动能相同，也是戈瑞，符号是 Gy，曾用单位为拉德(rad)。

在实际工作中观察电离辐射的生物效应时，常常要注意吸收剂量大小及吸收剂量的速率，单位时间内吸收剂量的增量称为吸收剂量率。吸收剂量率的 SI 单位为焦耳/(千克·秒)[$J \cdot kg^{-1} \cdot s^{-1}$]，专用名为 $Gy \cdot s^{-1}$。

二、辐射防护中常用的辐射量及单位

(一) 当量剂量 H 和当量剂量率 $\dot{H}$

1. 当量剂量(equivalent dose)及其单位

尽管吸收剂量可以用来说明生物体受照射时吸收的射线能量，但被吸收的辐射剂量与引起某些已知的生物效应的危险性往往不能等效。这是因为当辐射类型与其他条件发生变化时，某一生物辐射效应与吸收剂量之间的关系也随之改变。因此，必须对吸收剂量进行加权，使修正后的吸收剂量比单纯的吸收剂量更好地与辐射所致有害效应概率或严重程度相联系。

在辐射防护中，将个人或集体实际接受的或可能接受的吸收剂量根据组织生物效应加权修正，经修正后的吸收剂量在放射防护中称为当量剂量。ICRP 1990 年的建议书中，将当量剂量定义为对于某种辐射 R 在某个组织或器官 T 中的当量剂量 $H_{T,R}$，即

$$H_{T,R} = \omega_R \cdot D_{T,R}$$

式中，ω_R为与辐射 R 能量相关的吸收剂量修正系数，即辐射权重因子；$D_{T,R}$为辐射 R 在组织或器官 T 中所产生的吸收剂量平均值。

由于 ω_R无量纲，因此当量剂量的 SI 单位与吸收剂量相同，即焦耳/千克(J·kg^{-1})，其专用名是希沃特(Sv)，曾用单位雷姆(rem)。

$$1\ \text{Sv}=1\ \text{J}\cdot\text{kg}^{-1}$$
$$1\ \text{Sv}=10^2\ \text{cSv}=10^3\ \text{mSv}=10^6\ \mu\text{Sv}$$
$$1\ \text{Sv}=10^2\ \text{rem}$$

2. 当量剂量率(equivalent dose rate)及其单位

当量剂量率 $\dot{H}$ 是指单位时间(dt)内组织或器官 T 所接受的当量剂量的增量(dH_T)，即

$$\dot{H}_T=\mathrm{d}H_T/\mathrm{d}t$$

当量剂量率的 SI 单位为希沃特/秒(Sv/s)。

(二) 有效剂量

当量剂量是不同射线类型对组织或器官形成辐射危害的度量，但是两种不同组织或器官即使吸收的当量剂量相同，其产生的生物学效应也有可能完全不同。因为不同组织或器官对辐射的敏感程度是不同的，因此在辐射防护领域中要引入一个能够反映辐射对生物体损害的辐射量来描述辐射所产生的“损害效应”的大小。

1. 辐射效应的危险度

受小剂量、低剂量率辐射的人群，引起的辐射损害主要是随机性效应(严重遗传性疾患和辐射诱发的各种致死癌症)。假定随机性效应发生的概率与剂量存在线性无阈的关系，并用危险度因子来评价辐射引起的随机性效应的危险程度。

危险度(危险度系数)即器官或组织接受单位当量剂量(1 Sv)照射引起随机性损害效应的概率。辐射致癌的危险度用死亡率表示；辐射致遗传损害的危险度用严重遗传疾患的发生率表示。

可见均为 1 Sv 当量剂量，对于不同的器官和组织，辐射效应的危险度是不同的。为了表征不同器官和组织在受到相同当量剂量辐射情况下所产生有害效应的严重程度的差异，引进一个表示相对危险度的权重因子 ω_T，即

$$\omega_T=\frac{\text{组织 }T\text{ 受照 1 Sv 当量剂量时的危险度}}{\text{全身均匀受照 1 Sv 当量剂量时的危险度}}$$

2. 有效剂量 E(effective dose)

对放射性工作人员而言，其在工作中身体所受的任何照射一般均涉及多个器官，为了计算所受照射给不同组织造成的总危险度，评价辐射对其产生的危害，针对辐射产生的随机性效应引入有效剂量 E 这一概念。有效剂量就是加权后的当量剂量。

有效剂量的定义是人体各组织或器官的当量剂量乘以相应的组织权重因子后的和，即

$$E=\sum_T \omega_T\cdot H_T$$

式中，ω_T为组织 T 的权重因子；H_T为组织 T 受到的当量剂量。

因为 ω_T没有量纲，因此有效剂量的单位和当量剂量相同。

任务4　X线的防护

1928年，国际放射防护委员会(ICRP)就开始对放射医学中安全使用辐射源进行指导。从1954年第一次制定的剂量限制原则到1958年发表的第一号出版物，ICRP分别制定了四类人体器官或组织的相应容许剂量。除了避免任何不必要的照射，使受照剂量水平保持在可能实现的最低水平(as low as possible，ALAP)的限制原则和广大居民的受照原则外，还对遗传效应加以关注。1977年的第26号出版物(简称ICRP-26)提出了剂量限制体制，它取代并改革了以往的出版物，在放射生物学、剂量限制制度、辐射防护标准及辐射防护工作的基本概念方面提出了不少新的建议性的补充。自ICRP-26发表以来，ICRP逐年对它做审议和补充说明，与新的资料保持协调稳定，并于1990年11月出版了第60号出版物(简称ICRP-60)。ICRP-60在安全标准和表达方式方面制定了新的补充，是对ICRP-26的进一步的完善。

一、放射防护的目的

人体组织吸收辐射能量会引起生物学效应。当剂量小于几百毫希时，几乎无法观察到机体损伤或组织功能的丧失。但当剂量高于某些剂量水平(阈值水平)时，就会出现确定性效应。如果受照细胞不是被杀死而是被改变并保持活性，这些细胞繁殖时不能被机体的自我修复能力消除或封闭，在机体的某些有害条件的孕育下，就会形成确定性效应。这种效应具有偶然或统计性质，发生的概率随着剂量的增大而增大，但其严重程度不受剂量的影响，也就是说，在一定程度上，也可能没到阈值即可发生。

放射防护主要目的：防止有害的确定性效应；限制随机性效应发生的概率，使之达到可以接受的水平；保证涉及人员辐射照射的各种实践具有正当的理由，保证利益超过危害。

二、放射防护的基本原则

《放射卫生防护基本标准》(GB4792—84)中提出了放射防护的基本原则。

(一) 实践的正当化

产生电离辐射照射的任何实践都要经过论证，或确认该项实践是值得进行的，其所致的电离辐射危害同社会和个人从中获得的利益相比是可以接受的，如果拟议中的实践不能带来超过代价(包括健康损害代价和防护费用的代价)的净利益，就不应当引进该项实践。

(二) 放射防护最优化

应当避免一切不必要的照射；以放射防护最优化为原则，以期用最小的代价，获得最大的净利益，从而使一切必要的照射保持在可以达到的最低水平。

(三) 个人剂量的限制

在实施正当化与最优化两项原则时，要确保个人受照射的剂量当量不超过规定的限值，从而保证放射工作人员个人不致接受过高的危险度。

三、辐射防护的剂量限制

(一) ICPR-26 辐射防护标准

随着放射学的发展，人们对辐射生物效应的认识不断加深，对辐射危害定量评价和控制的研究也不断地发展。ICRP-26 出版物对辐射防护剂量限值提出了新的建议，在辐射防护评价方面，不再认为最大允许剂量是合理安全剂量，而用一套较完整的剂量限值体系来代替最大允许剂量的概念；另外针对辐射危害的评估，ICRP 提出了危险度的概念，比较合理地解决了不均匀照射对各器官危险度相加的问题，从而使防护标准立于科学的定量基础之上。

1. ICRP-26 辐射防护剂量限值

ICRP-26 辐射防护剂量限值分为 4 种：基本限值、推定限值、管理限值和参考水平。

(1) 基本限值

包括剂量当量限值(见表 2-1)和次级限值。

表 2-1　个体年剂量当量限值

个体	剂量当量	随机效应		非随机效应		
		全身均匀照射	全身不均匀照射	眼晶状体	皮肤	其他器官
职业人员	mSv	50	<50	150	500	500
	rem	5	<5	15	50	50
公众人员	mSv	5	<5	15	50	50
	rem	0.5	<0.5	1.5	5	5

① 剂量当量限值

A. 防止随机性效应的剂量当量限值　全身受到均匀照射时，年剂量当量限值(H)，职业人员个体为 50 mSv/a，公众人员个体为 5 mSv/a；全身受到非均匀照射时，以各组织和器官的总危险度为基础的年有效剂量当量限值 $H_E \leqslant H$。

B. 防止确定性效应的剂量当量限值　对职业人员个体眼晶状体剂量当量限值为 150 mSv/a，对其他组织或器官剂量当量限值为 500 mSv/a；对公众人员个人眼晶状体剂量当量限值为 15 mSv/a，其他所有的组织或器官剂量当量限值为 50 mSv/a。组织的确定性效应的阈剂量见表 2-2，单一器官的年剂量当量限值见表 2-3。

表 2-2 确定性效应的阈剂量

组织器官	效应	剂量
性腺	女性：暂时闭经(20 岁)不孕、闭经(40 岁)	3 Gy
	男性：暂时精子减少	0.25 Gy
红骨髓	造血功能下降	20 Gy
眼晶状体	白内障	15 Gy#
皮肤	美容上不能允许的变化	20 Gy*

注：* 指职业性终生照射的累积量；# 指数周或数月内局部皮肤的照射量。

表 2-3 单一器官的年剂量当量限值

组织器官	职业人员		公众人员	
	mSv	rem	mSv	rem
性腺	200	20	2	200
乳腺	333	33	3.3	333
红骨髓	416	41	4.1	416
肺	416	41	4.1	416
甲状腺*	500	50	5	500
骨表面*	500	50	5	500
晶状体*	150	50	5	150
皮肤*	500	50	5	500
其他器官*	500	50	5	500

注：* 为确定性效应作为标准的年剂量当量限值。

② 次级限值

建立在剂量当量限值基础上的一种限值，分别用于内、外照射两种情况，是年剂量当量指数和摄入、吸入时的年摄入量限值。

全身照射情况下，采用年深部剂量当量指数(深部组织和器官的最大剂量当量)≤50 mSv/a，年浅表剂量当量指数(皮肤组织中最大剂量当量)≤500 mSv/a，就能对人体提供足够的防护。

在内照射时，次级限值的年摄入量限值(ALI)随机效应不超过 0.05 Sv，确定性效应不超过 0.5 Sv。

③ 其他人员的剂量限值

应急照射：在某些特殊情况下，由于工作需要，经过事先周密计划，可允许少数人接受超限值的剂量当量。但在一次应急照射中，不得超过有关年剂量当量的 2 倍，一生中不得超过 5 倍。

妇女的职业性照射：对有生育能力的女性职业工作者，应在剂量率近似均匀的条件下工作，并且接受剂量不得超过年剂量当量。妊娠妇女一般可以在受照剂量不超过年剂量当量限值的 3/10 的条件下继续工作。

(2) 推定限值

这个限值是为了适应某种情况的需要而制定并根据一定的模式从基本限值推导出的。这个限值与基本限值的同一模式可联系起来并可以反映基本限值。

(3) 管理限值

主管部门或单位的管理部门为了某些特定场合而制定的限值称为特准限值，也称管理限值。特准限值一般要比推定限值更严一些，在不超过基本限值的原则下，可以应用最优化程序，以适合某些特定的场合。如有关环境标准的制定、放射性“三废”的排放等。在个别情况下也可以等于推定限值。

(4) 参考水平

参考水平不是一个限值，它是决定采取某种行动而建立的测定量水平。对辐射防护工作测定的任何一个量，都可以制订一个参考水平。凡超过或预料已超过参考水平，就应采取相应的行动。参考水平可分为纪录水平、调查水平和干预水平。

(二) ICRP-60 辐射防护标准

1990 年国际放射防护委员会（ICRP）讨论并通过了 ICRP-60 辐射防护标准。ICRP-60 中提出剂量限值不能视为一个目标，而应视为防护体系的一部分。其目的是在考虑社会和经济因素的基础上，使剂量水平达到合理的最低水平，合理地将经常、持续、有意识的职业照射的剂量控制在可忍受程度的临界点。

同时 ICRP-60 还提出了规定限值（5 年一周期所积累的总剂量），这样既保证了灵活性，也可以免于终身限值所带来的不良后果。

1. 职业照射的剂量限值

(1) 工作人员的职业照射剂量限值

① 连续 5 年的总有效剂量限值为 100 mSv；

② 连续 5 年平均每年的有效剂量限值为 20 mSv；

③ 在任何一年中的有效剂量不得超过 50 mSv；

④ 一年中眼晶状体所受的当量剂量不超过 150 mSv；

⑤ 一年中四肢（手和脚）或皮肤所受的当量剂量不超过 500 mSv；

⑥ 工作场所中 $222_{\text{氡}}$（222_{Rn}）浓度不超过 500～1 000 Bq · m^{-3}。

(2) 职业照射对年龄的剂量限制

不同年龄对辐射危害的敏感性不同，25 岁的受照者对射线的敏感度是 55 岁受照者的 2 倍，故国际基本安全标准（IBSS）和我国的基本安全标准（BSS）中均对未成年人的工作条件加以限制。

① 16 岁以下的未成年不得接受职业照射；

② 18 岁以下的人员，除为了进行培训并接受监督外，不得在控制区内工作；

③ 16～18 岁接受涉及辐射照射就业培训的学徒工或实习生，职业照射剂量规定如

下：一年中所受有效剂量＜6 mSv；一年中眼晶状体所受剂量＜50 mSv；一年中四肢或皮肤所受剂量＜150 mSv。

（3）特殊情况

特殊情况下剂量平均期可以例外地增加10个连续年，任何工作人员在此期间所接受的年平均有效剂量不得超过20 mSv，而其在任何单一年份所受的有效剂量不得超过50 mSv。当任何工作人员自延长的平均期开始以来所受的累积剂量达到100 mSv时，必须审查这种特殊情况。

（4）妇女职业照射剂量限值

① 育龄未妊娠妇女的职业照射剂量限值与成年男性职业照射的剂量限值相同。

② 妊娠的前三周所受的照射不会带来胎儿类似智力迟钝的辐射危险；在妊娠后的两个月里不可接受＞5 mSv的照射，如提供适当的防护，特别是避免腹部照射的诊疗程序，可减少照射剂量。

③ 对妊娠妇女在工作中的防护提供大致相当于公众人员的防护标准；一旦确诊妊娠，应做出安排以保证妊娠妇女只在乙种工作条件下工作，其年照射剂量不超过年剂量当量限值的3/10，腹部表面（下躯干部）剂量限值不超过2 mSv；放射性核素摄入量为1/20 AIL。

④ 对于育龄妇女，最重要的就是要防止在未察觉或者未声明妊娠的情况下受到较高的照射。为防止这种情况的发生，首先，要求在受精后的关键时期（8～15周）胎儿所受的剂量不超过1 mSv，并防止接受剂量不均匀的照射，不要担任事故性大剂量和摄入量较大概率的工作，因母亲接受事故性较高的照射，对胎儿的危害可能比母亲更大。

⑤ 妊娠妇女和哺乳妇女应避免接受内照射。对有些核素所致胚胎及胎儿的内照射的计算表明，若摄入放射性核素后短期内妊娠，对育龄妇女按照职业照射控制摄入量可能并不能保证把胚胎所受的剂量控制在公众照射的水平。因此，育龄妇女对某些放射性核素的摄入控制应格外小心。

（5）应急职业照射的剂量限制

直接来自事故的职业照射只能通过工厂的设计及防护系统和事先准备好的应急程序来限制，最理想的目标是保持剂量在正常条件下允许的范围内。控制事故及立即而紧迫的补救工作中有效剂量不得超过0.5 Sv，皮肤的当量剂量不得超过5 Sv。但应急情况已能控制后，补救工作就应作为实践中遇到的职业照射的一部分来处理。

2. 公众照射的剂量限值

（1）关键人群组成员的剂量限值

① 一年中所受有效剂量不超过1 mSv；

② 在特殊情况下，按5年一个周期的平均剂量每年不超过1 mSv；

③ 一年中眼晶状体所受的当量剂量不超过1 mSv；

④ 一年中皮肤所受的当量剂量不超过50 mSv；

⑤ 持续照射下的行动水平，住宅中的$222_{\text{氡}}$（222_{Rn}）浓度不超过200～400 $Bq \cdot m^{-3}$。

(2) 患者的慰问者和探视者的剂量限值

① 在患者诊断检查或治疗期间所受剂量不超过 5 mSv；

② 探视已食入放射性物质的患儿的儿童所受剂量不超过 1 mSv。

由于防护条件的不断改善，大多数放射工作人员实际受到的照射剂量要比标准规定的剂量低很多。每年接触剂量在 50 mSv 以下者占 99%左右，其中，每年接触剂量低于 5 mSv 者约占 80%。当然这也是在电离辐射防护最优化原则的指导下得到的结果。ICRP-60 与 ICRP-26 剂量限值的比较见表 2-4。

表 2-4　ICRP-60 与 ICRP-26 剂量限值的比较

$mSv \cdot s^{-1}$

应用	ICRP-26	ICRP-60(5 年内平均剂量)
有效剂量	50	20
当量剂量		
眼晶状体	150	150
皮肤	500	500
手和足	500	500

(三) 我国的放射防护标准

1. 放射工作人员的剂量限值

(1) 放射工作人员的剂量限值

参照 ICRP 标准，为防止发生确定性效应，我国放射工作人员的当量剂量限值为眼晶状体 150 mSv/a(15 rem/a)，其他组织 500 mSv/a(50 rem/a)；为限制随机性效应的发生概率而达到可接受水平，放射工作人员(全身照射)的当量剂量限值是 20 mSv/a (2 rem/a)。

(2) 放射工作条件的分类

将年照射有效剂量有可能超过 15 mSv/a 的称为甲种工作条件，该工作条件下要对个人剂量进行监测，并经常性对场所进行监测，建立个人受照剂量和场所监测的业务档案；将年照射有效剂量很低，不可能超过 15 mSv/a，但有可能超过 5 mSv/a 的称为乙种工作条件，该工作条件下要建立场所的定期监测，建立个人剂量监测档案；将年照射有效剂量很低，且不超过 5 mSv/a 的称为丙种工作条件，该工作条件下可根据需要进行监测，并加以记录。

(3) 控制原则

① 未满 18 岁者不得在甲种工作条件下工作，未满 16 岁者不得参与放射工作。

② 从事放射工作的孕龄妇女，应严格按均匀的月剂量率加以控制。

③ 在一般情况下，连续 3 个月内一次或多次接受的总剂量当量不得超过年剂量当量限值的一半。

④ 对事先计划的特殊照射，有效剂量在一次事件中不得大于 100 mSv，一生中不得

超过 250 mSv。

⑤ 放射专业学生教学期间，其剂量限值遵循放射工作人员的防护条款；非放射专业的学生教学期间，有效剂量不大于 0.5 mSv/a，单个组织或器官当量剂量不大于 5 mSv/a。

2. 公众的个人剂量限值

对于公众个人所受的辐射照射的年当量剂量，应遵循下列规定：

全身：<1 mSv(0.1 rem)；

单个组织或器官：<50 mSv(5 rem)。

3. 对被检者的防护

提高国民对放射知识的了解水平；正确选用 X 线检查的适应证；采用适当的 X 线质与量；严格控制照射野；非摄影部分的屏蔽防护；提高影像转换介质的射线灵敏度；避免操作失误，减少废片率和重拍片率；严格执行防护安全操作原则。

4. CT 的防护

(1) CT 的辐射特点

CT 检查与普通 X 线检查相比，虽然使用的成像能源都是 X 线，但在 X 线的质和量及能量转换方式方面有明显区别。

① CT 检查为窄束 X 线，窄束 X 线比宽束 X 线散射少。

② CT 检查用的管电压一般在 120 kV 以上，产生的 X 线波长短，线质硬，穿透性强，吸收量少。

③ CT 检查用的辐射转换介质为灵敏度很高的探测器，不仅对 X 线能量损失少，而且还有放大作用。

④ CT 机 X 线管的滤过大，波长较长的软 X 线被吸收，进入扫描野的 X 线几乎可看作单能射线，减少了软射线对皮肤的损伤。

(2) 常用的辐射剂量

① 局部剂量：是与球管的管电流量大小有关的人体软组织某一点的当量剂量，单位是 μSv/100 mAs。局部剂量通常以球管电流量 100 mAs 为准值，其大小与被照射物体的散射大小、扫描层的厚薄、管电流量和管电压值有关。物体的散射越小、层厚越薄、管电流量和管电压值越小，局部剂量越低。

② 个人剂量：是与射线曝光有关的人体表面软组织某一点的当量剂量，单位是 μSv。

③ 全身剂量：是假定全身各处的照射量一致时，各部位和器官当量剂量的平均值，单位是 μSv。

④ 有效剂量：是相关器官或组织和一加权数 ω_T 相乘后平均当量剂量的总和，单位是 μSv。

(3) CT 检查的防护

除了 CT 机房固有的防护外，CT 检查还需注意个人防护。

① CT 检查要做到实践的正当化，尽可能避免一些不必要的 CT 检查。

② 在不影响诊断的情况下，尽量缩小扫描野，能少扫的不要多扫，能厚扫的不要薄扫，能不增强的就不增强，做到最优化检查。

③ 做好扫描前与受检者的沟通及训练工作，获得其配合，减少不必要的重复扫描。

④ 扫描时尽可能让陪伴人员离开，必要时应让陪伴人员穿上铅防护衣，并尽可能离球管远一些。

⑤ 对被检者，应做好扫描区以外部位的遮盖防护。

⑥ 定期检测扫描机房的X线防护和泄漏等情况。

四、外照射防护的一般措施

外照射防护的一般措施有时间防护、距离防护和屏蔽防护。

（一）时间防护

时间防护是指在不影响工作质量的前提下，尽量缩短人员受照射的时间。因为辐射剂量与时间成正比，缩短曝光时间，可以达到降低受照剂量的目的。为此，一切人员都应减少在辐射场内停留的时间。传统X线暗室透视，医生应充分做好眼睛的暗适应，以缩短观察时间。现代的影像增强器透视系统诊断更加准确，也缩短了时间。X线射影应优先选择投照条件，以减少重复照射。

（二）距离防护

距离防护是指在不影响工作质量的前提下，尽量增加人员到X线管和散射体的距离。对于点状源，若不考虑空气对散射的吸收，X线的衰减遵循距离平方反比法则，可见距离防护是十分有效的。

（三）屏蔽防护

要减少人员受照剂量，单靠时间防护和距离防护是不够的，往往还需要采用屏蔽防护。屏蔽防护是指在放射源和人员之间，放置能有效吸收射线的屏蔽材料，从而衰减或消除射线对人体的危害。在屏蔽防护中主要研究的问题是屏蔽材料的选择和屏蔽厚度的选择。

1. 对屏蔽材料的要求

任何物质或多或少能使射线产生衰减，但并不都适合做屏蔽防护材料。在选择屏蔽防护材料时，必须根据材料的防护性能、结构性能、稳定性能和经济成本等方面综合考虑。

（1）防护性能　防护性能主要是指材料对辐射的衰减能力，还应考虑所选材料在衰减射线的过程中产生的次级辐射问题。防护性能好是指衰减射线的能力强，产生的散射线少。

（2）结构性能　屏蔽材料除应具有很好的防护性能外，还应具有一定的结构性能，包括材料的物理形态、力学特性和机械强度等。

（3）稳定性能　为保持屏蔽效果的持久性，要求屏蔽材料稳定性好，也就是材料不仅具有抗辐射的能力，而且当材料处于水、汽、酸、碱、高温环境时，能耐高温、抗腐蚀。

（4）经济成本　所选用的屏蔽材料应成本低、来源广泛、易加工，且安装、维修方便。

防护X线常用的屏蔽材料有铅、铁、砖、混凝土和水等。

2. 铅当量

在屏蔽防护中，把达到与一定厚度的某屏蔽材料相同屏蔽效果的铅层厚度，称为该屏蔽材料的铅当量，单位为毫米铅(mmPb)。屏蔽材料的铅当量不仅随射线的能量、材料的厚度变化，而且还与照射野的大小有关。在谈到防护材料的铅当量时，必须说明是什么材料、多大厚度、在多大射线能量下的铅当量。

材料的屏蔽性能还可以用比铅当量表示。比铅当量是指单位厚度(mm)防护材料的铅当量。

3. 确定屏蔽厚度

确定屏蔽厚度应考虑当量剂量限值和最优化原则、屏蔽用途和距离、屏蔽材料的防护性能、工作负荷(W)、居留因子(T)、利用因子(U)6个因素。

(1) 透射量计算法　对X线的初级(主)防护屏蔽厚度可用下式计算：

$$B=\frac{Pd^2}{WUT} \tag{2-13}$$

式中，B为有用射线的最大允许透射量，$(\mathrm{mSv \cdot m^2})/(\mathrm{mA \cdot min})$，也可用mGy代替mSv；$P$为周剂量限值，对工作人员，$P=1\ \mathrm{mSv/W}$，对公众人员$P=0.1\ \mathrm{mSv/W}$；$d$为参考点到焦点的距离，m；$WUT$为有效工作负荷，其中$W$为周工作负荷，$(\mathrm{mA \cdot min})/\mathrm{W}$，$U$为利用因子，$T$为居留因子。

用上式求出透射量后，可从混凝土或铅的透射曲线中查出混凝土或铅的屏蔽厚度。

利用下式也可换算出其他材料的厚度：

$$d_{材料}=d_{混凝土}(\rho_{混凝土}/\rho_{材料})$$

次级(副)防护是对散、漏射线的防护，其屏蔽厚度的确定比较复杂，一般不采用计算法。

(2) 查表法　初、次级防护屏厚度的确定也可用查表法得到，条件是已知管电压、周剂量限值及防护屏到辐射源的距离，再查表得到铅和混凝土的初、次级防护厚度。

X线诊断机房的主防护应有2 mm铅当量的厚度，副防护应有1 mm铅当量的厚度，一般24 cm厚的实心砖墙，只要灰浆饱满，不留缝隙，可达到2 mm铅当量。

五、其他防护措施

(一) 机房及机器的防护要求

(1) 机房宜大，并配有通风设备，尽量减少放射线对身体的影响，就200 mA X线机而言，机房面积不得小于36 m^2。另外，机房墙壁应由一定厚度的砖、水泥或铅皮构成，以达到防护目的。

(2) X线球管置于厚度足够的金属套(球管套)内，球管套的窗口应有缩光器进行适当的缩小，尽量减少原发射线的照射。X线通过人体投照于荧光屏上，荧光屏的前方应有铅玻璃将原发X线阻挡。近代X线检查床改为密封式，床周以金属板完全封闭，可减少散射线。

（二）工作人员的防护

（1）工作人员不得将身体任何部位暴露在原发X线之中，应尽可能避免直接用手在透视下操作，如骨折复位、异物定位及胃肠检查等。

（2）透视时须使用各种防护器材，如铅橡皮手套、铅围裙及铅玻璃眼镜等。利用缩光器使透视野尽量缩小，管电流尽量降低，曝光时间尽量缩短。透视前应该有充分的暗适应，以便用最短的时间得到良好的透视影像。

（3）摄片时也要避免接触散射线，一般以铅屏风遮挡。如摄片工作量大，宜在摄片室内另设一个防护较好的控制室（用铅皮、水泥或厚砖砌成）。

（三）患者的防护

（1）患者与X线球管须保持一定距离，一般不少于35 cm。患者距X线球管愈近，接受的放射量愈大。球管窗口下须加一定厚度的铝片，减少穿刺力弱的长波X线，因这些X线被患者完全吸收，而对荧光屏或胶片都无作用。

（2）患者应避免短期内反复多次检查及不必要的复查。对性成熟及发育期的妇女做腹部照射，应尽量控制次数及部位，避免伤害生殖器官。早期怀孕第一个月内，胎儿对X线辐射特别敏感，易造成流产或畸胎，故对早孕妇女避免放射线照射骨盆部。对男患者，在不影响检查的情况下，宜用铅橡皮保护阴囊，防止睾丸受到照射。

项目三

X线平片检查的基本知识

学习目标

1. 掌握X线摄影检查的基本原则；
2. 掌握X线摄影照片的标记方法；
3. 熟悉X线摄影的基本步骤；
4. 了解X线摄影位置与命名原则。

任务1　X线摄影检查的原则及步骤

一、X线摄影检查的原则

X线摄影检查的原则主要有以下几个方面。

(一) 明确摄影目的

在明确X线摄影目的的前提下，根据解剖学和临床医学知识，选择检查方法，设计摄影体位，为临床提供符合诊断要求的影像，避免盲目摄影。

(二) 有效焦点大小的选择

小焦点一般适用于体薄和不易动的部位，如四肢、头部的局部片等；大焦点适用于一些体厚和易活动的部位，如腹部、胸部、脊椎等。高千伏摄影时也可用小焦点。在条件许可的情况下，尽量选用小焦点，以提高照片锐利度。

(三) 滤线设备的应用

X线摄影中应注意滤线设备的选择和使用。一般摄影电压超过70 kV以上均需使用滤过板滤去软X线，减少人体软组织对软X线的吸收。体厚超过15 cm或利用60 kV以上管电压时需用滤线栅，以消除散射线对影像的干扰，提高照片的锐利度和对比度。此外，还要选用遮线器，以控制照射野的大小，减少散射线对X线照片的影响，减少对被检者无意义的照射。

(四) 焦片距和肢片距的选择

投照时被检者应尽量将肢体贴近暗盒，并且与胶片平行。在肢体与胶片不能靠近时，应尽量增加焦-片距，减少影像的放大、失真，提高影像清晰度。被照部位所在平面与胶片不能平行时，应根据几何投影原理减少影像变形。

（五）屏-片组合

在模拟 X 线机摄影中，注意增感屏与胶片必须匹配使用，匹配的含义为增感屏的发光光谱应与胶片的吸收光谱相吻合。

（六）照片标记

照片标记现常用铅字法与计算机键盘直接输入法，标记时应保证标记内容的准确性。

（七）呼气与吸气的应用

患者的呼吸动作对摄片质量有很大的影响。根据摄影部位的不同，可采用如下几种屏气方式：

（1）平静呼吸下屏气：心脏、上臂、肩、肋骨、颈部及头颅等部位，因呼吸时胸部肌肉牵拉，使以上部分发生颤动，故可予平静呼吸下屏气摄片。

（2）深吸气后屏气：适用于肺部及膈上肋骨的摄影。可增加肺内含气量，提高对比度，同时使膈肌下降，肺野暴露更广泛。

（3）深呼气后屏气：常用于腹部及膈下肋骨的摄影。呼气后膈肌上升，腹壁厚度减薄，影像较清晰。

（4）缓慢连续呼吸：在曝光时患者做慢而浅的呼吸动作，使某些重叠的组织因呼吸而模糊，而被摄部位可较清楚地显示，适用于胸骨正位摄片。

（5）平静呼吸：用于下肢、手及前臂、躯干等部位摄片。

（八）曝光条件的选择

根据摄影部位、体厚和机器性能，选择合适的管电压、管电流和曝光时间，对不能合作者尽量采用高电压、高电流、短曝光时间。人体各部位摄影的管电压选择见表 3-1。

表 3-1　人体各部位摄影的管电压选择

摄影部位	管电压/kV
乳腺、甲状腺	25～35
四肢(手、腕、肘、足、踝)、肩	40～50
乳突、颈椎、胆囊区	50～70
头颅、胸椎、腰椎(正位)、骨盆、髋、腹、肾盂	70～90
腰椎侧位、骶椎侧位、胃肠、孕妇腹部、胸部	90～125
胸部正、侧位	125～150

（九）注意防护

利用铅橡皮遮蔽被检者的眼及生殖器官。孕妇可做超声或其他检查，尽量不做 X 线检查。

二、X线摄影检查步骤

(一) 认真阅读申请单

仔细阅读申请单内容：① 认真核对患者姓名、年龄、性别，了解患者病史及一般情况；② 明确摄影部位和检查目的。

(二) 摄影前的准备

① 争取被检者配合，向被检者说明X线摄影的过程、呼吸方式等要求，消除被检者的紧张情绪，取得被检者配合；② 去掉一切影响X线穿透力的物质，如发夹、金属饰物、膏药，若有条件，换上专为患者准备的衣服。投照腹部、下部脊柱、骨盆和尿路等平片时，应事先做好肠道准备工作。

(三) 确定探测器的照射野与标记

应按患者检查部位的大小及临床要求选择胶片(暗盒、IP板、FPD照射野)的尺寸。用铅字或计算机输入被检者X线片号、检查日期、方位标记等。标记应放在暗盒的适当部位，不可摆在诊断范围之内。

(四) 选择适当曝光条件

合理选择焦点大小、管电压、管电流、曝光时间、焦-片距(FFD)等。

(五) 练习呼吸动作

在摆位置前根据摄影要求做好患者的呼气、吸气或屏气动作的训练。

(六) 摄影体位摆放

依照部位及检查目的，按标准位置摆好体位，尽量减少患者不适。根据要求将中心线对准被摄部位，并校对胶片位置是否包括要求投照的肢体范围。避免X线曝光时被检者移动，必要时请被检者家属陪护协助。

(七) 曝光

以上各步骤完成后，再校正控制台各曝光条件是否有错，然后曝光。在曝光过程中，密切注意各仪表工作情况。

(八) 曝光结束

曝光结束后，操作者必须签名。

任务2　照片标记

X线照片是重要的临床诊断资料，是医疗、教学、科研及进行伤残鉴定的重要依据，摄影时必须在照片上清楚地做好各种标记。模拟X线摄影的照片标记主要以铅字标记法为主，随着计算机技术在医学影像检查技术中的应用，如CR和DR检查技术及计算机体层摄影(CT)等的应用，X线照片标记开始采用键盘输入，标记内容也较模拟X线照片丰富。

一、标记内容

传统X线摄影X线照片标记的主要内容有两组：一组为“X线片号＋方位”；另一组为“检查医院名称＋摄影日期”。数字X线检查的标记内容除上述内容外，还有被检者的姓名、性别、年龄等。

（1）X线片号　X线片号是按照被检者的就诊先后次序编排的数字号码。每一位被检者在同一个医疗机构只有一个X线片号，不允许两个人或多人用一个X线片号。在同一个医疗机构同一日期内所摄不同位置的照片或不同日期内所摄的照片，可用同一个X线片号。

（2）摄影日期　每张X线照片上均需标明摄影日期，必要时标明摄影时间。

（3）方位　指摄影时被检侧肢体的侧别或为被检部位的左或右。

（4）其他标记　X线检查时，有一些情况需要做特殊标记，如新生儿先天性肛门闭锁摄影应标记肛门位置，这些标记有助于X线影像的诊断。

二、标记方法

（一）铅字标记法

铅字标记法是利用铅的原子序数高，吸收X线能力强的特点，用铅制成文字标记，清晰地显示在X线照片上。铅字标记有“正放”与“反放”之分，所谓“正放”即铅字面向X线球管的放置方法，反之则为“反放”。铅字标记的放置方法如下：

（1）正位片　前后位片“正放”，后前位片“反放”。

（2）侧位片　照片标记一律“反放”。方位标记以近片侧为准，即左侧靠片时放置“左”字，右侧靠片时放置“右”字。

（3）斜位片　根据X线穿过人体方向而定，后前斜位时“反放”，前后斜位时“正放”。

（4）轴位片　下上轴位“正放”，上下轴位“反放”。

（二）键盘直接输入法

利用电子计算机进行图像处理的数字影像检查技术，照片标记是通过计算机键盘将被检者片号、姓名、性别、年龄等标记内容输入到计算机内，经计算机处理后，由激光打印机显示在照片上。

三、标记原则

（1）标记内容不能与诊断区域重叠。

（2）按照观片的方位，铅字标记应为正面、清晰、可辨认的字迹。

（3）标记内容应距胶片边缘约1.5 cm。

（4）一般情况下铅字排的长轴与被摄肢体的长轴平行（胸部正位除外）。

（5）方位标记包括“上、下、左、右”。当照片中被检部位能够清楚地辨认上、下时可不用标记；标记“左、右”时，“左”置于X线片号之后，“右”置于X线片号之前（见图3-1、

图 3-2)。

(6) 胸部正位片,铅字排分别置于被检者两肩之上(见图 3-1),胸部侧位片铅字排置于胸部前上方,且平行于身体长轴(见图 3-2);腰椎和腹部正位片,铅字排置于身体外侧(见图 3-3),侧位片铅字排置于身体腹侧(见图 3-4);四肢正位片铅字排置于被检肢体外侧,侧位片铅字排置于被检肢体后方,当正、侧位片在同一张照片上时,铅字标记只放在正位片照射野内即可(见图 3-5);头颅照片标记,无论胶片是横放还是竖放,铅字标记均放于探测器下方,与身体长轴垂直(见图 3-6)。

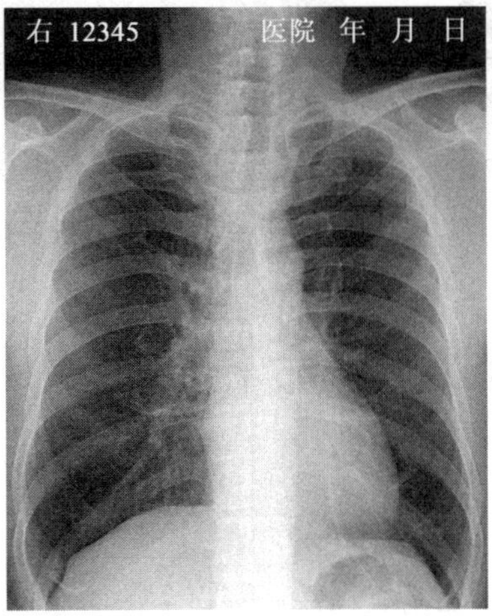

图 3-1　胸部正位片铅字标记

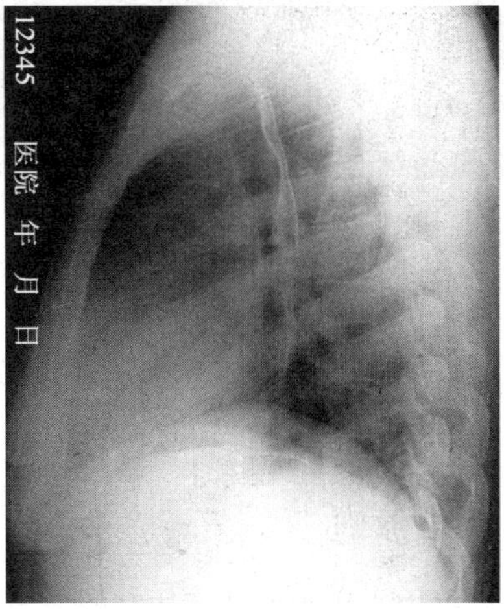

图 3-2　胸部侧位片铅字标记

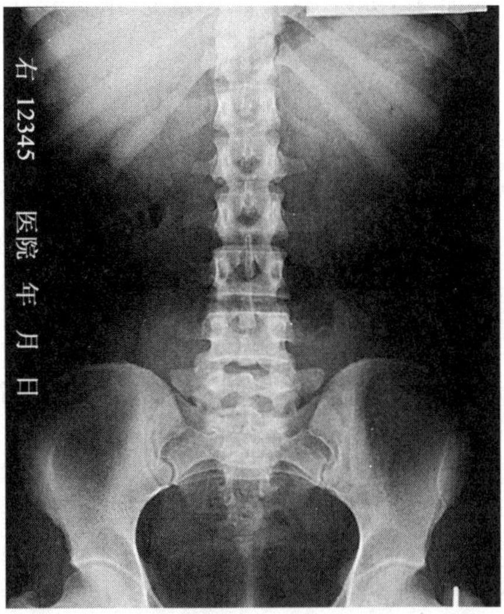

图 3-3　腹部正位片铅字标记

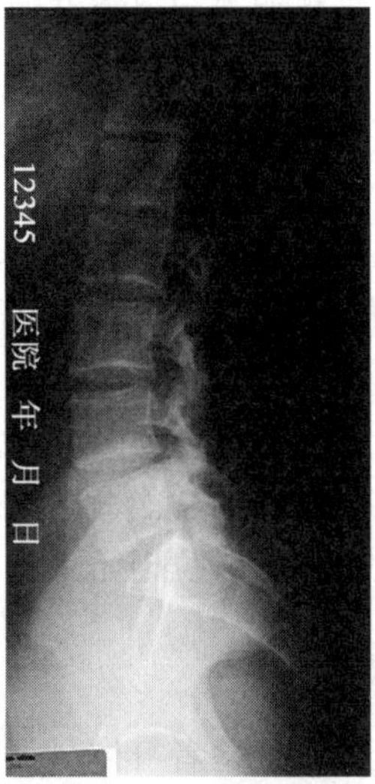

图 3-4　腰椎侧位片铅字标记

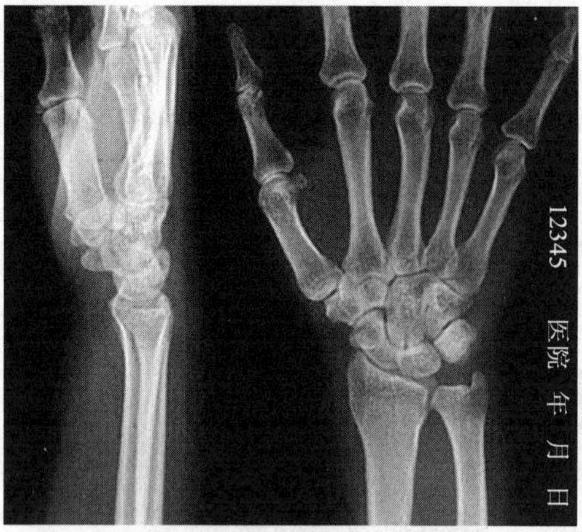

图 3-5 腕部正侧位片铅字标记

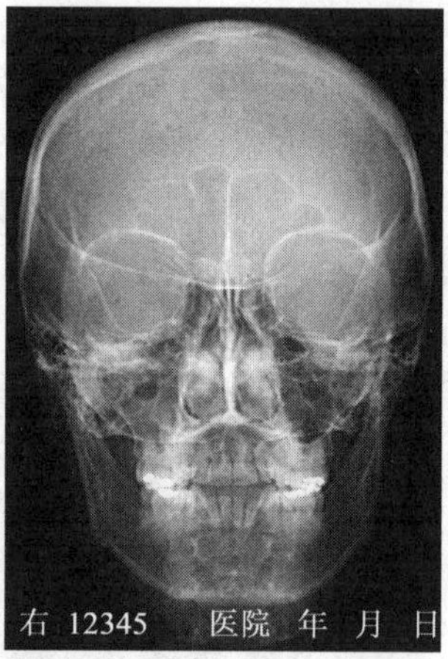

图 3-6 头颅正位片铅字标记

任务 3 X 线摄影位置和命名原则

一、命名原则

（1）根据中心线入射被照体时的方向命名，如中心线经胸部后方第 6 胸椎水平垂直射入探测介质的体位称为胸部后前正位。

（2）根据被照体与成像介质的位置关系命名，如左胸部紧贴成像介质的体位称为左前斜位。

（3）根据被照体与摄影床的位置关系命名，如人体的上身左侧紧贴摄影床称为左侧卧位。

（4）根据被照体与摄影床的位置关系及中心线入射被检体时与探测介质的关系命名，如人体仰卧摄影床，中心线经人体一侧水平射入探测介质的体位称为仰卧水平侧位。

（5）根据被照体姿势命名，如胸部前凸位、小儿双髋的蛙氏位。

（6）根据某部的功能命名，如颈椎的过伸过屈位、下颌关节的张口与闭口位。

（7）根据摄影体位创始人的名字命名，如乳突劳氏位、髋关节谢氏位等。

二、摄影方位

（1）立位　被检者身体呈站立位姿势，矢状面与地面垂直。

（2）坐位　被检者身体呈坐位姿势。

（3）半坐位　在坐位姿势下，背部向后倾斜时称“半坐位”。

（4）仰卧位　被检者背侧向摄影床的卧位姿势。

（5）俯卧位　被检者腹部侧向摄影床的卧位姿势。

(6) 侧卧位 人体右侧朝向摄影床的卧位姿势称为右侧卧位；人体左侧朝向摄影床的卧位姿势称为左侧卧位。

(7) 斜位 身体长轴与摄影装置平面呈一定角度的摄影体位。

三、摄影方向

中心线入射被照体时的方向称为摄影方向。

(1) 矢状方向 为中心线与身体矢状面平行的入射方向,如前后方向为中心线经被照体的前方射入,从后方射出；腹背方向为中心线经被照体的腹侧射向背侧。

(2) 冠状方向 为中心线与身体冠状面平行的入射方向,如左右方向是中心线经被照体的左侧射向右侧的方向；右左方向是中心线经被照体的右侧射向左侧的方向。

(3) 斜射方向 为中心线从被检体的矢状面与冠状面之间入射,从另一斜方向射出的方向。如左前斜方向是中心线经被照体的右后方射向左前方的方向；右后斜方向是中心线经被照体的左前方射向右后方的方向。

(4) 上下方向(轴) 为中心线经被照体的头侧射向尾侧的方向。

(5) 切线方向 为中心线入射被照部位时与病灶边缘相切的方向。

(6) 内外方向 为中心线经被照体的内侧射向外侧的方向。

(7) 外内方向 为中心线经被照体的外侧射向内侧的方向。

(8) 背底方向 为中心线经被照体的足背射向足底的方向。

(9) 掌背方向 为中心线经被照体的手掌射向手背的方向。

(10) 前后方向 为中心线经被照体的前方射向被照体后方的方向。

(11) 后前方向 为中心线经被照体的后方射向被照体前方的方向。

四、摄影位置

(1) 正位 被照体矢状面与成像介质的长轴平行,中心线经被照体的前方或后方入射,同时从后方或前方射出的体位,如头颅的前后或后前位、脊柱各椎体段的前后或后前位、胸部的前后或后前位,腹部和盆腔的前后位、四肢的前后位等。

(2) 侧位 被照体冠状面与成像介质长轴平行,中心线经被照体的一侧入射,从另一侧射出的体位,如头颅的左右侧位、脊柱各椎体段的左右侧位、胸部的左右侧位、四肢的侧位等。

(3) 斜位 被照体与成像介质呈一定的摄影角度,中心线经被照体的左、右后方或左、右前方入射,从左、右前方或左、右后方射出的体位,如胸部左前斜位、胸部右前斜位、腰椎右前斜位、胸骨斜位、颈椎右后斜位等。

(4) 轴位 中心线与被照体长轴平行的摄影体位,如髌骨轴位、跟骨轴位等。

(5) 特殊位 枕顶位、鼻颏位、额鼻位、前凸位、切线位等。

项目四

X 线造影检查

学习目标

1. 掌握对比剂的分类及应用；
2. 熟悉常用的造影检查方法；
3. 了解对比剂的引入方法。

任务 1　对比剂的分类及应用

人体内各类组织结构中，有相当一部分组织间的天然对比度较差(如软组织和体液等)，普通 X 线检查时，如果只依靠组织本身的密度与厚度差异不足以形成肉眼可见的影像密度差别，组织器官的轮廓及内部结构也都无法清晰显示。为了能够清晰观察天然对比度较差的组织器官结构，将对 X 线吸收低于或高于被检组织或器官的物质，人为地引入靶器官或靶组织内，使之产生鲜明的对比而显影，这种检查方法就是造影检查。这些被引入人体内的增加影像对比度的物质就称为造影剂，或对比剂(contrast media)。

一、对比剂的分类

(一) 根据对比效果的差异分类

1. 阴性对比剂

阴性对比剂通常是指密度低、原子序数低、吸收 X 线量少、比重小，能起反衬效果的对比剂，在 X 线照片或显示器上通常显示为高密度影像或黑色的影像。常用的阴性对比剂有空气、二氧化碳、氧气等，通常用于胃肠道的充盈。

(1) 空气　空气在组织或器官内溶解度小，不易弥散，停留时间较长，虽副作用持续时间较长，进入血液循环有产生气栓的危险，但采集方便。

(2) 二氧化碳　二氧化碳溶解度大，易于弥散，停留在组织和器官内的时间短，不良反应小，即使进入血液循环也不致发生气栓。由于吸收快，检查必须迅速完成。

(3) 氧气　氧气的溶解度介于空气和二氧化碳之间，停留在组织与器官内的时间较二氧化碳长，产生气栓的概率较空气小。

2. 阳性对比剂

阳性对比剂通常是指密度高、原子序数高、吸收X线量多、比重大，能使组织本身密度升高的对比剂，在X线照片或显示器上通常显示为低密度影像或白色影像。

(二) 根据使用途径分类

1. 胃肠道对比剂

X线胃肠道检查常用的阳性对比剂主要是钡剂，引入途径为口服或自肛门注入灌肠。CT扫描主要是标记胃肠道，把胃肠道与其他组织和病变组织区分开来，可以用阳性对比剂，也可以用阴性对比剂。近年来，阴性对比剂在胃肠道CT检查中的应用越来越广泛，主要原因是方便图像后处理。

目前应用最多的是硫酸钡，它是良好的胃肠道对比剂，若与气体对比剂合用就称为双重造影，能显示腔道内表面的细致结构。

(1) 性状　纯净医用硫酸钡为白色，无味，不溶于水、有机溶剂及酸碱性溶液，不被胃肠道吸收，性质稳定，无毒副作用，服用安全。口服后在消化道内的排空时间与食物大致相同。医用硫酸钡有粉剂和混悬剂两种，绝大多数已由厂家配好，使用时只需加入固定量的水搅拌即可。根据各种用途配成不同的浓度时，钡与水的质量比为：稠钡剂(3～4)∶1，稀钡剂1∶1，灌肠用钡剂为1∶4。

(2) 临床应用　医用硫酸钡粉剂主要用于胃肠道的单对比和气钡双重对比造影检查，用量根据检查部位而定。食管造影检查浓度一般为200%左右，口服用量每人每次10～30 mL。胃、十二指肠和结肠造影浓度在60%～120%，一般口服用量为每人每次50～250 mL。小肠和结肠造影浓度在60%～120%，钡剂灌肠用量为800～1 000 mL。

2. 血管内注射对比剂

血管内注射对比剂通常为水溶性含碘对比剂，利用碘的高X线吸收的特点，提高组织的对比度。注射的方式可以是静脉注射，也可以直接动脉注射。CT增强扫描也常用此类对比剂。

3. 椎管内注射对比剂

此类注射方法主要是通过穿刺后注入蛛网膜下腔，也可以做椎管和脑池造影。

4. 腔内注射对比剂

腔内注射对比剂常用于膀胱造影和胸膜腔造影。

5. 胆系对比剂

胆系对比剂常见的为含碘制剂，经过胆系排泄可使胆管内呈现高密度。

(三) 根据水溶性含碘对比剂的分子结构分类

1. 离子型对比剂

离子型对比剂是指溶液中含有离子的对比剂，分为离子单体和离子二聚体。常用的离子单体对比剂有甲基泛影葡胺，离子二聚体对比剂有碘克酸等。

[**泛影葡胺(Urografin)**]

(1) 别名：复方泛影葡胺，为泛影酸钠和泛影葡胺以1∶6.6比例配制而成的复方制剂，内含少量稳定剂和缓冲剂。

(2) 性状：无色或淡黄色透明液体。

(3) 特点：本品静脉注射后，绝大部分于较短时间内经肾滤过而随尿排出，对肾脏显影较好，常用于泌尿系造影，只有少量经肝、胆排泄。在肾功能不全或用量较大时，经肝胆排出比例增大。本品对组织毒性较小，对心肌细胞功能影响亦较小，适合内脏动脉造影、脑血管造影和关节腔造影，还可用于胆管、腮腺、子宫输卵管及其他洞腔的造影，不能用于脑室或脊髓造影。加温可降低其黏度，易于注射。

(4) 临床应用：用于泌尿系统、心血管、脑血管及周围血管 CT 扫描增强等造影检查。成人用量：排泄性尿路造影，静脉注射 40～60 mL(76%)；脑血管造影，60%溶液 10 mL/次，动脉注射，必要时可重复 2～3 次；周围血管造影，动脉或静脉注射 10～40 mL(60%)/次；CT 扫描增强，50～150 mL(60%或 76%)，静脉注射或滴注。实际应用时，应由医生根据患者情况灵活掌握。

(5) 不良反应：主要为过敏反应，有时出现荨麻疹、哮喘和喉头水肿，有时出现轻度恶心、呕吐等症状，神经系统可见躁动不安、抽搐和癫痫症状。偶见肺水肿、循环衰竭、心室纤颤和心脏停搏等严重并发症，应引起注意。要严密观察各种与过敏有关的不良反应。

(6) 注意事项：① 注射前应做碘过敏试验，无阳性反应者方可使用，对碘过敏者禁用；② 肝、肾功能不全，活动性肺结核，多发性骨髓瘤，甲状腺功能亢进患者禁用；③ 本品遇冷析出结晶时，可在热水中温热溶解，冷却至体温后再用；④ 本品绝对不能用于脑室或脊髓造影，否则会引起严重惊厥、休克甚至死亡；⑤ 注射后患者如有恶心、呕吐、流涎、眩晕、荨麻疹等反应，应放慢注射速度，反应严重者应停止注射，必要时给予抗过敏治疗。

2. 非离子型对比剂

非离子型对比剂是指溶液中没有离子存在的对比剂，也分为非离子单体和非离子二聚体。常用的非离子单体对比剂有碘海醇、碘佛醇、碘普罗胺，非离子二聚体对比剂有碘克沙醇、碘曲仑等。

[**碘普罗胺(Iopromide)**]

(1) 别名：优维显(Ultravist)。

(2) 特点：本品为非离子型造影剂，具有极低渗透压特性，化学毒性较低，具有高度的亲水性，在水中稳定，全身耐受性好，有良好的神经耐受性。对心血管系统，不影响心律，不减低心肌收缩力；对血脑屏障影响极微；对凝血功能、纤维素的溶解功能及补体活性无明显影响；在尿路中显影良好，极少有过敏样反应及恶心、呕吐等副作用。

(3) 临床应用：适用于心血管造影、尿路造影、小体腔造影，也可用于数字减影及 CT 扫描作增强对比剂。

(4) 注意事项：甲亢、妊娠期间及急性盆腔炎者禁做子宫输卵管造影；对碘过敏者，严重肝、肾功能损害者，心脏循环功能不全，肺气肿、身体健康状况恶劣者，晚期脑动脉硬化，长期糖尿病者，脑痉挛状态，潜在性甲亢、轻结节性甲亢及多发骨髓瘤者慎用；嗜铬细胞瘤患者，因有高血压危象可能，可在用药前预先给予 a 受体阻断剂。

(5) 制剂：240 mg/mL 优维显，50 mL；300 mg/mL 优维显，20，50，100 mL；370 mg/mL 优维显，20，50，100 mL。

［**碘曲仑(Iotrolan)**］

(1) 别名：伊索显(Isovist)。

(2) 特点：本品为新型二聚体结构的非离子型、六碘化的水溶性造影剂，水溶性好，稳定，全身耐受性好，显影不但清晰，而且显影时间长、副作用少，渗透压和血液几乎相等，经肾脏排泄。

(3) 临床应用：全脊髓造影、CT 检查脑脊液循环状况及 CT 脑池造影、关节腔造影、子宫输卵管造影、间接淋巴管造影、乳腺导管造影、逆行胰管造影等。脊髓造影用量 240 mg/mL，7～15 mL；脑室造影用量 240 mg/mL 或 300 mg/mL，3～5 mL；CT 脑池造影(腰部注药)用量 240 mg/mL，4～12 mL；体腔造影用量 240 mg/mL 或 300 mg/mL，5～30 mL。

(4) 注意事项：对碘过敏者、甲状腺功能亢进者、孕妇慎用；患者在脑性抽搐时禁做蛛网膜下腔造影；妊娠期及急性盆腔炎者禁做子宫输卵管造影。

(5) 制剂：注射剂，伊索显，240 mg/mL，10～20 mL；伊索显，300 mg/mL，10 mL。

(四) 按渗透压分类

人体的正常血浆渗透压为 313 mOsm/L，定义为等渗。根据渗透压的差异，通常将对比剂分成三类，即高渗对比剂、低渗对比剂和等渗对比剂。

1. 高渗对比剂

高渗对比剂主要是指离子单体对比剂，渗透压通常在 1 500 mOsm/L 以上。随着对比剂溶度的升高，渗透压也在增加。这种对比剂副作用的发生率较高。

2. 低渗对比剂

随着新型对比剂的不断研发，对比剂的渗透压大幅度下降，低渗对比剂主要是非离子单体对比剂和离子二聚体对比剂。渗透压通常在 300～500 mOsm/L。目前 CT 检查中应用最广泛的是非离子单体对比剂。

3. 等渗对比剂

等渗对比剂主要是非离子二聚体对比剂，渗透压在 300 mOsm/L 左右，与人体的正常渗透压基本相同，渗透压低于低渗对比剂。

二、对比剂的引入途径

对比剂的引入途径有直接引入和间接引入两大类。

(一) 直接引入法

直接引入法通过人体自然孔道，病理瘘管或体表穿刺等途径，直接将对比剂引入造影部位。一般有三种途径：

(1) 口服法　如消化道钡餐造影。

(2) 灌注法　如钡剂灌肠和子宫输卵管造影等。

(3) 穿刺法　经注射器或导管将对比剂注入体内，如血管造影、关节腔造影等。

(二) 间接引入法

间接引入法是将对比剂通过口服或静脉注入体内，经过吸收，利用某些器官的排泄功能，使对比剂有选择地聚集到需要检查的部位而产生对比。一般有两种途径：

(1) 生理排泄法　如静脉肾盂造影(IVP)。

(2) 生理吸收法　如口服胆系造影。

三、碘过敏试验

在造影过程中常出现对碘剂的过敏反应，轻者影响检查，重者危及生命。因此，造影前须做碘过敏试验。特别是在使用离子型对比剂时，造影前必须做碘过敏试验。

(一) 碘过敏试验前的准备

碘过敏试验前，应询问患者有无碘过敏史或不良反应史等，并向患者或其监护人告知碘剂使用的适应证和禁忌证，可能发生的副作用和注意事项，建议签署“碘对比剂使用患者知情同意书”。

(二) 碘过敏试验的方法

碘过敏试验方法包括：① 静脉注射试验；② 口服试验；③ 舌下试验(口含试验)；④ 皮内注射试验；⑤ 眼结膜试验。

(1) 静脉注射试验　用碘制对比剂 1 mL，行缓慢静脉注射，15 min 后观察反应。若出现恶心、呕吐、胸闷、气促、荨麻疹或休克者，为阳性反应。

(2) 口服试验　检查前 3 日口服 10%碘化钾或碘化钠溶液，每日 3 次，每次 10 mL。

(3) 口含试验(舌下试验)　将 2～3 滴对比剂滴入舌下，5～10 min 后，观察反应。

(4) 皮内试验　以 0.1 mL 有机碘水注入前臂皮内，10～15 min 后观察皮肤反应。若形成直径 1.5 cm 红斑及红斑周围有伪足者即为阳性；局部发生水泡、变黑或坏死者为强阳性。皮内试验的错误率为 20%～30%。

(5) 眼结膜试验　试验前检查患者两眼是否充血。如无充血即将碘制对比剂2～3滴滴入一侧眼内，让患者闭眼，5～10 min 后，对照观察两眼结膜及巩膜充血情况。判断标准：轻度充血为Ⅰ度反应；中度充血同时有流泪，为Ⅱ度反应；显著充血、结膜血管扩张及曲张，为Ⅲ度反应。

上述试验方法中以静脉注射法最为可靠，最为常用。

碘过敏试验阳性者，不能进行碘对比剂的造影检查。应当注意，在做碘过敏试验时偶尔也有过敏反应现象，重者甚至会出现休克或死亡。有时过敏反应症状出现较迟，所以试验应提前 1～3 d 进行较为妥当。过敏试验为阴性者，在造影过程中也可发生迟发过敏反应，因此，在造影检查过程中应密切观察患者的情况。

(三) 过敏反应的临床表现及处理方法

1. 过敏反应的临床表现

(1) 轻度反应

出现面部潮红、灼热感，眼及鼻分泌物增加，可有气急、胸闷、恶心、腹鸣、头晕、头痛及皮肤荨麻疹等，症状较轻。

(2) 重度反应

出现休克，神经系统障碍时，表现为抽搐、癫痫；循环系统衰竭时血压下降，脉搏细而快，面色苍白，口唇发绀，昏迷，甚至心跳骤停；呼吸系统衰竭，有喉与支气管痉挛，呼吸困难，气喘，如并发肺水肿，则吐大量泡沫样或粉红色痰；血管神经性水肿时，在面部、口腔及皮肤出现大片皮疹、皮下及黏膜下有出血等。

(3) 迟发反应

造影后数小时或数日后出现症状，表现为轻、重不等的过敏反应。

2. 过敏反应的处理方法

(1) 轻度反应多为一时性，一般不需要治疗。根据情况减慢注射速度或暂停注射，必要时口服非那根 25 mg 或肌注地塞米松 10 mg，反应消失后，可继续进行造影检查。重度反应常突然发生，必须进行有效的急救，并立即请医生共同处理，同时马上给予氧气吸入。

(2) 循环系统衰竭时，可皮下注射 1‰ 肾上腺素 0.5～1 mL，也可使用氨茶碱 0.25 mg 加10 mL 10%葡萄糖进行注射。

(3) 血管神经性水肿时，静脉或肌内注射盐酸苯海拉明 20 mg，还可肌内注射非那根 25 mg。

任务 2　造影检查方法

X 线造影检查技术种类繁多，应用范围广。本节仅简要介绍目前临床较常用的造影检查技术。

一、消化系统造影检查

消化道钡剂造影，又称胃肠造影，是用硫酸钡作对比剂，在 X 线照射下显示消化道有无病变的一种检查方法。

消化系统无良好的天然对比，因此，在检查时必须采用造影检查。消化道的检查方法是透视与摄片相结合，以透视为主。在透视观察的基础上，选取适当的部位点片。消化道造影检查是一项复杂而又细致的工作，检查者应充分运用消化系统的解剖学、生理学和病理学知识，细致观察，有目的地及时摄片，才能获得满意的检查结果。对于肝、脾、胰、胆囊及胆管，由于 CT、超声、MRI 等检查手段的出现，传统的造影检查多已不用。

吞钡或钡灌肠检查仅能看到消化道的轮廓，而且充满钡剂的消化道造影常掩盖了微小的病灶，因此常口服发泡剂或向肠道注气，使胃肠道内既有高密度的钡剂，又有低密度的气影，形成气钡对比造影，容易获得阳性结果。

根据临床诊治的需要，可将胃肠钡餐造影分为上消化道钡餐、全消化道钡餐、结肠钡灌肠及小肠钡灌肠检查；按照检查部位可分为食管造影、胃造影、胃和十二指肠造影、小肠造影、结肠造影、快速全胃肠道造影等；按照检查方法可分为普通造影检查、气钡双重造影、低张造影、钡灌肠造影等。

若有以下情况发生需做胃肠钡餐检查：

(1) 婴儿在出生后短期内有频繁的喷射性呕吐，伴逐渐消瘦。

(2) 呕吐物带血或咖啡样物质。

(3) 出生后一直便秘，需通便才能排出。伴有呕吐、腹部逐渐膨大，并有胎粪排出延迟的病史。

(4) 大便经常带鲜血。

(5) 多次发生肠套叠。

(6) 经常胃痛，大便呈柏油样。

(7) 腹部肿块。

二、心血管造影检查

心血管造影术是将造影剂快速注入血流，使心脏和大血管腔在X线照射下显影，同时运用快速摄片、电视摄影或磁带录像等方法，将心脏和大血管腔的显影过程拍摄下来，通过观察造影剂在心脏和大血管中的显影情况来了解心脏和大血管的生理和解剖变化，是一种很有价值的诊断心脏血管病的方法。

通常使用的造影方法有选择性右心造影、左心造影、肺动脉造影、主动脉造影、冠状动脉造影及肝动脉、肾动脉、脑血管、腹腔动脉、肠系膜动脉造影等多种。

进行选择性心血管造影需合适的造影剂和X线快速连续摄影设备，还需要有合适的造影用心导管和加压注射器。

造影剂目前采用60%～76%泛影葡胺，使用前需做碘过敏试验。心血管造影用的X线机需要在短时间内输出大量X线，从而缩短曝光时间，便于快速连续摄影并提高影像清晰度，因此需要500 mA以上大容量。X线球管功率应在50 kW以上。摄影时按需选用正、侧位或左、右斜位，近年来常采用轴位角度投照，使造影部位显示收到更好的效果。

三、尿路造影检查

尿路造影常用检查方法包括静脉肾盂造影、逆行性肾盂造影和尿道造影。临床上可根据医师的检查目的和患者的身体情况选择具体的造影检查方法，以观察和了解患者泌尿系统的结构及功能变化。

(一) 静脉肾盂造影(intravenous pyelography, IVP)

静脉肾盂造影又叫静脉尿路造影，是将对比剂注入静脉后经肾脏排泄至尿路而显影。静脉肾盂造影简单易行，痛苦小，危险性低，可观察整个泌尿系统的解剖结构、分泌功能及各种尿路病变，是临床上最常用的一种泌尿系X线检查方法。

1. 适应证

(1) 肾、输尿管疾患，如结核、肿瘤、结石、先天性畸形和积液。

(2) 不明原因的血尿或脓尿。

(3) 尿道狭窄不能插入导管或行膀胱镜检查者。

(4) 了解腹膜后包块与泌尿系统的关系。

(5) 用于肾血管性高血压的筛选检查。

2. 禁忌证

(1) 碘过敏。

(2) 肝、肾功能严重受损。

(3) 全身功能严重衰竭，急性传染病或高烧。

(4) 甲状腺功能亢进。

(5) 妊娠期及产褥期。

(6) 急性泌尿系统炎症、严重血尿和肾绞痛。

3. 造影注意事项和患者术前准备

(1) 详细给患者讲清造影前的准备事项、造影中可能发生的情况及造影加压的反应，让患者有充分的思想准备，做好配合工作。

(2) 造影前 2～3 天不吃易产气和多渣的食物，并禁服碘剂及含钙的药物。

(3) 检查前一天下午服缓泻剂，如番泻叶 6～9 g 用开水冲泡后服 2～3 次，或服蓖麻油 20～30 mL，便于肠内容物的排出。对老年长期卧床、习惯性便秘者，可提前 2～3 天每晚服缓泻剂。

(4) 检查前 12 小时内禁食、水(夏季炎热时可禁水 6 小时)。

(5) 造影前排尿使膀胱空虚，行腹部透视，如腹内有较多气体，可注射垂体加压素 0.5 mL，待腹腔清洁后可行造影检查。

(6) 造影前常规摄全腹部平片。

(7) 严格观察碘过敏试验情况，为“阴性”者方可进行造影。

4. 对比剂

目前经肾脏排泄的有机碘溶液常用的有 60%～76%泛影葡胺离子型及 300 mg/mL 和350 mg/mL 非离子型对比剂。成人一般用量 20～40 mL，儿童因不能压迫输尿管，且肾浓缩功能不如成人，用量可按每千克体重 1～1.5 mL 计算。

5. 造影方法

(1) 加压　患者仰卧平躺于检查床上，将两个椭圆形压迫器呈倒“八”字形置于肚脐下两侧，相当于输尿管经过两侧骶髂关节处，用连接血压计的气袋覆盖其上，再用多头腹带束紧绑好，充气后可压迫两侧输尿管，防止对比剂流入膀胱。儿童或因腹部病变不宜加压时，可采取头低位，即骨盆抬高约 15°。

(2) 注药　由肘静脉注入对比剂 20～40 mL，即行气袋充气，加压至患者可耐受程度为止，一般为 80～100 mmHg，以能压迫输尿管使对比剂停留于肾盂、肾盏内为宜。

(3) 摄影时间　一般于注射对比剂后 7 分钟摄第一片，即刻冲洗胶片，以观察摄影位置、条件及肾盂、肾盏显影情况。注射对比剂后 15 分钟摄取第二片，30 分钟摄取第三片。如一侧肾盂、肾盏显影不佳，应延长摄片时间。肾盂积水，按常规时间摄片不显影者，可在数小时后再摄片。

（4）双侧肾盂、肾盏显影后，则除去腹压带，输尿管和膀胱充盈，并摄全尿路片。如疑有肾下垂或游走肾，应加摄立位片。

6. 摄影体位及要求

（1）摄影体位　分为双侧肾区及全腹部正位，常规标准位。

（2）摄影要求　双侧肾区体位时，患者取仰卧位，身体正中矢状面对床面中线并垂直，两臂放于身旁，剑突到肚脐连线中点对胶片中心，中心线经剑突到肚脐连线中点垂直射入胶片中心。患者平静呼吸屏气曝光。

全尿路体位时，解除腹部压迫带后，摄取全腹部正位，患者保持原体位，胶片上缘平剑突，下缘齐耻骨联合下方。中心线经剑突至耻骨联合连线中点垂直射入胶片中心。患者平静呼吸屏气曝光。

（二）逆行性肾盂造影(retrograde pyelography,RP)

逆行性肾盂造影是在膀胱镜的观察下，将特制的导管经尿道和膀胱插入输尿管并注入对比剂，使肾盂、肾盏、输尿管和膀胱显影的检查方法，常用以观察全尿路情况。此方法不受肾脏分泌功能的影响，显影清晰，但由于插入膀胱镜会给患者带来一定痛苦且不能了解肾脏分泌功能的改变，故通常适用于静脉肾盂造影不能或显影不清晰的患者。

1. 适应证

（1）不适于行静脉肾盂造影者，如心、肝、肾功能差及碘过敏者。

（2）静脉法不显影的肾、输尿管疾患，如严重的肾结核、肾积水及先天性多囊肾等。

（3）多次静脉肾盂造影无法将肾盂、肾盏显影满意者。

（4）证实平片所示阴影是否位于输尿管内，并能够肯定二者的关系。

（5）了解肾、输尿管与邻近器官的关系，观察有无受累情况。

2. 禁忌证

（1）尿道狭窄。

（2）泌尿道急性炎症。

（3）严重血尿和肾绞痛发作期间。

（4）严重心血管疾病及全身功能衰竭者。

3. 造影前的准备

造影前准备与静脉肾盂造影相同，但不需禁水。

4. 对比剂

对比剂常用12.5%碘化钠溶液或10%～15%有机碘溶液，通常每侧肾一次性注射量为8～15 mL，或以患者有胀感为标准。

5. 造影方法

（1）由泌尿科医师在膀胱镜窥视下，将导管插入输尿管，然后透视观察导管位置，导管头一般置于肾盂下方一个椎体为宜。

（2）透视下将对比剂注入体内，速度不宜过快，压力不能过高，一般用15秒注完8～15 mL。

（3）患者仰卧于摄影床，脊柱对准台面中线，待肾盂、肾盏充盈满意立即摄片。如需观察肾盂、肾盏的排空，可在注入对比剂后2分钟再摄片，必要时可加摄侧位和斜位片。

(4) 若观察肾盂、输尿管交界处，须先把导管抽至输尿管上1/2处，然后注入对比剂并摄片。每次摄片可根据显影情况酌情增减剂量。

(5) 对于肾盂积水的患者，造影的目的在于了解梗阻病变的位置和性质，切忌在扩大的肾盂内再注入大量对比剂，否则会因突然增加肾脏内的压力，导致输尿管完全梗阻。

(6) 肾盂、肾盏充盈满意后抽出导管，终止检查。

6. 体位设计

选择性摄取肾区或全腹部片，摄影方法同肾盂造影。

四、子宫输卵管造影检查

子宫输卵管造影(hysterosalpinography，HSG)是利用专用器械从子宫颈口注入对比剂，以显示子宫腔及两侧输卵管的位置、形态、大小及通畅与否的方法。目前仍为妇科所常用。

1. 适应证

(1) 原发或继发不孕症。

(2) 不明原因的习惯性流产，可了解宫颈内口是否松弛，宫颈及子宫是否畸形。

(3) 子宫输卵管畸形。

(4) 对于考虑绝育或再育者，可观察输卵管、子宫腔情况。

(5) 盆腔炎症、子宫肌瘤、附件及盆腔其他器官的疾病等。

2. 禁忌证

(1) 碘过敏。

(2) 急性和亚急性子宫输卵管炎症及盆腔炎症。

(3) 全身性发热；严重的心肺疾病。

(4) 月经期前3天或后7天。

(5) 妊娠期内。

(6) 产后、流产、刮宫术后6周内。

3. 造影方法

(1) 造影前做碘过敏试验，可给予适量的镇静剂，术前半小时肌注阿托品0.5 mg解痉。术前排空膀胱，便秘者行清洁灌肠，以使子宫保持正常位置，避免出现外压假象。

(2) 患者取仰卧位，两腿抬高固定在托架上，对会阴部消毒后，将导管插入子宫颈管内，并用橡皮套顶紧以免对比剂外漏。抽取对比剂5～7 mL，常用40%碘化油或60%复方泛影葡胺，注入子宫腔内。注射前先将气泡排除以免形成假充盈缺损，误诊为息肉或肌瘤。在透视观察下注射对比剂，患者有胀感时停止，即刻摄取第一张照片，此为子宫腔充盈像。等输卵管充盈后摄取第二张照片。用碘化油24小时或用泛影葡胺30分钟后摄取第三张照片，了解对比剂是否进入腹腔。

(3) 术后处理。检查后如下腹及腰部疼痛，应休息1小时后再离开。术后须休息一周，给予抗生素预防感染。

4. 摄影方法

在透视下观察对比剂在子宫腔和输卵管的充盈情况，显示满意即刻摄片。摄影位置是盆腔平片位置，即患者仰卧位，其正中矢状面对准检查床中线，用10×12或8×10规格的胶片，上缘包髂前上棘，下缘包耻骨联合，中心线对准暗盒中心射入，屏气时曝光。

项目五

数字X线成像

学习目标

1. 掌握数字图像的基本概念；
2. 掌握IP和FPD的结构及工作原理；
3. 熟悉CR的结构及成像原理；
4. 熟悉DR的结构及成像原理；
5. 熟悉DSA的成像方式。

任务1　数字图像基础知识

一、模拟和数字

模拟是以某种范畴的表达方式如实地反映另外一种范畴，是随着时间而连续变化的。这种连续变化的信号就是模拟信号，也称模拟量。将模拟信号抽样、量化和编码，则可转换为数字信号。以数字方式表示的图像称为数字图像。狭义的数字图像在计算机内存在，是不可见的。一般情况下，人们把图像信息经过计算机处理再模拟显示的所有图像，通称为数字图像。

将模拟信号转换成数字信号的介质为模/数转换器(ADC)，同样将数字信号转换成模拟信号要借助数/模转换器(DAC)。

二、数字图像与图像矩阵、灰度级数的关系

(一) 像素

像素是指组成图像矩阵的基本单元，也指矩阵中被分割的最小单元。

(二) 矩阵

矩阵是一个数学概念，表示一个横成行、纵成列的数字方阵。将每幅画面观察视野所包含的像素数目称为采集矩阵，将在显示器上显示的图像像素数目称为显示矩阵。显示矩阵一般大于或等于采集矩阵。

(三) 灰阶

在照片或显示器上呈现的黑白图像上的各点表现出不同灰度。从全白到全黑分成若干等级,称为灰度等级,表现的亮度(或灰度)信号的等级差别称为灰阶。为适应人眼视觉的最大等级范围,灰阶一般有 16 个刻度,每一刻度内又有 4 级连续变化的灰度,故共有 64 个连续不同灰度的过渡等级。

数字图像可以看成一个矩阵或一个三维数组,这是在计算机内的表达方式。一幅数字图像就好像纵横交错的棋盘,棋盘的行和列的数目就表示图像的大小,如果一幅 X 线图像大小是 640×640,实际上就表示图像有 640 行和 640 列。棋盘的格子就是图像的基本元素,称为像素。每个像素一般取 0～255 的整数,代表这个格子的亮度,取值越大,则越亮,取值越小,则越暗。

三、数字图像的形成

数字图像的形成需要借助于计算机。因计算机接收和输出的信息必须是数字形式,故 ADC 和 DAC 是计算机对外联系的门户。

数字图像的形成步骤如下:

(一) 图像数据采集

通过各种信息接收装置,如 CT 和 MR 等探测器、CCD 摄像管、B 超探头、IP 等,将穿过人体的 X 线或超声等信息接收,并通过模/数转换器将模拟信号转变为数字信号,该数字信号被送到计算机。

(二) 信号处理与图像重建

计算机接收到数据采集系统的数字信号后,立即快速进行数据处理,并重建出一幅图像。

(三) 图像输出

通过数/模转换器将数字信号转变为模拟信号,输出到显示器、打印机、磁盘等。

四、数字图像的特点

(1) 显示图像速度比胶片成像快。数字成像在检查结束后几秒钟内即可观察到图像结果,而采用胶片成像时,至少需要 10 分钟,大多数情况下需要半小时才能将胶片冲洗出来供医生阅读。

(2) 由于数字摄影成像的速度比较快,可以立即纠正不正确的投照体位和废片,因此不需要再次预约患者来放射科重新摄片,既方便了患者,又节约了患者的时间。

(3) 影像的储存电子化。目前很多医院为了保存和调阅胶片占用了大量的空间和人力,并且还需配备专职人员维护和修复这些保存的胶片。电子化储存影像可使医生自己操作选择满意的影像,同时也节省了胶片贮存的空间。

(4) 同一张数字化影像可复制多份。对于普通 X 线胶片,如果医生想与同事会诊,就必须携带此 X 线胶片,并且胶片只有一份,只能传阅。而对于数字化影像,可将影像复制多份分发给多位医生,同时还可在 PACS 系统的网络终端对其调阅,或通过电话进行传真会诊。

（5）偏远或技术落后的地区，可通过远程医疗系统将图像等信息传递到国内外大医院请相关专家会诊，而无须转送患者。

（6）数字成像技术，由于没有胶片冲洗这一过程，节省了大量的人力、空间、维修和洗印药水费用，消除了胶片洗印药水对环境的污染。

（7）数字化影像相比单纯胶片投照的影像能获得更多的影像信息。由于数字化系统的动态范围大，医生能够从一次投照的影像，通过各种后处理看到肺、心、骨和起博器等，这大大减少了患者接受的X线剂量，并降低了检查费用。而在普通胶片成像时，则需要进行多次投照才能实现这一目标。

（8）原始数字影像显示的基本情况经计算机处理后，能使医生看到普通胶片成像看不到的东西。对骨骼的显示则更加清楚，能直接测定骨密度，不用格栅处理也能降低背景噪声。

（9）通过计算机可以对影像进行选择性开窗放大，从而观察到更小的病灶。

五、数字图像的常用概念

（1）重建（reconstruction）：用原始数据经计算得到显示数据的过程，称为重建。它是一项重要指标，一般采用设备配套计算机阵列处理器来完成。

（2）采集时间（acquisition time）：指获取一幅图像的原始数据所需要的时间。

（3）重建时间（reconstruction time）：指阵列处理器将原始数据重建成显示数据矩阵所需要的时间。

（4）重建算法（reconstruction algorithm）：又称滤波函数，是指图像重建时采用的一种数字计算程序。常见的重建算法有反投影法、傅里叶变换法、滤波反投影法及二维傅里叶变换法等。

（5）噪声（noise）：是指不同频率和不同程度的声音无规律地组合在一起。在X线数字成像中，将影像中观察到的亮度随机出现的波动称为噪声。

（6）信噪比（SNR）：信号和噪声的比值称为信噪比，信噪比是影响影像质量的主要参数之一。

（7）时间分辨力（temporal resolution）：又称动态分辨力，是指成像系统对运动部位成像的瞬间显示能力。

（8）空间分辨力（spatial resolution）：又称高对比度分辨力，是对成像系统性能的描述，即能辨认的组织几何尺寸的最小极限，是对空间细微结构的辨别能力。常用mm、单位距离内的线对数（LP/mm）表示。

（9）密度分辨力（density resolution）：又称低对比度分辨力，是指在影像中区分低对比度信号的能力，即能辨认密度差别的最小极限，是对影像细微密度的分辨能力。常用百分比表示。

（10）量子检出效率（DQE）：是成像系统对信号从输入到输出过程传递能力的表达，常用百分比表示，定义为

$$DQE = 输出信噪比^2/输入信噪比^2$$

（11）调制传递函数(MTF)：是描述不同空间频率下成像系统细节分辨力的函数，表示光学系统的输入像与输出像的对比度之比，定义为

$$MTF = 输出图像的对比度/输入图像的对比度$$

任务 2　CR

一、CR 系统的结构

CR 系统的结构主要包括 X 线机、影像板(imaging plate，IP)、激光扫描器、计算机系统等。其具体工作流程如图 5-1 所示。

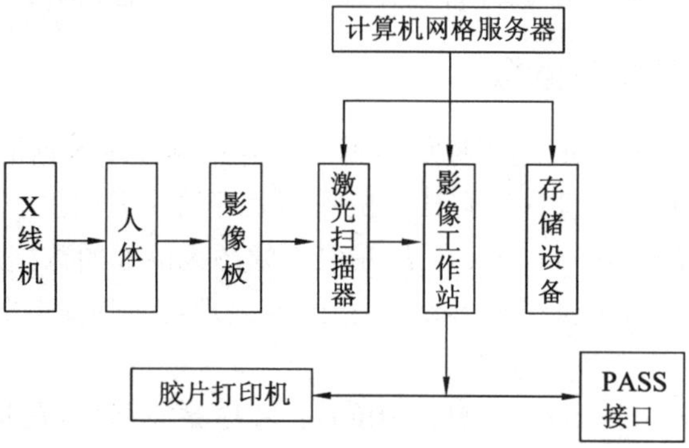

图 5-1　CR 系统工作流程

(一) X 线机

CR 的 X 线机与 CR 种类有关。CR 影像阅读装置分为暗盒型和无暗盒型两种。

暗盒型 CR 用暗盒装载 IP 板，可利用传统的 X 线机。无暗盒型 CR 将 IP、阅读装置与 X 线机组合为一体，全过程自动完成，需单独配置 X 线机。目前，临床多用暗盒型 CR，不需新购 X 线机，工作流程与传统的屏-片系统相同。

(二) IP 板

1. IP 板的结构

IP 板是 CR 成像技术的关键，是影像信息的载体，可重复使用，没有显示影像的功能。它的尺寸与传统的增感屏类似，在暗盒中放置类似于传统的胶片。其具体结构如图 5-2 所示。

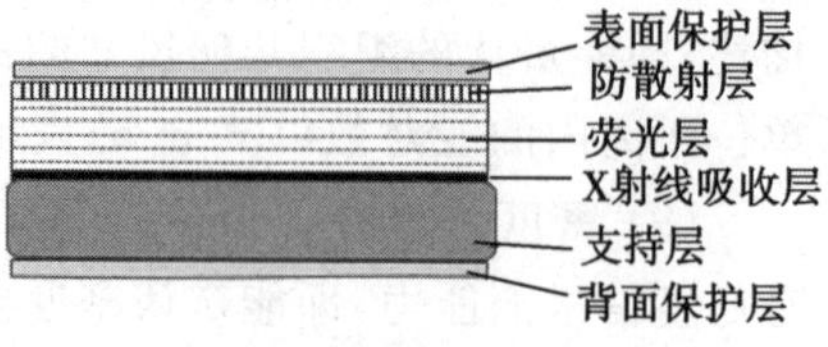

图 5-2　IP 板的结构示意图

（1）光激励发光(PSL)物质层(荧光层)：将光激励发光物质混于多聚体溶液中，涂在基板上干燥而成，具有适度的柔软性和机械强度，不因湿度、温度和放射线、激光等影响发生物

理性质变化。

PSL 物质结晶体颗粒的平均直径在 4～7 μm，晶体颗粒直径增大，发光量增强，影像清晰度降低。

(2) 表面保护层：可能是防止 PSL 物质层在使用过程中受到损伤。用聚酯树脂类纤维制造，因此它不能随外界温度、湿度的变化而发生变化，但在非常薄的条件下能弯曲、耐磨损、透光率高。

(3) 支持层：又称基板，保护 PSL 物质层免受外力损伤。材料是聚酯树脂纤维胶膜，厚度在200～350 μm。为避免激光在 PSL 物质层和基板之间发生界面反射，提高影像清晰度，基板制成黑色。为防止光透过基板而影响到下一张 IP，在基板上加一个吸光层。

(4) 背面保护层：可防止使用过程中 IP 之间的摩擦损伤，避免输运过程中产生静电干扰的导电层，材料同表面保护层。

2. IP 的工作原理

IP 的工作原理可以用光致发光(PSL)的概念来描述，即荧光物质在第一次激发后并不发光，而是以一定的能量储存(记录)起来，当再次受到激发时(激光扫描器)则释放出第一次激发存储的能量，并发出一定的荧光。具有此种现象的荧光物质称为光致发光物质或辉尽性荧光物质(PTS)。

(三) 激光扫描器

激光扫描器(见图 5-3)的主要功能是扫描带有潜影的 IP 板，并转换成数字信号。具体工作流程如下：当 IP 板暗盒送入激光扫描器后，激光扫描器阅读有关信息，信息确认无误后，激光扫描器内的机械手将暗盒打开，通过真空吸盘将 IP 板吸出，同时用低能量高度聚焦和放大的红色激光扫描 IP 板对潜影进行处理，扫描后释放出高能量、低强度的蓝色光激励发光信号(强度与接收器吸收的 X 线光子能量成正比)。然后，从红色激光中分离出光激励发光信号，导入光电倍增管，将其转换成电信号，再经 ADC 转换成数字信号。影像读取完成后，激光扫描器再用强光扫描 IP 板，清除上面的潜影，使其恢复初始状态，再送回暗盒，经传送带送出。

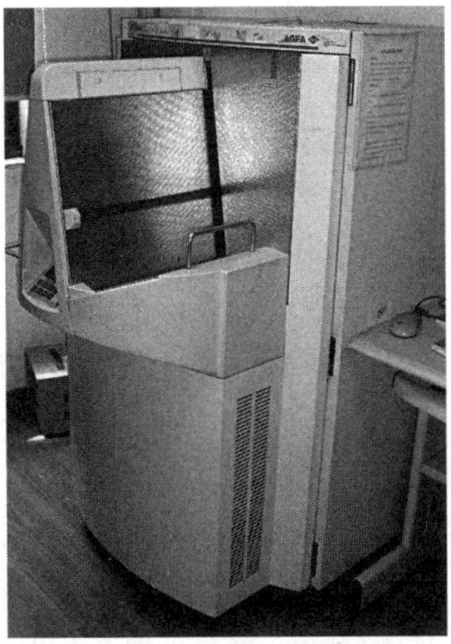

图 5-3　激光扫描器

(四) 计算机系统

计算机系统在 CR 设备中有非常重要的作用，控制着 CR 的工作状态、稳定性、图像质量及各种技术指标的实现。CR 影像工作站可以对图像进行多种处理，如放大、边缘增强、减影、窗宽窗位调节、黑白翻转、添加注释及参数测量等，同时还具备查询及统计功能。

二、CR 系统的工作原理

CR 采用 IP 板作为载体进行数字化 X 线摄影，当 X 射线穿过人体到达 IP 板后，IP 的光激励发光物质将穿过摄影部位的 X 射线能量记录下来，形成潜影；再将 IP 板送入激光扫描器中，激光扫描器发出一束读取激光，按一定规律照射 IP 板，将之前储存的能量转换成光信号释放出来，用光电倍增管将光信号转换成电信号，再经 A/D 转换器转换成数字信号，输入计算机处理，形成高质量的数字图像，再经过 D/A 转换器转换成模拟图像并在显示器上显示出来。整个过程大体分为信息采集、信息转换、信息处理与记录 3 个部分。

(一) 信息采集(acquirement of information)

CR 系统的信息采集部分由 X 线管和 IP 板组成。普通 X 线摄影机采用增感屏/胶片组合系统的成像方式，在胶片上形成的 X 线影像无法直接数字化。CR 系统解决的主要问题就是开发了一种既可接受模拟信息，又可实现模拟信息数字化的信息载体，即 IP 板。这就使采集到的信息，可应用数字图像信息处理技术进一步处理，实现数字化处理、贮存与传输。

(二) 信息转换(transformation of information)

CR 系统中的信息转换部分主要由激光扫描器、光电倍增管和 A/D 转换器组成。在 CR 系统中，IP 板经 X 线照射后被激发(第一次激发)。在 IP 板上贮存有经第一次激发的、在空间上连续的模拟信息。为将该信息数字化，IP 板上的信息要经激光束扫描(第二次激发)读出。CR 系统的读出装置中的激光发生器发射激光束[氦-氖(He-Ne)]激光束波长为 633 nm，半导体激光束波长为 670～690 nm，在与成像板垂直的方向依次扫描整个成像板表面。成像板上的荧光体被第二次激发后由光激发导致发光或称光致发光(photostimulated luminescence，PSL)现象，产生荧光。荧光的强弱与第一次激发时的能量精确成比例，即呈线性正相关。该荧光由沿着激光扫描线设置的高效光导器采集和导向，被导入光电倍增管，并转换为相应强弱的电信号。继而，电信号被馈入 ADC 转换为数字信号。至此，CR 系统完成了模拟信号到数字信号的转换。

为了采用自动控制成像特性来实现影像密度的稳定性，必须克服 X 线成像期间由于曝光过度或曝光不足产生的影像密度的不稳定性，影像读出装置(IRD)建立了一个自动设定每幅影像敏感性范围的机制。该机制的原理：X 线影像密度的直方图根据摄影部位(如胸、腹和骨骼等)和摄影技术(如平片、体层和造影检查等)的不同分别具有特定的形状。在把具体患者的 X 线摄影信息(部位和投照方法等)输入计算机 X 线摄影系统后，在 IRD 正式读出影像之前，先用一束微弱的激光光线读出一次激发(X 线曝光)后的成像板，得到一组抽样数据，形成一个预读出影像的直方图；然后使用输入的 X 线摄影信息和自动检测到的每幅影像的敏感性范围来调整直方图的特征。

在直方图分析中，常用的直方图可用于以下诊断目的：① 骨骼皮肤的显示；② 骨骼软组织的显示；③ 胃肠道钡剂造影检查的显示；④ 突出软组织信息的软组织显示；⑤ 着重突出骨骼信息的骨骼显示。

(三) 信息处理与记录(processing and recording of information)

1. 信息的处理

CR 系统的信息处理可分为谐调处理、空间频率处理和减影处理。

(1) 谐调处理(gradation processing) 谐调处理与影像的对比有关。在普通的增感屏/胶片摄影系统中,影响 X 线图像质量的最主要因素是 X 线曝光量。当 X 线曝光量过高或过低时,都不能得到一幅有诊断价值的 X 线影像,即曝光宽容度较小。而在 CR 系统中,X 线曝光量允许改变的范围较大,在一定的设置范围内曝光,都可以读出影像的信号,即曝光宽容度较大。

一张 X 线胶片上包括不同的解剖部位时,每次投照可能使用不同的投照技术,如果使用同一种类的谐调处理技术产生所有的影像,就不可能使每一张 X 线图像都获得理想的显示效果。CR 系统可分别控制每一幅影像显示的特征,并可依据成像的目的设置谐调处理技术。例如,在进行胸部摄影时,由于影像信息覆盖的范围较宽,肺野和纵隔的密度差别较大,所以分别采用不同类型的谐调技术处理图像,既可较好地显示肺野内的结构,又可以防止在输出影像中纵隔的密度与骨的密度太接近,进而提高纵隔内不同软组织的分辨层次。又如,在进行乳腺摄影时,既要增加低密度区的对比,又要抑制高密度区的对比,以利于观察包括边缘部位在内的乳腺内钙化。

在谐调处理中,谐调曲线类型(*GT*)、旋转中心(*GC*)、旋转量(*GA*)和谐调曲线移动量(*GS*)决定着谐调处理状况的非线性转换曲线。① *GT* 是这 4 个参数中最基本的参数,决定着非线性转换曲线的基本形式,是显示灰阶范围内各段被压缩和放大程度的指标。例如,当选择某一种谐调类型时,就可实现影像的黑/白翻转。*GT* 一共有 16 种曲线类型,在使用中根据需要进行选择。② *GT* 确定好以后,就要确定 *GC* 值,*GC* 主要改变曲线的密度中心。一般将 *GC* 置于 *ROI* 的中心位置。③ 确定好 *GT* 和 *GC* 后,就可以让曲线围绕某一特定的中心点旋转,依赖旋转中心的位置和程度可获得不同的影像对比(*GA*);当谐调曲线移动时,可改变影像的总体光学密度(*GS*),如图 5-4 所示。

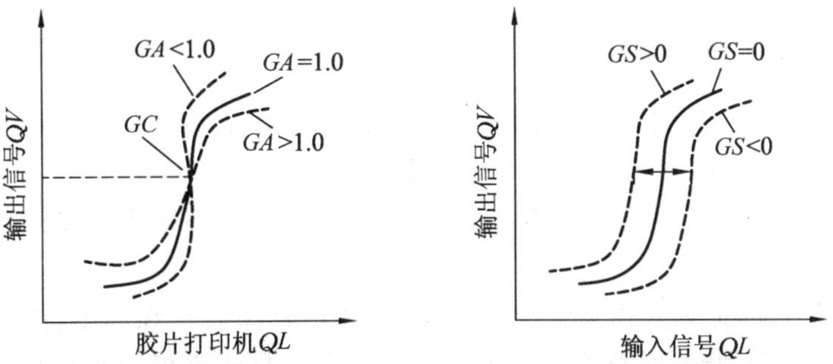

(a) 旋转中心(*GC*)、旋转量(*GA*)　(b) 谐调曲线移动量(*GS*)

图 5-4 谐调处理

(2) 空间频率处理(spatial frequency processing) 空间频率处理是指对频率响应的调整,从而导致影像锐度的改变。在增感屏/胶片系统中,当空间频率增加时,频率响应变小，也就是说，影像内高频率成分的对比将减小。在 CR 系统中，此种现象可通过空间频率处理来调节。例如，可用提高影像中高频率成分频率响应的方法来增加此部分的对比。

边缘增强技术是空间频率处理较常用的技术。该技术通过增加对选择的空间频率的响应，使感兴趣区域的边缘部分得到增强，从而使解剖结构的轮廓更加清晰。同样，通过改变显示矩阵的大小，也可改变不同结构的对比。当采用较大的矩阵时，可使处于低空间频率的软组织结构得到增强。通常情况下，谐调处理（影响对比）和空间频率处理（影响锐度）这两种技术是结合使用的。当低对比处理与较强的空间频率处理结合使用时，可使实际边缘得到增强，有利于软组织的观察，如纵隔等；当高对比处理与较弱的空间频率处理结合使用时，可得到与增感屏/胶片系统相类似的影像效果。

（3）减影处理　减影（subtraction）是数字血管造影（DSA）设备所具有的功能，但是 CR 系统也能够完成血管造影与非血管造影的减影工作。在时间减影血管造影方式中，CR 系统同样可以摄取蒙片（mask）和血管影像，并由计算机特殊功能的软件实施减影。

和 DSA 设备相比，CR 系统实施时间减影方式有如下优点：① 由于成像板覆盖范围较大，克服了 DSA 设备中影像增强管视野较小的缺陷；② 成像板的空间分辨力比 I. I-TV 系统高，当使用 10 英寸×12 英寸的成像板时，其空间分辨力为 3.3 LP/mm，而 I. I-TV 系统为 1.8 cycle/mm；③ 由于成像板的动态范围较宽，当视野内的解剖结构具有明显密度差别时，有利于信息的采集，如胸部摄影。

在能量减影方式中，CR 系统除可采用传统的瞬时改变曝光电压，得到两帧不同能量影像实施减影的方式外，还可在暗盒中放置两张成像板，中间夹一层铜滤过板，只需一次曝光。由于铜滤过了软 X 线，下面的成像板接受了高能量曝光的硬 X 线照射，分别读出后则可实施两种能量曝光的影像减影。如在胸部摄影中，采用能量减影方式可分别突出肋骨与肺野的显示。

CR 系统实施时间和能量方式减影功能时的缺点是时间分辨力较差，目前还不可能达到 DSA 设备通常能达到的每秒数幅以上的采集频率及实时显示，但可以实施对时间分辨力要求不高的部位与目的检查。

2. 信息的记录

通常情况下，CR 系统的信息贮存在光盘中。如果光盘的一面贮存量为 1 GB，而每一幅 CR 影像的贮存空间为 4 MB，则每张光盘可贮存 500 幅 CR 图像。由于 CR 的资料管理系统可提供图像压缩功能，如果压缩率为 1/20，则每张光盘的贮存量可扩充到 10 000 幅 CR 影像。

CR 系统信息的记录方式有激光打印胶片、热敏打印胶片和热敏打印纸等类型，而激光打印胶片是 CR 摄片系统常用的记录方式。激光打印机可同时与其他多种成像设备进行联接，如 CT，MRI，DSA 等，并与它们形成网络。

三、CR系统的使用操作

(一) CR系统的操作规程

在使用CR机以前,应详细阅读CR机操作手册,并熟悉CR机的性能和结构。CR机操作规程如下:

(1) 开机 将CR机开关闭合,给CR机各系统接通电源。接通电源后,CR机进行自检。在CR机自检时,禁止按任何按键,禁止移动鼠标。在CR机自检完成后,根据监视器屏幕上的提示进行下一步操作。

(2) 打开X线机 刚开机或3小时内X线管没有曝光,由于球管温度较低,被视为冷球管。通过逐步提高管电压的曝光训练,可使X线管温度慢慢升高,从而防止突发的冷高压对X线管的损坏。

(3) 清磁盘 磁盘是图像贮存的重要工具,它的贮存空间是有限度的,为了确保检查工作不受影响,在对患者检查前,应首先访问磁盘,了解磁盘存储的剩余空间是否够用。如果不够用,应将处理过的图像数据删除。

(4) 检查 医技人员应根据临床医生所开申请单的检查项目对患者进行X线检查。

(5) 将IP放入扫描器之前,应仔细检查IP上有没有异物,如铅号码、胶布等。如有,应将其清除。

(6) 将IP放入扫描器内读取信息。

(7) 在患者检查结束后,医技人员应根据临床医生所开申请单上的要求,利用CR系统的软件功能对所采集到的图像进行局部放大或缩小、测量、计算、减影等后处理。

(8) 打印图像,并对图像进行拷贝。

(9) 关机并切断电源 在每日工作完成以后,按照CR机关机程序进行关机,并切断CR检查机的电源。

(二) CR检查的程序与步骤

(1) 输入患者的一般资料。在对患者进行CR检查之前应将患者的姓名、性别、年龄、出生年月日、X线号、住院号等资料输入CR机的计算机。

(2) 确认检查体位 按临床医生的要求摆放患者的体位。

(3) 在进行胸部和腹部检查前,应对患者进行屏气训练,直至患者能做到吸气或呼气后屏气。吸气后屏气能延长屏气时间。

(4) 在一切准备就绪后,应再一次全面检查整个CR系统的运行情况,如无异常,再进行摄片,应密切注意患者与仪器的情况,如有异常情况发生应立即停止摄片。

(三) IP使用注意事项

(1) 禁止打开IP盒,禁止用手触摸IP。

(2) IP有两个面,一面为红色,另一面为黑色。摄片时应将IP黑色面朝向X线球管,红色面背向X线球管。

(3) 不摄片时,不应将IP放在X线机房内。只有摄片时才能将IP放入机架内。平时如果将 IP 放在机房内，会使 IP 受到散射线的辐射而影响影像质量。应做好 IP 摄片前、后和扫描前的屏蔽工作。

(4) IP 虽较软，但不能过分弯曲、挤压和摩擦。为防止 IP 变形而影响图像质量，IP 应竖放，横放叠压不应超过 4 块。

(5) 虽然 IP 使用次数较多，但还是应该平均使用所有的 IP，禁止反复使用同一块 IP。

四、CR 系统的特点

(1) X 线剂量比常规 X 线摄影显著降低。一般部位可减少 X 线剂量 1/2 以上，个别部位如胃肠造影可减少到 1/20 左右，使用 X 线的某些限制(如孕妇等)得到克服。

(2) 计算机 X 线摄影系统可通过改变特性曲线斜率来改变影像的对比，通过移动曲线的位置改变影像的光学密度，所以曝光宽容度大，克服了曝光不足和过度的限制，避免了重复摄片。

(3) 可与原有的 X 线摄影设备匹配工作，放射技师不需要特殊训练即可操作。

(4) 具有多种后处理功能，如测量(大小、面积、密度)、局部放大、对比度转换、对比度反转、影像边缘增强、双幅显示及减影等，满足了多种诊断的需求。

(5) 显示的信息易于诊断医生阅读、理解，且质量更易满足诊断要求。

(6) 可数字化贮存，利于并入网络系统，节省部分胶片，节约片库占用的空间及经费。实现平片数字化，可与 RIS(radiology information system)和 PACS 兼容，将图像传输到临床科室或异地。

(7) 通过调节空间频率，可提高图像中高频成分频率响应，增加该部分的对比，实现边缘增强。结合使用对比和空间频率处理，可达到自动调节影像的最佳效果。

(8) 计算机 X 线摄影系统当前主要的不足是时间分辨力较差，不能满足动态器官和结构的显示。在细微结构的显示上，与常规 X 线检查的增感屏/胶片组合系统相比，计算机 X 线摄影系统的空间分辨力有时稍嫌不足，但很多情况下可通过直接放大摄影方式弥补。另外，不管采用何种转换形式，总有信息丢失，进而影响空间分辨力。直接成像空间分辨力为 50 LP/mm，用增感屏后的照片分辨力为 5～10 LP/mm，高于计算机 X 线摄影系统成像分辨力(3 LP/mm)，也高于 CT 的分辨力(1.5～2.2 LP/mm)。计算机 X 线摄影对某些部位病变的显示(如骨骼等)不及平片。

任务 3　DR

一、DR 系统的分类、结构及功能

(一) DR 系统的分类

DR 系统按曝光方式分为面成像技术和线扫描成像技术，主要差别是探测器采集方

式的不同。

(1) 面成像方式：探测器的设计采用大面积的面阵式探测器，也称平板探测器，在X线曝光的瞬间，一次性采集被检体曝光区域的全部信息。目前主要有非晶硒平板探测器、非晶硅平板探测器和CCD探测器三种。

(2) 线扫描成像方式：X线曝光时，X线照射野呈扇形方式垂直于人体，并沿着长轴方向，以匀速扫描的方式通过人体的检查区域。线阵探测器与X线管同步移动，按时间顺序连续不断地采集透过人体的X线，经数字化后送到计算机进行图像重建，形成数字化X线图像。目前常用的有多丝正比电离室探测器、闪烁晶体/光电二极管线阵探测器和固态半导体/CMOS线阵探测器。

DR系统依照探测器能量转换方式的差异，分为直接转换型平板探测器和间接转换型平板探测器。

(1) 直接转换型平板探测器：光电半导体材料采集到X线光子后，直接将X线光子转换成可探测的电信息。目前常用的有非晶硒平板探测器和碲化镉/碲锌镉线阵探测器。

(2) 间接转换型平板探测器：X线光子先由某种闪烁发光晶体物质吸收，并将其转换成可见荧光的形式将能量释放出来，经空间电路传递，由光电二极管采集，再将采集到的电信号转换成数字信号。常用的闪烁体材料有碘化铯和氧化钆。目前常用的有非晶硅平板探测器、电荷耦合器件探测器、互补型金属氧化物半导体探测器等。

(二) DR系统的结构及功能

DR系统属高度集成化的成像技术，其结构主要包括X线发生单元、X线采集单元、摄影机架、摄影床、图像处理单元5个组成部分。现在常见的DR系统主要有立柱式和吊挂式两种结构类型。

(1) X线发生单元　DR的X线发生单元与传统的X线机相似，只是可以适当降低X线发生器的功率，通过DR系统的探测器来提高X线的利用率。

(2) X线采集单元　X线采集单元主要完成X线信息的探测、能量转换、量化、模数转换、信息传输等工作。目前常见的有直接型平板探测器(非晶硒平板探测器)和间接型平板探测器(非晶硅平板探测器)。该部分是DR系统的核心部件。

(3) 摄影机架/摄影床　DR摄影机架/摄影床逐步向专用化和多功能化发展，结构和功能更有针对性，便于临床使用。

(4) 图像处理单元　具有自动获取患者信息、显示和处理图像、图像存储、打印等功能，是一个数字处理终端。

二、DR的成像原理

X线数字化技术就是传统X线技术与现代计算机技术之结合。量化信息的处理和贮存有多种方式，可以是带有影像增强器的常规X线电视系统(image intensifier TV systems)，称为数字透视(digital fluoroscopy)，即DF；也可以是X线数字摄影(digital radiography)系统，即DR。

数字X线摄影系统的工作原理：X线管和探测器、采集器、准直器都安装在扫描机构上，用X线束逐行照射人体，探测器和采集器用于获得透过人体的X线的能量数据并传送给计算机工作站，由工作站存储、重建和显示图像。数字式X线摄影系统采用自扫描平面式数字矩阵，把X线能量直接转移为数字矩阵，再经计算机图像处理，并以数字化图像方式重放和记录。总而言之，X线数字成像技术是将透过人体后的X线模拟影像信息，由X线影像增强器、高分辨力的电视摄像管将输出信号借助于模/数(A/D)转换器加以数字化，即转换成能被计算机识别的一系列“0”和“1”组成的二进制数字化的影像信息。数字化的影像信息经计算机进行各种加工处理后，再经数/模(D/A)转换器转换成模拟影像信号，重新显示在终端(监视器)上，或用干式激光打印机将图像打印出来。

(一) 直接型平板探测器

直接型平板探测器也称非晶硒平板探测器，其基本成像过程如图5-5所示。

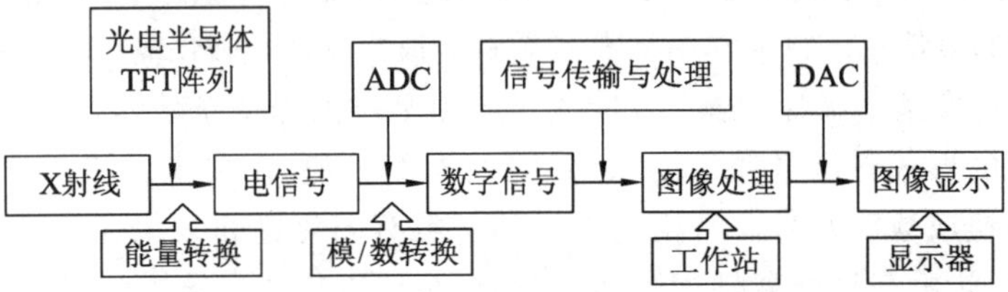

图5-5　直接型平板探测器的成像过程

工作原理：X射线能量通过非晶硒半导体材料直接转换成电荷信号(非晶硒半导体材料对X射线具有高敏感性，可以大量吸收X射线的能量，保证一定的X线吸收效率，效率通常用DQE表示)，电荷信号被TFT阵列按照空间位置读取并数字化，再通过计算机重建和处理，形成数字图像，最后通过数/模转换在显示器上显示。其工作原理如图5-6所示。

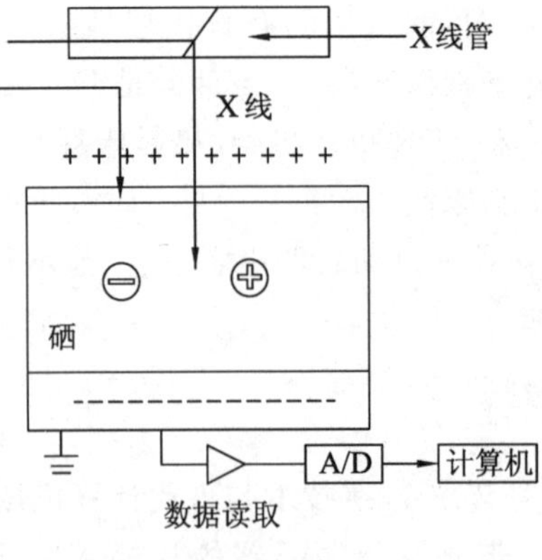

图5-6　直接型平板探测器的工作原理

(二) 间接型平板探测器

间接型平板探测器也称非晶硅平板探测器，其基本成像过程如图5-7所示。

工作原理：第一步，入射X射线光子通过某种发光物质转换为可见光；第二步，可见光通过非晶硅光电二极管/TFT阵列转换成电荷，然后由读出电路放大、A/D转换形成数字信号，传送到计算机中形成可显示的数字图像。

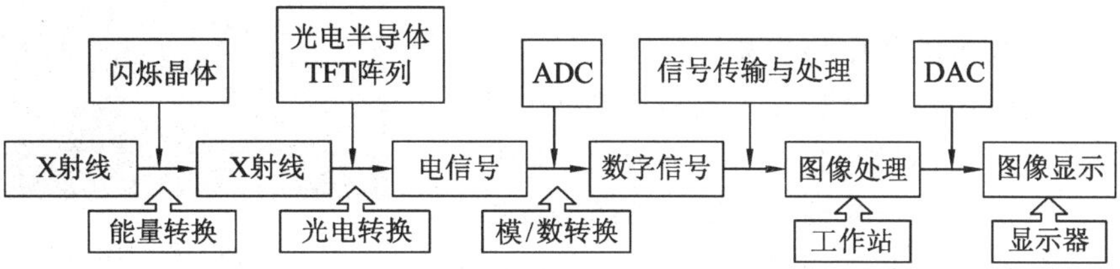

图5-7 间接型平板探测器的成像过程

(三) CCD探测器的基本原理

CCD芯片是将可见光转换成电信号的器件，再经ADC转换为数字信号，送入计算机进行处理，X射线经CCD探测器数字化的过程大概可以分成4个步骤：

(1) 入射X线光子被晶体物质吸收后转换成可见荧光。常用的发光转换晶体物质有碘化铯或硫氧化钆。

(2) 采用反向镜/透镜或光线将光信号按确定的方向导入CCD。

(3) 光信号被检测(光电子的数目与CCD吸收的光子数成正比)并转换成电信号，存入存储介质，存储介质中积累的电荷量即表示感光单元接受的光照射强度。

(4) 存储的电荷按像素阵列的排列方式被移送到寄存器转移、放大，再经过A/D转换，将模拟电信号转变成数字信号。

三、DR系统的使用操作

(一) DR系统的操作规程

在使用DR机以前，应详细阅读DR机操作手册，并熟悉DR机的性能和结构。DR机操作规程如下：

(1) 开机　将DR机开关闭合，给DR机各系统接通电源。接通电源后，DR机进行自检。在DR机自检时，禁止按任何按键，禁止移动鼠标。在DR机自检完成后，根据监视器屏幕上的提示进行下一步操作。

(2) 打开X线机　刚开机或3小时内X线管没有曝光，由于球管温度较低，被视为冷球管。通过逐步提高管电压的曝光训练，可使X线管温度慢慢升高，从而防止突发的冷高压对X线管的损坏。

(3) 清磁盘　磁盘是图像贮存的重要工具。它的贮存空间是有限度的，为了确保检查工作不受影响，在对患者检查前，应首先访问磁盘，了解磁盘存储的剩余空间是否够用。如果不够用，应将处理过的图像数据删除。

(4) 检查　医技人员应根据临床医生所开申请单的检查项目对患者进行DR检查。

(5) 在患者检查结束后，医技人员应根据临床医生所开申请单上的要求，利用DR系统的软件功能对所采集到的图像进行局部放大或缩小、测量、计算、减影等后处理。

(6) 打印图像，并对图像进行拷贝。

(7) 关机和切断电源　在每日工作完成以后，按照 DR 机关机程序进行关机，并切断 DR 检查机的电源(见图 5-8)。

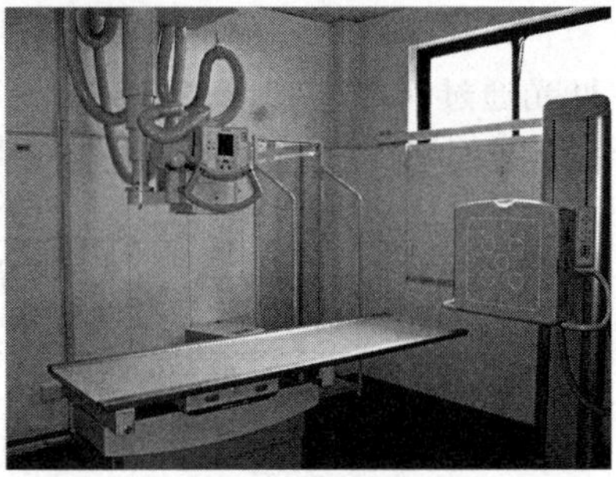

图 5-8　DR 系统

(二) DR 检查的程序与步骤

(1) 输入患者的一般资料　在对患者进行 DR 检查之前应将患者的姓名、性别、年龄、出生年月日、X 线号、住院号等资料输入 DR 机内的计算机。

(2) 确认患者的检查体位　按临床医生的要求摆放患者的体位。

(3) 在进行胸部和腹部检查前，应对患者进行屏气训练，直至患者能做到吸气或呼气后屏气。吸气后屏气能延长屏气时间。

(4) 在一切准备就绪后，应再一次全面检查整个 DR 系统的运行情况，如无异常，再进行摄片，应密切注意患者与仪器的情况，如有异常情况发生应立即停止摄片。

四、DR 系统的特点

(一) DR 系统的优点

DR 系统是在 CR 系统的基础上发展起来的新技术，DR 具备 CR 的许多特点(请参考 CR 章节)，但与 CR 和常规的增感屏/胶片组合系统相比，性能有了很大的改进和提高。DR 系统的主要优点：成像环节少，图像分辨力高、层次丰富，曝光宽容度大，后处理功能丰富；通过标准接口可与其他图像设备联网，形成综合图像存档和通信系统(PACS)，在部门或异地之间实现影像资料共享，快速会诊。

(二) DR 系统当前的不足

DR 系统当前的不足是分辨力不如增感屏/胶片组合系统，离散的数据会使信息有所丢失，显示的空间分辨力还不够高。

任务 4　DSA

一、DSA 系统工作原理

首先由 DSA 机操作人员经控制系统向计算机发出指令，在计算机的控制下，由 DSA 机高压发生器向 X 线管输送高电压。在此之前，X 线管的灯丝(低电压)被点亮。X 线管曝光后产生 X 射线，X 射线穿过人体后经影像增强器增强，由摄像机对增强后的信息进行采集，并存储到存储器中，由计算机对数据进行处理和重建。典型的 DSA 系统组成如图 5-9 所示。

DSA 成像通常要摄取两张 X 线片，即在未注射对比剂时获取第一帧图像，在对比剂充盈时获取第二帧图像。将前者与后者相减获得一张数字化图像，再经数/模转换器(D/A)转换为减影图像，即数字减影血管造影图像。在这一张影像中消除了造影血管以外的结构，突出了造影血管。

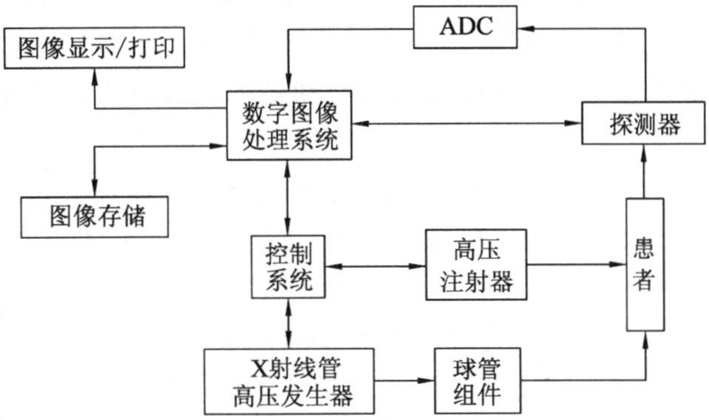

图 5-9　DSA 系统组成

DSA 系统的成像过程：(1) 摄制未注射对比剂的普通 X 线片；(2) 制备蒙片(mask)；(3) 摄制注射对比剂后的血管造影片，摄片的部位、曝光条件应与未注射对比剂的普通 X 线片相同；(4) 把 mask 片与血管造影片重叠翻印成减影片。在这些步骤中，mask 片的制备是减影的关键，mask 片即反转片。

减影是将两帧人体某一部位的图像相减，得到它们的差值部分。通常将未注射对比剂的图像被称为 mask 像。mask 像不一定是未注射对比剂的图像，它是要从其他图像中减去的基准图像，所以注射过对比剂后的任何一幅造影像都可以作为 mask 像。注射对比剂后的图像被称为造影像，是指要从中减去 mask 像的图像。mask 像与造影像可根据要观察的血管期而定，如动脉期、毛细血管期、静脉期等。

上面介绍的 DSA 的成像原理主要是影像增强器 DSA 的成像原理，而现在也用平板探测器作为 DSA 数字信号的转换载体，其原理在 DR 成像技术中已经有详细介绍。

二、减影方式

(一) 时间减影

DSA 多采用时间减影的方法进行减影。时间减影是在注入的对比剂进入兴趣区之前，首先采集一帧或多帧图像作为 mask 像贮存起来，并与时间顺序出现的含有对比剂的充盈图像相减，则这两帧图像中相同的影像部分被减除掉，对比剂通过血管引起高密度的部分被突显出来。时间减影易受被检者运动的影响而使 mask 像与充盈图像不能精确地匹配，从而导致图像出现配准不良的伪影或影像模糊不清。

(1) 常规方式　取注射对比剂前的 mask 像和注射对比剂后的充盈像各一帧，将两者相减。手动时由操作者在曝光期根据监视器上显示的造影情况，瞬间摄制 mask 像和充盈像。mask 像应选血管充盈前的一瞬间像，充盈像应选血管内对比剂浓度最高时的像。自动时由操作者根据导管部位至造影部位的距离和被检者的血液循环时间，事先设定注射对比剂至 mask 的时间，及注射对比剂到充盈像的时间。最后将 mask 像和充盈像做减法运算。mask 像与充盈像可根据诊断的需要进行选定。

（2）脉冲方式　脉冲方式为每秒进行数帧图像的采集，在对比剂未注入血管前和对比剂逐渐扩散的过程中对 X 线图像分别进行采集和减影，从而得到一系列连续间隔的减影图像。这种方式可以提高获取图像的信噪比，图像的质量好，是经常使用的方式。尤其在脑血管、颈动脉、肝动脉、四肢动脉等活动较少的部位应用较多，而对肺动脉、腹部血管的应用较少。

（3）超脉冲方式　为了适应心脏、冠脉、主肺动脉等活动快的部位，减少图像模糊，可以对脉冲方式进行改进，即使用超脉冲方式：在短时间内以 6～30 帧/s 的速度进行脉冲曝光，然后逐帧高速重复减影。该方式具有高频率、窄脉宽的特点。

（4）连续方式　此方式类似于超脉冲方式，X 线管连续发出 X 线照射，得到 20～50 帧/s 的连续影像信号，从而以电视视频的速度观察连续的血管造影过程或血管减影过程。该方式的图像频率高，能显示快速运动的部位，时间分辨力高，适用于心脏、大血管。

（5）时间间隔差方式　上面介绍的减影方式是以未注入对比剂的血管图像作 mask 像，用含有对比剂的序列图像作为充盈像进行减影。另一种减影方式则是 mask 像不固定，顺次随机地将帧间图像取出，再与其后一定间隔的图像进行减影处理，获得一个序列的差值图像，即 mask 像是变化的，边更新边重复减影处理。此种减影方式相减的两帧图像在时间上间隔较短，因此，减少了被检者活动造成的影响。对于心脏等具有周期性活动的部位，适当地选择图像间隔帧数方式减影，能够消除由于相位偏差造成的图像运动伪影。

（6）路标方式　路标技术的方法：注入少量对比剂后摄影，再与透视下的插管做减影，形成一幅减影图像，作为一条轨迹，重叠在透视影像上。它可以清楚地显示导管的走向和尖端的具体位置，使导管顺利到达目的地。路标技术是以透视的自然像作“辅助 mask”，用含对比剂的充盈像取代辅助 mask 而作实际 mask，与后来不含对比剂的透视像相减，获得仅含对比剂的血管像，以此作为插管的路标。

（7）心电触发脉冲方式　心电图触发是与心脏大血管的搏动节律相匹配，以确保系列中所有的图像与其节律同相位。心电图信号触发采像的方式：① 连续心电图标记，连续方式采像，在心电图信号发生的画面上做记号，这种方式最小频率为 5 帧/s；② 脉冲心电图标记，脉冲方式采像，在最接近心电图信号发生处的画面上做记号，其最小帧率亦为 5 帧/s；③ 脉冲心电图门控，心电图信号一发生就启动发生器，门控采像在每个触发器上贮存一帧，在采像画面上标记以作触发点。此种减影方式避免了心脏搏动产生的图像运动性模糊，所以在图像频率低时也能获得对比度和分辨力较高的图像。

（二）能量减影

能量减影也称双能减影，或 K-缘减影。DSA 系统中的能量减影方式是在对感兴趣区域进行血管造影时，同时用两个不同的 X 线管电压进行曝光。例如，同时用75 kV和 135 kV 的电压进行曝光，获得两帧 X 线图像。用这两帧图像做减影对进行减影，由于它们是用不同的 X 线能量摄制的，所以被称为能量减影。

（三）混合减影

混合减影是将能量减影与时间减影相结合的减影技术。对注入对比剂以后的血管造影图像，使用双能量K-缘减影，获得的减影像中仍含有一部分骨组织信号。为了消除这部分骨组织信号，得到纯含碘血管图像，在对比剂未注入前先做一次双能量K-缘减影，得到含有少部分骨组织的信号图像，将此图像同血管内注入对比剂后的双能K-缘减影图像再做减影处理，得到完全的血管图像，此种减影方式被称为混合减影。

混合减影是先消除软组织，再消除骨组织，经过几次减影，碘信号有所丧失，信噪比大约减小到1/3，这对碘信号强的血管影响不大，但影响对细小血管的观察。补救方法如下：① 加大曝光量；② 利用匹配滤过，将能量减影的信号加权扩大，再做时间减影；③ 利用时间滤过法，将时间减影中的碘信号加权、滤过，这样得到的碘信号将有所增强。混合减影要求在同一焦点上发生两种高压，或在同一X线管中具有高压和低压两个焦点，对设备负载要求较高。

三、DSA系统的使用操作

（一）DSA成像系统的操作规程

在使用DSA机以前，应详细阅读DSA机操作手册，并熟悉DSA机、快速换片机及高压注射器的性能和结构。DSA机操作规程如下：

（1）开机　将DSA机开关闭合，给DSA机各系统接通电源。接通电源后，DSA机进行自检。在DSA机自检时，禁止按任何按键，禁止移动鼠标。在DSA机自检完成后，根据监视器屏幕上的提示进行下一步操作。

（2）训练X线管　虽然DSA系统在插管时的曝光条件较低，但是，为了保护X线管，开机后首先应训练X线管，即用空气检查方式曝光数次对X线管进行加热。此时，DSA检查野内应没有任何物品，并由DSA机内的软件控制检查条件和曝光次数。刚开机或3小时内X线管没有曝光，由于球管温度较低，被视为冷球管。通过逐步提高管电压的曝光训练，可使X线管温度慢慢升高，从而防止突发的冷高压对X线管的损坏。

（3）清磁盘　磁盘是图像贮存的重要工具。它的贮存空间是有限度的，为了确保检查工作不受影响，在对患者检查前，应首先访问磁盘，了解磁盘存储的剩余空间是否够用。如果不够用，应将处理过的图像数据删除。

（4）检查　医技人员应根据临床医生所开申请单的检查项目或插管医生的指令对患者进行DSA检查。

（5）在患者检查结束后，医技人员应根据临床医生所开申请单上的要求，利用DSA系统的软件功能对所采集到的图像进行局部放大、测量，计算一些与心功能有关的指标等。

（6）将快速换片机片盒内未曝光的胶片取出，并将快速换片机的电源关闭，最后，用套子将仪器罩起来。

（7）将高压注射器内装对比剂的针筒取出，并将高压注射器的电源关闭，最后，用套子将仪器罩起来。

(8) 关机和切断电源　在每日工作完成以后，按照DSA机关机程序进行关机，并切断DSA检查机的电源。

(二) DSA检查的程序与步骤

(1) 输入患者的一般资料　在对患者进行DSA检查之前应将患者的姓名、性别、年龄、出生年月日、DSA号、住院号和普通X线检查号等资料输入DSA机内的计算机。

(2) 确认患者的检查体位　患者的体位通常为仰卧、左侧卧、右侧卧或斜位等，具体应依据DSA检查申请单上所要求的检查部位及操作人员所采取的检查方法而定，有时还应根据情况而定。特别是在进行冠状动脉造影时，患者的体位应根据该动脉的行走方向而定。患者体位安置原则：患者被合理地安置在检查床上，在不影响检查要求的前提下，应尽量使患者感到舒适。患者体位安置方法：利用检查床旁的操作台和检查架上的操作键，将检查床升到检查高度，将患者送到预定的检查位置。打开定位灯对人体的检查部位进行标记，或由插管医生在X线曝光情况下进行定位，方法如下：在导管被放置到预定的位置以后，注射少量的对比剂以确定本次造影的中心位置，并将一只止血钳的前端放在该中心部位上，DSA系统的操作员根据此标记进行定位。在进行某些部位的DSA检查时，还可使用如头架、膝关节托、固定软垫、头部及体部固定带等定位辅助工具。

(3) 确定检查范围　常采用以下两种方法确定检查范围：① 按照DSA检查申请单上所要求的检查部位确定检查范围，并用DSA系统上的定位灯进行定位。② 以插管医生所做的标记为中心，将定位指示灯的十字交叉点对准该中心，并以此为中心向四周扩展。此种定位方式既节省时间，又免除了定位片的检查，定位的准确性和可靠都非常高。

(4) 确定对比剂的注射量与速率　对比剂的注射量与速率应根据检查部位和具体情况而定。

(5) 确定摄片程序　摄片程序复杂多变，每一个检查部位、每一种检查要求都各不相同，每秒摄片张数、总的摄片时间及摄片间隔时间等，都应根据具体情况而定，并且每个患者的差异也比较大，不能一概而论。

(6) 将对比剂抽入针筒内，再将针筒内的气体排出，最后，将对比剂的注射量与注射速率调节好。

(7) 如果需要用快速换片机(在许多情况下不用快速换片机)，应将胶片装入暗盒内，并将设定好的摄片程序输入计算机。

(8) 在造影前，应对患者进行屏气训练，直至患者能做到吸气后屏气。吸气后屏气能延长屏气时间。

(9) 在一切准备就绪后，应再一次全面检查整个DSA系统的运行情况，如无异常，在得到插管医生的指令后，压下DSA系统的曝光准备开关，即ready开关。在ready开关被点亮以后，请患者吸气后屏气，与此同时，压下造影开始开关，造影开始。在整个造影过程中，应密切注意患者与仪器的情况，如有异常情况发生，应立即停止造影。

(10) 造影结束后，应立即询问患者的情况，然后再将曝光过的胶片取出冲洗，并将冲洗好的胶片送给插管医生。如果还需要进一步造影检查，需按上面的程序重复进行。

项目六

计算机 X 线体层成像

学习目标

1. 掌握 CT 成像的物理原理；
2. 掌握 CT 图像构成的基本概念；
3. 熟悉 CT 的基本结构；
4. 熟悉常用 CT 图像后处理技术；
5. 了解 CT 图像重建的方法。

计算机 X 线体层摄影即 CT(computed tomography)。1963 年，美国的 Cormark 以人体组织对 X 线的线性吸收系数为物理参量，用 X 线投影作为人体组织对 X 线线性吸收系数的线积分，研究出了重建图像的数学方法。历史上第一台颅脑 CT 由英国工程师 Hounsfield 于 1971 年设计成功，1972 年应用于临床。1974 年全身 CT 成像装置研制成功。CT 的成功研制被誉为自伦琴发现 X 射线以后，放射诊断学上最重要的成就。因此，Hounsfield 和 Cormark 共同荣获 1979 年诺贝尔医学奖。

CT 不同于 X 线成像，它是用 X 线束对人体层面进行扫描，通过探测器获取信息数据，经计算机处理而获得的重建图像。CT 显示的是断面解剖图像，其密度分辨力明显优于 X 线平片图像。CT 的诞生大大促进了医学影像学的发展。

任务 1　CT 的结构和原理

一、CT 的基本构成

CT 的基本结构主要有硬件设备和应用软件。CT 的硬件设备主要包括扫描机架系统、计算机系统、图像显示和存储系统。

(一) 扫描机架系统

扫描机架系统主要包括 X 线管、高压发生器、探测器、准直器、滤过器和扫描床等。在检查过程中，可以根据检查的需要，对机架进行 $\pm 25°$ 的倾斜。CT 成像系统如图 6-1 所示。

1. X线管

CT用X线管的基本结构与常规X线机的相同,但额定功率要大,特别是螺旋CT扫描机所使用的X线管,由于要进行长时间的连续扫描,必须有更高的热容量和功率。

X线管分固定阳极和旋转阳极两种,固定阳极主要用于第一、第二代CT机,第三、第四代CT机多采用旋转阳极。旋转阳极X线管焦点小,热容量大,寿命长。目前,部分CT采用飞焦点或动态焦点技术,即采用2个焦点交替工作,其曝光次数高达25万～50万次。

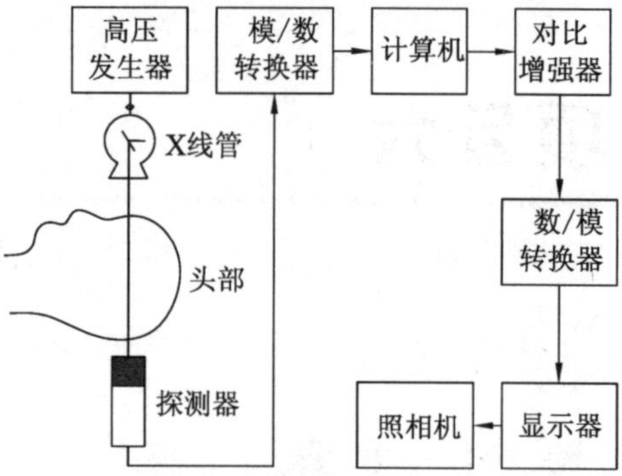

图6-1　CT成像系统

2. 高压发生器

CT的高压系统中必须使用高精度的稳压反馈措施,高压发生器有连续式和脉冲式两种。

3. 探测器

探测器的作用是探测透过人体的X线光子并将其转换成电信号。目前,CT机使用的探测器主要有气体探测器和固体探测器两种,其中,固体探测器对X线的吸收效率高、光电转换率高,但温度稳定性却差些。目前大多采用"闪烁晶体(稀土陶瓷)+光敏二极管"型固体探测器。气体探测器多使用高压氙气电离室,电离室间由小孔沟通,以保证各电离室的气压一致,具备较好的性能一致性。X线光子进入电离室,引起氙气分子电离,离子在极板间电场的作用下形成电离电流,转换成电信号。探测器阵列是由一定数量的探测单元、以焦点为圆心呈弧形排列。探测单元的数目越多,每次采集的数据量就越大。单层螺旋CT具有一排紧密排列的探测单元,单元数一般在500～900之间。多层螺旋CT的探测器在z轴方向上有紧密排列的多排探测器,形成探测单元阵列。16层螺旋CT的探测器是16～34排探测器组成的探测单元阵列,每排宽度(z轴方向)0.5～0.75 mm。

4. 准直器

准直器位于X线管套窗口前方(见图6-2),狭缝状,由高密度金属制成,用以遮挡无用射线,形成扇形X线束。

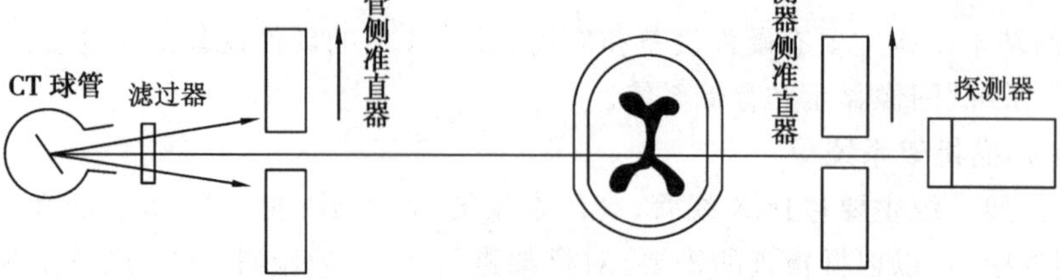

图6-2　准直器

非螺旋 CT 机和单层螺旋扫描 CT 机扇形 X 线束的厚度决定了扫描层厚。在多层螺旋 CT 中，扇形 X 线束的厚度与多个层面的厚度之和一致。有的设备具有后准直，位于探测器前方，它严格限定了探测器接受照射的实际宽度。仅有前准直的 CT 由前准直决定层厚；同时具有后准直的设备，由后准直决定层厚。CT 一般设有几种层厚供用户选择使用，如 1，2，3，5，10 mm。随着技术的进步，现在的 CT 可以进行更薄的层面扫描。

5. 滤过器

滤过器的功能是吸收 X 线管产生的软 X 线，使 CT 扫描的 X 线束为能量均匀的射线。

6. 扫描床

扫描床承载人体进行扫描，可做水平和垂直运动，能按程序的要求实现自动进出扫描机架，完成定位。目前先进扫描床的定位精度可达到±0.25 mm。对扫描床的精度要求，主要是保证扫描计划的精度。

(二) 计算机系统

计算机系统一般由主控计算机和阵列计算机两部分组成。主控计算机的作用：① 控制和监视扫描过程，并将扫描数据送入存储器；② 校正 CT 值和扩展输入数据；③ 与操作者对话并控制扫描等信息的传送；④ 图像重建的程序控制；⑤ 故障检修和分析。阵列计算机在主控计算机的控制下进行图像重建等处理。图像重建时，阵列计算机接收由数据采集系统或磁盘送来的数据，进行运算后再送给主控计算机，最后在终端显示重建图像。

(三) 图像显示和存储系统

将经计算机处理、重建的图像显示在电视屏上或用多幅照相机、激光照相机将图像摄下。CT 影像的显示主要用显示器，目前多采用高分辨力的大屏幕彩色平板显示器，以适应高分辨力的要求。重建影像暂时用硬盘存储，有利于随时调阅及图像后处理。

二、CT 成像的物理基础

(一) CT 相关概念

1. X 线衰减和吸收系数

根据量子物理学可知，X 线束具有一定的能量和穿透力，当 X 线束遇到物体时，物体对射入的 X 线有衰减作用，即物体对 X 线进行吸收和散射。X 线的衰减是指射线通过物体后强度减弱，其间一些光子被吸收，而另一些光子被散射，衰减的强度大小通常与物质的原子序数、密度、每克电子数和源射线的能量大小有关。根据 Lambert-Beer（琅勃-比尔）吸收定律，X 线通过人体组织后的光子与源射线呈指数关系。

在一匀质的物体中，X 线的衰减与其在该物质中的行进距离成正比。假定比例常数为 μ，X 线的行进路程为 dx，穿过该物质后 X 线强度为 dI，则

$$dI=-\mu dx \tag{6-1}$$

将上式进行不定积分运算，路径 dx 被看作 X 线所通过的物质的厚度，并以 d 表示，

则上式可简单写成

$$I = I_0 e^{-\mu d} \tag{6-2}$$

式中，I 是通过物体后 X 线的强度；I_0 是入射射线的强度；e 是常数；μ 是线性吸收系数；d 是物体厚度。

这是 X 线通过均匀物质时的强度衰减规律，也是经典的匀质物体线性衰减系数公式。由式(6-2)可知，d 或 μ 越大，射出的 X 线强度越小，即物质对 X 线的吸收越多。

在 CT 成像中，线性衰减系数 μ 值相对比较重要，因为它与衰减量的多少有关，计量单位是 cm^{-1}。由式(6-2)可以得到线性衰减系数 μ 值，即

$$I = I_0 e^{-\mu d}$$

$$I/I_0 = e^{-\mu d}$$

$$\ln \frac{I}{I_0} = -\mu d$$

$$\mu = \left(\frac{1}{d}\right) \cdot \left(\ln \frac{I_0}{I}\right) \tag{6-3}$$

因在 CT 扫描过程中 I 和 I_0 都是已知的，d 也是已知的，根据上式就可以求得 μ 值。

2. 体层

体层是受检体中的一个薄层。在 CT 成像中建立一幅图像的扫描过程中，受检体被 X 线束投射的部分就是体层。

3. 层厚

层厚是指扫描后一幅图像的断面厚度，在非螺旋 CT、单层螺旋 CT 和多层螺旋 CT 扫描中有所不同。在非螺旋 CT 扫描方式中，准直器打开的宽度等于层厚，并且所得的层厚不能通过再次重建处理改变；在单层螺旋 CT 扫描方式中，尽管准直器打开的宽度仍然是扫描结果所得的层厚，但与非螺旋 CT 扫描方式不一样，它可通过回顾性重建(如采用小层间隔重叠重建)来改变图像的质量属性；在多层螺旋 CT 扫描中，情况则完全不同，因为同样的准直器打开宽度可由 4 排甚至 16 排探测器接收，而此时决定层厚的是所采用探测器排的宽度而非准直器打开的宽度。如同样 10 mm 的准直器打开宽度，可以由 4 个 2.5 mm 的探测器排接收，那么每层的层厚就是 2.5 mm；如果由 16 个 0.625 mm 的探测器排接收，就可以产生 16 个层厚为 0.625 mm 的影像。

4. 重建间隔

重建间隔或称为间隔层、层间距、重建增量，指被重建的相邻图像长轴方向的距离，是螺旋 CT 扫描方式的专用术语。通过采用不同的间隔，可确定螺旋扫描被重建图像层面的重叠程度，如重建间隔小于层厚即为重叠重建。重叠重建可减少部分容积效应和改善 3D 后处理的图像质量。

5. 体素

体素是一个三维的概念，是 CT 容积数据采集中最小的体积单位，如图 6-3 所示。体素有 3 个要素，即长、宽、高。CT 中体素的长和宽即像素大小，均≤1 mm，高度或深度由层厚决定，有 10，5，3，2，1 mm 等。CT 图像中，根据断层设置的厚度、矩阵的大小，

像素显示的信息实际上代表的是相应体素包括的信息量的平均值。

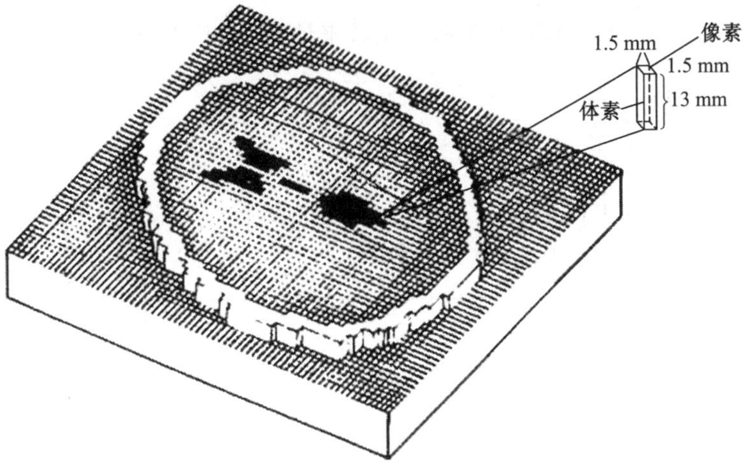

图 6-3　体素概念

6. 螺距

单层螺旋 CT 的螺距是指扫描机架旋转一周时，检查床运行的距离与射线束准直宽的比值。该比值是扫描旋转架旋转一周检查床运动的这段时间内，运动距离和层面曝光的百分比。在单层螺旋 CT 扫描中，检查床运行方向（*Z* 轴）扫描的覆盖率或图像的纵向分辨力与螺距有关。螺距是一个无量纲的量，根据 IEC（International Electrotechnical Commission，IEC）说明，螺距可由下式表示

$$P = TF(\text{mm})/W(\text{mm}) \tag{6-4}$$

式中，*TF*（table feed）是扫描旋转架旋转一周检查床运动的距离，mm；*W* 是层厚或射线束准直的宽度，mm。

多层螺旋螺距的定义基本与单层螺旋相同，即扫描旋转架旋转一周检查床运行的距离与全部射线束宽度的比值。螺距是指在扫描转动部分旋转一周期间扫描床带动患者移动的距离与准直宽度（扇形 X 线束厚度）之比。螺距是一个无量纲的比值，其大小影响图像质量。螺距等于 1 时，重建使用的数据量与非螺旋扫描持平；螺距大于 1 时，重建使用的数据量小于非螺旋扫描，图像质量下降。

7. CT 值

吸收系数是一个物理量，是具有物理含义的量值，在医学上以吸收系数为依据，用 CT 值来表达人体组织密度的度量值。CT 机中的 X 线强度测量是相对测量，即测量的是 μ 的相对值。国际上对 CT 值的定义为“CT 影像中每个像素所对应物质对 X 线线性平均衰减量的大小的表示”，实际应用中，均以水的衰减吸收作为基准，故 CT 值定义为人体被检组织的吸收系数 μ_x 与水的吸收系数 μ_w 的相对差值，用公式表示为

$$\text{CT 值} = \frac{(\mu_x - \mu_w)}{\mu_w} \times k \tag{6-5}$$

CT 值的单位是“HU”（hounsfield unit）。规定 μ_w 为能量 73 keV 的 X 线在水中的

线性衰减系数，且 $\mu_w = 1\ m^{-1}$；k 为分度因数，常取 1 000，分度因数的选取与 CT 监视器的分辨力有关。

CT 值可以通过测量不同组织的吸收系数来计算(见图 6-4)。

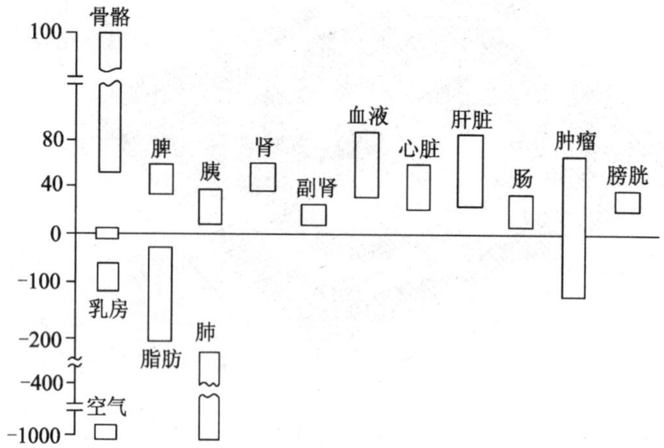

图 6-4　人体组织的 CT 值的大概范围

例如，选用 X 线能 73 keV，水的吸收系数为 1，骨骼的吸收系数为 1.9～2.0，近似于 2.0，空气则为 0.001 3，近似为 0，按 CT 值的定义可分别得到水的 CT 值为 0 HU，致密骨的 CT 值为 1 000 HU，空气的 CT 值为－1 000 HU。其他如凝固血的 CT 值为 56～76 HU，脑灰质为 36～46 HU，脑白质为 22～32 HU，血液为 12 HU，脂肪为－100 HU 等。人体各组织的 CT 值可大致划分在骨骼和空气的 CT 值范围内，一般来说，当选用的 X 线能量不同时，人体组织对 X 线的吸收系数是不一样的，那么组织的 CT 值也是不一样的。

8. 灰度显示

灰度是在图像面上表现各像素黑白或明暗程度的量，从全黑到全白可有无数个不同的灰度，在图像面上，以灰度分布的形状表现出 CT 影像。

如上所述，CT 图像的本质是衰减系数 μ 成像，通过计算机，对获取的投影值进行一定的算法处理，可求解各个体素的衰减系数值，获得衰减系数值的二维分布(衰减系数矩阵)。再按照 CT 值的定义，把各个体素的衰减系数值转化为对应像素的 CT 值，于是就得到 CT 值的二维分布(CT 值矩阵)，将图像面上各个像素的 CT 值转化为灰度，就得到图像上的灰度分布，此灰度分布就是 CT 影像。可见，一个 CT 值对应一个灰度，若 CT 机通常选用的 CT 值按 2 000 HU 来算，则从理论上讲相应的灰度值也应有 2 000 个，即从全黑(对应 CT 值为－1 000 HU)到全白(对应 CT 值＋1 000 HU)有 2 000 个不同的黑白或明暗等级，由于这 2 000 个 CT 值可转变为图像面上 2 000 个灰度，所以 CT 像是一个灰度不同且灰度变化不连续的图像。

9. 窗口技术

亨斯菲尔德指定的 CT 值标尺是 2 000，而目前 CT 机的 CT 值标尺都被设置为大于 2 000。以西门子 CT 为例，它的常用 CT 值标尺被设置为－1 024～＋3 071，总共有 4 096个 CT 值，而 CT 显示系统灰阶的设置一般为 256 个灰阶，远超人眼识别灰阶的能力（一般不超过 60 个灰阶）。

通过 CT 的灰阶软件技术来调整窗值，可更好地适应人眼视觉习惯，这种处理方法或技术被称为窗口技术。窗口技术中显示灰阶的范围称为窗宽（*WW*），中间的数值称为窗位（*WL*），窗宽以外的 CT 值人眼无法识别（见图 6-5）。根据此概念，可以计算出 CT 值显示的大致范围：显示下限为窗位减去 1/2 窗宽，显示上限是窗位加上 1/2 窗宽，数学表达式如下：

$$WL-\frac{WW}{2}\text{（下限）}\sim WL+\frac{WW}{2}\text{（上限）}$$

例如，某一脑部图像的窗宽和窗位分别是 80 和 40，那么它所显示的 CT 值范围为 0～80。同样，可根据窗宽和窗位的概念设计出各种不同的显示窗，如双窗、Sigma 窗等。

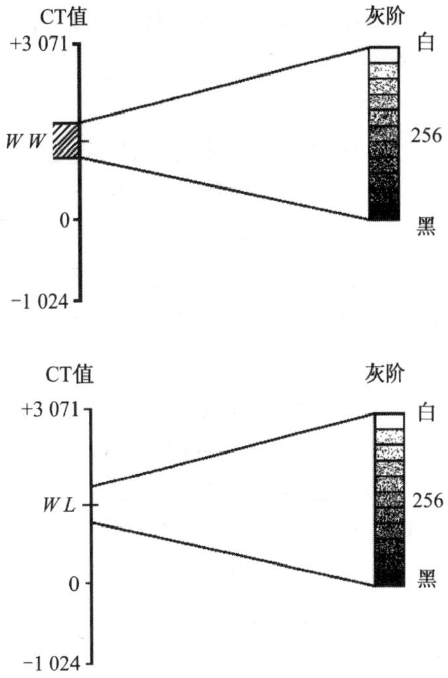

图 6-5　窗宽、窗位级显示灰阶

调节窗宽、窗位能改变图像的灰度和对比度，抑制或去除噪声和无用的信息，增强显示有用的信息。但无论如何调节，窗宽、窗位的改变不能增加图像的信息，而只是等于或少于原来图像中已存在的信息。

10. FOV

FOV 是英文 field of view 的缩写，其基本含义是重建图像的范围。CT 机中的扫描视野是固定的，一般为 50 cm，所选择的 5～50 cm 视野都是重建范围。FOV 属于重建参数，不是扫描参数。

11. 部分容积效应

在 CT 中，部分容积效应主要有两种现象：部分容积均化和部分容积伪影。CT 成像时 CT 值的形成和计算，是根据被成像组织体素的线性衰减系数得到的，如果某一体素内只包含一种物质，CT 值只对该单一物质进行计算。但是，如果一个体素内包含有 3 个相近组织，如血液（CT 值为 40）、灰质（CT 值为 43）和白质（CT 值为 46），那么该体素 CT 值的计算就是将这 3 种组织的 CT 值平均。CT 中的这种现象被称为“部分容积均化”。部分容积现象由于被成像部位组织构成的不同可产生部分容积伪影，如射线束只通过一种组织，得到的 CT 值就是该物质真实的 CT 值；射线束如同时通过衰减差较大的骨骼和软组织，CT 值就要根据这两种物质平均计算，由于这两种组织的衰减差别过大，导致 CT 图像重建时产生计算误差，部分投影于扫描平面并产生伪影被称为部分容积伪影。部分容积伪影的形状可因物体的不同有所不同，一般在重建后横断面图像上可见条形、环形或大片干扰的伪像，部分容积伪影最常见和典型的现象是在头颅横断面扫描时颞部出现的条纹状伪影，又被称为"Houndsfield"氏伪影，这种现象与射线硬化作用有关。

12. 重建函数

重建函数或称重建滤波器、卷积核等，是一种算法，可影响图像的分辨力、噪声等。

在CT临床检查中，可供CT图像处理选择的滤波函数一般有高分辨力、标准和软组织3种模式，有的CT机除这3种模式外，还外加超高分辨力和精细模式等。

高分辨力模式实际上是一种强化边缘、轮廓的函数，它能提高空间分辨力，但同时图像的噪声也相应增加。软组织模式是一种平滑、柔和的函数，采用软组织模式处理后，图像的对比度下降，噪声减少，密度分辨力提高。标准模式则是没有任何强化和柔和作用的一种运算处理方法。

（二）CT成像的物理基础

当X线穿透人体组织器官或组织时，由于人体器官或组织是由多种成分和密度不同的物质构成的，所以各点对X线的吸收系数是不同的。为了便于分析，将沿着X线束通过的物体分割成许多小单元（即体素），如图6-6所示。令每个体素的厚度相等，记为d，设d足够小，使得每个体素均匀，假定为单质均匀密度体，每个体素的吸收系数为常值。

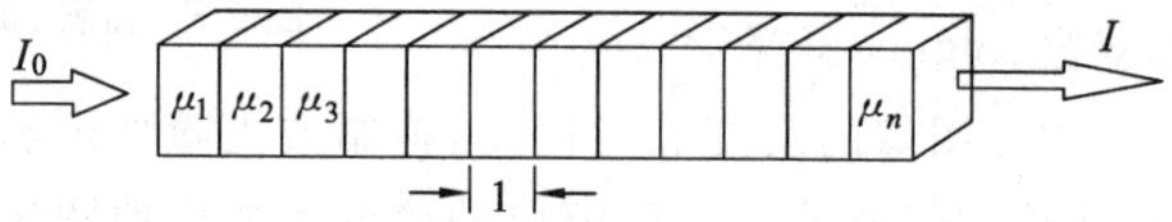

图6-6　X线透过n个小单元密度体

当入射第一个体素的X线强度为I_0时，透过第一个体素的X线强度I_1为

$$I_1 = I_0 e^{-\mu_1 d}$$

μ是第一个体素的吸收系数。对于第二个体素来说，I_1是入射前的X线强度，设第二个体素的吸收系数为μ_2，X线经过第二个体素透射出的强度I_2为

$$I_2 = I_1 e^{-\mu_2 d}$$

将I_1的表达式代入上式，有

$$I_2 = (I_0 e^{-\mu_1 d}) e^{-\mu_2 d} = I_0 e^{-(\mu_1 + \mu_2) d}$$

最后，第n个体素透射出的X线强度I_n为

$$I_n = I_0 e^{-(\mu_1 + \mu_2 + \cdots + \mu_n) d}$$

将上式进行转换可得

$$\mu_1 + \mu_2 + \cdots + \mu_n = \left(\frac{1}{d}\right) \cdot \left(\ln \frac{I_0}{I}\right) \qquad (6-6)$$

由式(6-6)可以看出，如果X线的入射强度、透射强度和物体体素的厚度均已知，那么沿着X线通过路径上的吸收系数之和就可以算出来。为了建立CT图像，必须求出每个体素的吸收系数，从数学角度讲，要求出n个吸收系数值，就需要建立n个或者n个以上的独立方程。因此，CT成像装置要从不同方向上进行多次观测，即扫描（scanning)，来获取足够的数据建立求解吸收系数的方程。

吸收系数和 X 线能量之间有依赖关系，X 线能量越低，吸收系数越大。吸收系数随着 X 线能量的增大而减小，这意味着在 X 线能量谱中，低能射线将比高能射线更快地被滤掉，这种现象被称为 X 线的硬化效应。一般 X 线束以单一频率、固定能量的射线穿透物体，可以检测到比较稳定的吸收系数。实际上 X 线管发出的 X 线是包含一系列频率的 X 线束，具有高能量和低能量的射线成分，物体对各种能量射线的吸收系数是不同的，因此对 X 线的硬化效应应该在 CT 三维图像重建过程中进行校正，以减少由 X 线硬化效应造成的 CT 图像的不均匀性。

（三）CT 成像原理

CT 成像的物理学基础是物体对 X 线的吸收存在差异。CT 扫描成像的基本过程（见图 6-7）：由 X 射线管发出的 X 射线经准直器准直后，以窄束的形式透过人体被检层面后被探测器接收，并由探测器进行光电转换后送给数据采集系统进行逻辑放大，而后通过模/数转换器进行模拟信号和数字信号的转换，由信号传送器送给计算机进行图像重建，重建后的图像再由数/模转换器转换成模拟信号，最后以不同的灰阶形式在监视器上显示，或以数字形式存入计算机硬盘，或送到激光相机拍摄成照片供诊断使用。

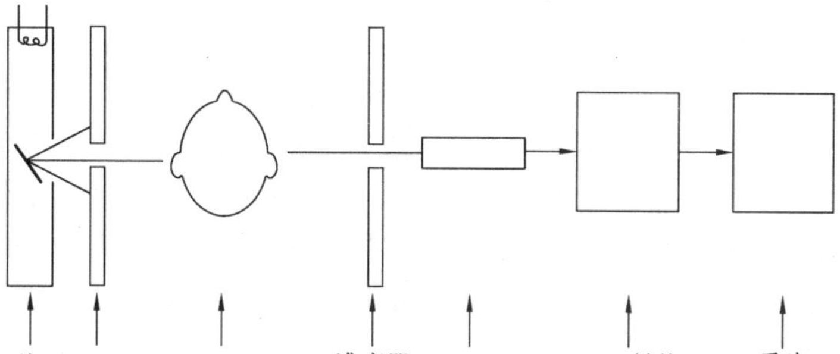

图 6-7　CT 扫描成像的基本过程

依据 CT 扫描的过程，形成一幅 CT 图像需要经历下述 8 个步骤：

（1）被检者被送入机架后，X 线球管和探测器围绕被检者旋转扫描采集数据，其发出的 X 射线经由球管端的准直器高度准直。

（2）射线通过人体后，源射线被衰减，衰减的射线由探测器接收。探测器阵列由两部分组成，前组探测器主要是测量源射线的强度，后组探测器记录通过人体后的衰减射线。

（3）参考射线和衰减射线都转换为电信号，由放大电路进行放大，再由逻辑放大电路根据衰减系数和体厚指数进行计算、放大。

（4）经计算后的数据传入计算机前，还需由模/数转换器将模拟信号转换为数字信号，然后再由数据传送器将数据传送给计算机。

（5）计算机开始处理数据。数据处理过程包括校正和检验，校正是去除探测器接收到的位于预定标准偏差以外的数据；检验是将探测器接收到的空气参考信号和射线衰减信号进行比较。校正和检验都是利用计算机软件重新组合原始数据。

(6) 通过阵列处理器的各种校正后,计算机作成像的卷积处理。

(7) 根据扫描获得的解剖结构数据,计算机采用滤过反投影重建算法重建图像。

(8) 重建处理完的图像再由数/模转换器转换成模拟图像,送到显示器显示,或送到硬盘暂时储存,或交激光相机摄制成照片。

三、CT 数据采集的基本原则

CT 成像数据采集为重建图像提供依据,是 CT 成像过程的第一个环节,也是最关键的环节。CT 数据采集应遵循以下几个原则:

1. 须按空间位置有规律地进行采集

X 线束经被检人体体层吸收的投影是 X 线束扫描位置的函数,由于被检人体体层中各点对 X 线的吸收系数不一样,所以 X 线的投影也不一样,因而从不同方向上得到的投影值也不一样,且从不同方向上得到的投影值必然与 X 线束的扫描位置有关。如果被检人体体层平面预先划分好各个体素,并指定好各个体素的排列顺序,那么 X 线束必须在指定位置上穿过指定的体素,才能得到指定方向的投影。所以数据采集按照被检人体体层平面空间位置有规律地进行,图像重建过程也是按照数据采集中确定好的空间位置来重建 CT 图像。

2. 对被检人体体层平面扫描应无空隙的覆盖或局部的重叠

X 线束的扫描是实现数据采集的途径。在将被检人体体层平面预先划分好各个体素后,X 线束的扫描要通过各个体素一次以上,这样才能保证得到各个位置上的投影值,并计算出各个体素的吸收系数;否则,未被扫描的体素将不能确定它的吸收系数,在重建图像中这个地方将是一个空白点,不能保证 CT 图像的完整性和一致性。

3. 提高数据采集的扫描速度

一般来说,被检人体体层内的器官或组织总是处于不停的运动之中,也就是说它们的空间位置随时发生变化,按照上面的原则,则 X 线束的投影也在变化,这将影响到数据采集的准确性。根据人体正常的生理状态,这些器官或组织的运动往往是比较缓慢的或有规律的周期性变化,只要扫描速度高于这些器官或组织的运动速度,在它们某一段时间内未来得及变化之前,扫描过程已经完成,即可近似认为这些器官或组织的空间位置不变或者变化很小,使数据采集受被检人体组织内器官或组织的蠕动干扰较小。

4. 数据采集过程要精确

CT 成像的图像重建和图像处理等都是以数据采集为依据的,也就是说,图像重建或图像处理等会在数据采集的基础上出现误差,如数据的传递、数据的计算等,所以提高数据采集过程中的精确度,是保证获取高质量 CT 图像的关键。

四、主要技术参数

(1) 扫描速度　扫描速度是扫描架的转动部分带动 X 线管和探测器对被检者完成 360°旋转扫描所用的时间。高档螺旋 CT:0.35 s;中档:小于 1 s(亚秒级);低档:2 s。

扫描时间长的好处是有时间产生较高的管电流量，增加对比度分辨力，但时间分辨力低，被检者运动机会多，会导致图像质量下降。

（2）重建矩阵　重建图像时使用的矩阵。它和重建范围共同决定像素大小，影响着图像的空间分辨力。常见重建矩阵有 512×512，1024×1024 等。

（3）重建时间　是指图像处理机使用采集数据重建出一幅 CT 图像需要的时间。重建时间既与重建矩阵的大小有关，又与处理器的主频、内存配置有关。标准轴扫描和螺旋扫描的重建时间不同。

（4）空间分辨力　又称高对比分辨力，指在密度对比大于 10%时，鉴别细微结构的能力。表示方法是分辨每厘米的线对数（LP/cm），或能分辨的最小线径（mm）。

换算关系：线对数（LP/cm）×2÷10＝可分辨的最小线径（mm）。

（5）密度分辨力　又称低对比分辨力或对比度分辨力，表示能够分辨组织之间最小密度差别的能力，定义为在一定剂量下，对于确定的对比度，能分辨的最小物体。

（6）扫描孔径　是指扫描架中央用于被检者通过以将扫描层面对正扫描平面的开孔的大小。扫描孔径一般在 650～700 mm 之间。

（7）扫描架倾斜角度　高档 CT 机扫描架倾角可达±30°，中、低档机倾角可达±25°。

任务 2　CT 扫描方式

一、常规 CT

扫描（scanning）是为获取投影值而采取的物理技术，或者说，扫描是为重建图像而进行数据采集所使用的物理技术。在重建 CT 图像的过程中，首先要进行的就是对受检体扫描。所谓扫描就是用近似于单能窄束的 X 线束以不同的方式，按一定的顺序沿不同的方向对划分好体素编号的受检体层加以投照，并用高灵敏度的探测器接收透过一排排体素后的出射 X 线束的强度。扫描通过扫描系统完成，CT 的扫描系统主要包括 X 线管、扫描床、检测器、扫描架等。X 线管和检测器固定在扫描架上组成扫描机构，围绕扫描床上的受检体进行同步扫描运动，这种同步扫描运动形式称为扫描方式。由于不同 CT 机使用的 X 线束和检测器数目不同，所以采用的扫描方式也不同。

自 20 世纪 70 年代初 CT 机问世以来，前 20 年 CT 机的发展主要体现在扫描方式的改进上，大致经历了五代。进入螺旋时代，CT 扫描方式仅以螺旋扫描和非螺旋扫描划分。

1. 第一代 CT

第一代 CT 采用平移＋旋转扫描的方式。第一代 CT 只有 1 个探测器，用笔形 X 线束（见图 6-8）。扫描时 X 线管和探测器一起对患者某一断面做直线平移运动扫描，从身体一侧扫描至另一侧；然后 X 线管和探测器一起旋转 1°角，再反方向平移扫描，直至完成 180°内的 180 个平行投影采集。扫描一个断面通常需要 3～5 min。

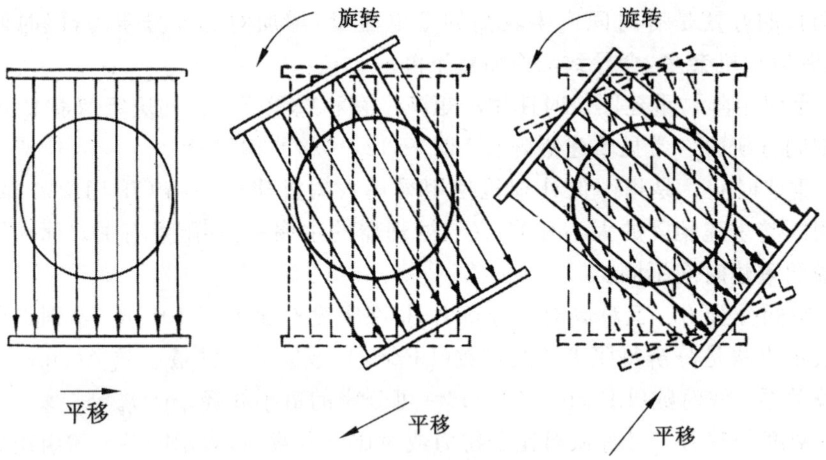

图 6-8 第一代 CT 的扫描方式

2. 第二代 CT

第二代 CT 的探测器增加到 3～30 个(见图 6-9),X 线束扩展为 5°～20°的小扇形束,覆盖探测器全部。平移扫描后的旋转角度提高到扇形射线束夹角的度数,扫描时间缩短到 20～90 s。

3. 第三代 CT

第三代 CT 的扫描方式为旋转＋旋转扫描方式(见图 6-10)。X 线管和探测器一起围绕患者旋转扫描,没有平移运动。这是因为第三代 CT 探测器数目增加到 300～800 个,X 线束是能覆盖整个人体断面的宽扇形束,扫描时间缩短到 1～5 s。

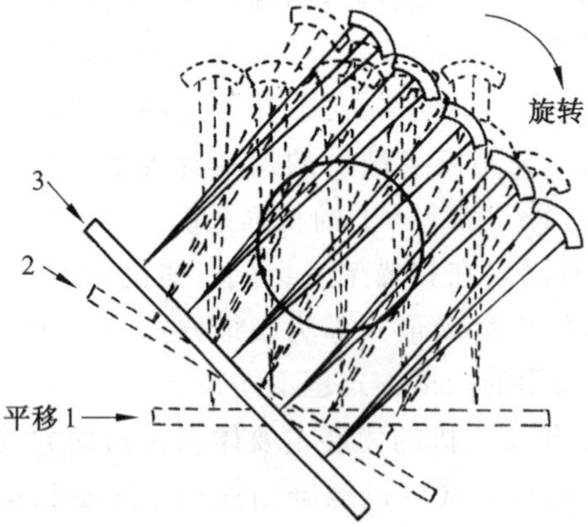

图 6-9 第二代 CT 的扫描方式

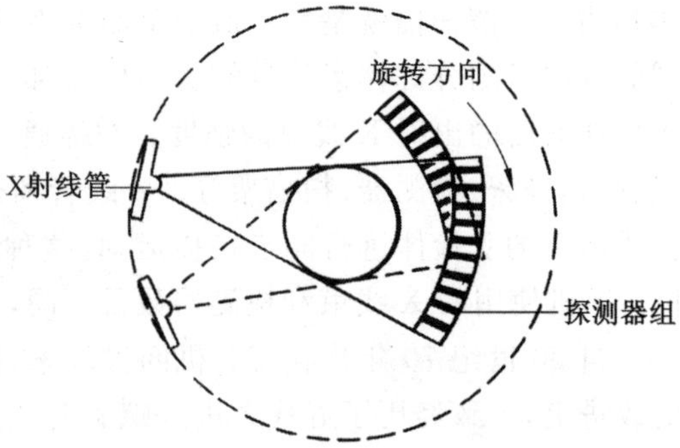

图 6-10 第三代 CT 的扫描方式

4. 第四代 CT

第四代 CT 的扫描方式仅有 X 线管的旋转运动(见图 6-11),探测器的数目达600～1 500 个,固定在 360°的圆周上。扇形 X 线束覆盖人体整个断面,接收 X 线束照射的探测器输出信号,扫描时间也缩短到 1～5 s。它是在三代方式尚不完善时出现的,与三代方式同时存在。

5. 第五代 CT

第五代 CT 又称电子束 CT，其扫描系统由一个电子束 X 线管和由 864 个固定探测器组成的阵列构成（见图 6-12），扫描过程中没有机械运动。其 X 线管由电子枪、偏转线圈和处于真空中的巨大的半圆形钨靶（4 个）构成。扫描时电子束沿 X 线管轴向加速，电磁线圈将电子束聚焦，并利用磁场使电子束快速偏转，轰击半圆形钨靶。扫描时间可达 50 ms，主要用于心脏检查。

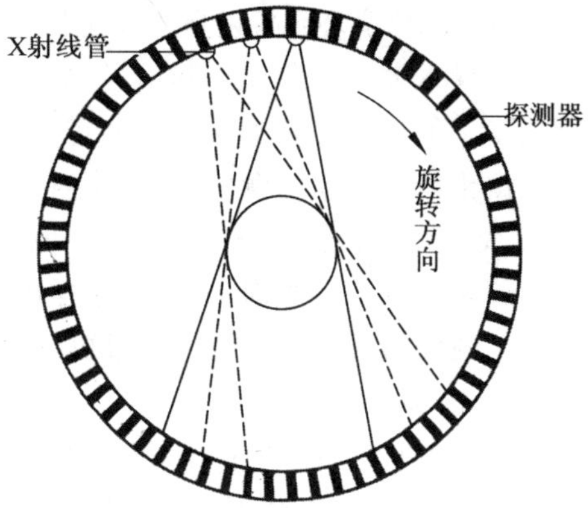

图 6-11　第四代 CT 的扫描方式

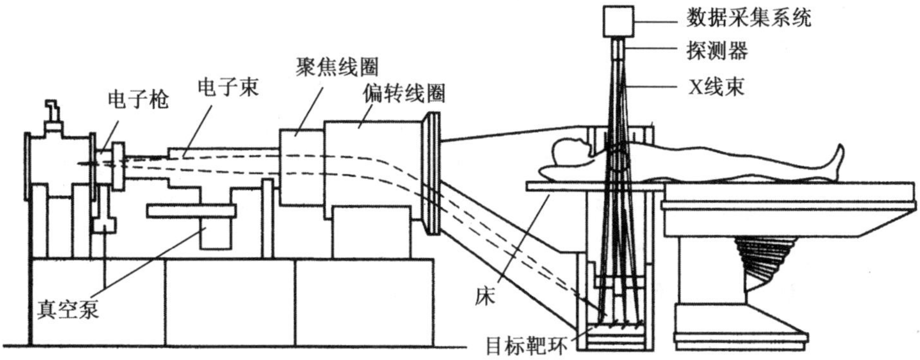

图 6-12　第五代 CT 的扫描方式

二、螺旋 CT

常规 CT 采用电缆连接，电缆绞绕限制了扫描速度，层间存在扫描间隔，容易造成掉层，三维重建图像的边缘经常出现梯形伪影。随着滑环技术和三维影像重建技术的发展，产生了螺旋 CT。

（一）螺旋 CT 技术要素

螺旋 CT 的 X 线扫描路径呈螺旋形，螺旋扫描是在被检者随检查床匀速、连续通过旋转的扫描机架时实现的，螺旋形路径形成一个圆柱形容积，检测器获得的数据为容积内的全部数据，因此也称为螺旋容积扫描。螺旋容积扫描是一种崭新的技术，它借助的是滑环技术。

1. 滑环技术

扫描架转动部分和固定部分的电气连接经由铜质滑环和碳刷的接触完成。控制信号和功率电源经滑环导入转动部分，采集信号经滑环导出，从而使转动部分可以单方向连续转动。滑环的类型有高压滑环和低压滑环两种。

（1）高压滑环：高压发生器在扫描架外，供给 X 线管的高压经滑环导入转动部分。高压滑环的缺点是碳刷和滑环的接触容易打火放电造成干扰。

(2) 低压滑环：高频高压发生器进入转动部分，由很短的高压电缆连接到X线管，由滑环导入动力电源和控制信号，导出测量信号。现在生产的各类型CT都采用低压滑环技术。低压滑环有平面同心圆排列方式和柱面排列方式。

由于滑环技术的诞生，首先出现了滑环CT，即在转动部分的第一个360°范围内发生X线，进行数据采集；在下一个360°范围内停止X线发生，这期间被检者移动换层。连续旋转速度可达每周1～2 s，这样可在屏气期间连扫数层，一定程度上提高了检查速度。单纯的滑环CT使用时间很短，很快就发展到了螺旋CT。

2. 单层螺旋CT

螺旋CT使用滑环技术，扫描架的转动部分连续转动、X线连续发生、床面带动被检者连续移动、探测器数据采集连续进行。螺旋CT在被检者一次屏气期间可把某一区段的信息全部扫描采集下来，称作容积采集，然后可以回顾性地进行任意位置、间距的层面图像重建，为三维处理提供了良好的基础。

3. 多层螺旋CT

其探测器在z轴方向上具有数排；扇形X线束的厚度有所增加，要覆盖数排探测器阵列，这提高了射线的利用率。扫描一周得到的数据可以重建出数个层面的影像，从而提高了扫描速度。多层螺旋CT从最初的扫描一周得到4层图像发展到16层、64层，目前还在发展中；旋转速度提高到0.33 s/圈。多层螺旋CT可较好地实现心脏的扫描成像。

(二) 多层螺旋CT的成像特点

1. 扫描时间短

由于取消了扫描时间间隔，单层螺旋扫描已经使检查时间缩短到原来的近1/10，多层螺旋则进一步缩短，在保持原来的层厚，覆盖原来的长度，相当于同样螺距的条件下，扫描时间仅为单层螺旋的1/4，最快旋转速度目前可达到每圈0.33 s，X线管旋转一周可获得数十层图像，这给增强扫描和增强后的分期扫描带来更大的益处。在增强扫描中，或者可以利用原来对比剂的剂量进行更长范围的扫描，而保持较高的血药浓度，或者可以降低对比剂的剂量，在保证较高血药浓度的情况下，扫描完预定区域。有文献报道，增强扫描对比剂用量至少可以节约20%，不仅减轻了患者的费用负担，也减少了患者由于对比剂用量多所造成的毒副反应。在增强后的分期扫描中，多层扫描可以用更短的时间覆盖预定范围，使分期扫描更加精确。例如，在单层螺旋扫描时，增强后25 s开始动脉期扫描，至肝脏下缘，时相已接近门静脉期；多层螺旋扫描可在10 s内完成整个肝脏的动脉期扫描，使每层图像都处在真正的动脉期内。

2. 图像质量提高

多层螺旋CT图像的横向和纵向分辨力都显著提高，并且由于扫描层厚的减薄，层厚灵活可变，如可以将两层薄的层面融合为一层，从而减轻部分容积效应。目前，16层横向和纵向分辨力分别是0.5 mm和0.6 mm；64层则达到0.3 mm和0.4 mm。多层螺旋CT用于颅脑扫描可以很好地消除后颅脑伪影等。由于多层螺旋CT扫描层厚的减薄及层面的叠加，可以明显消除重建图像边缘的阶梯状伪影，所以明显提高了重建图像的质量。另外,通过重建甚至可以获得某些接近于普通X线片质量的二维正位和侧位图像。

3. CT透视定位更加准确

多层螺旋CT可同时进行多层透视,应用实时重建可同时显示多个层面的透视图像,使CT透视引导穿刺的定位更准确。

4. X线的利用率提高

与单层螺旋CT相比,多层螺旋CT X线管输出X线可多层同时利用率,提高了X线的利用率。常规CT和单层螺旋CT管旋转一周仅能获得一幅图像,准直器所遮挡的X线没有得到利用,是一种浪费。多层螺旋CT管发射同等量X线,可以获得4层图像,使X线的利用率提高到原来的4倍。不论是单层还是多层,扫描时,X线管的X线曝光量相同,球管的负荷和探测器的层数没有关系。因此,X线管的热容量和寿命都不受探测器层数的影响。多层螺旋CT工作过程中,不再需要X线管的冷却,如果扫描参数相同,多层螺旋CT完成一次扫描的时间仅是单层螺旋CT扫描的1/4,提高了检查效率。长期来看,在X线管的有效寿命期间,多层螺旋CT扫描出的图像远多于单层螺旋CT,实际上延长了X线管的寿命。如果一只X线管最多可曝光20万次,用于单排螺旋CT,最多可扫描出20万幅图像(假设全部用1 s扫描,每1 s/次曝光1幅图像)。同样的球管用于多层螺旋CT,同样的条件,如果每秒2圈(0.5 s扫描),将会产生160万幅图像。如果是50%的叠加层厚重建,0.5 s扫描,将产生320万幅图像,是单层螺旋CT的16倍。

总之,相比单层螺旋CT,多层螺旋CT的X线束在纵向上的厚度有所增加,相应地多层螺旋扫描提高了X线利用率,并且降低了X线管的负荷和损耗。

三、双源CT

双源计算机断层成像系统(dual source computed tomography ,DSCT)是2005年在北美放射学会上提出的,它改变了常规使用一个X线源和一套探测器的CT成像系统。双源CT通过两套X射线球管系统和两套探测器系统同时采集人体图像,全面拓展了CT的临床应用。

两套X射线的发生装置和两套探测器系统呈一定角度安装在同一平面,进行同步扫描。两套X射线球管既可发射同样电压的射线,也可发射不同电压的射线,从而实现数据的整合或分离。不同的两组数据对同一器官组织的分辨能力是不一样的,通过两组不同能量的数据可以分离普通CT所不能分离或显示的组织结构,即能量成像。如果两组数据以同样的电压、电流值扫描,则可以将两组数据进行整合,快速获得同一部位的组织结构形态,突破普通CT的速度极限。

由于双源CT大大提高了扫描速度和扫描效率,所以明显缩短了检查时间,也就意味着受检者接受的X射线量大大减少。与常规多层螺旋CT相比(以64层螺旋CT为例),双源CT可以降低70%~90%的X射线剂量。

四、CT的特点及应用

(一) CT成像的特点

1. 断层图像

CT通过准直器的准直，可以消除人体内器官或组织结构间的相互重叠影像，得到无层面外组织结构干扰的横断面图像，准确地反映横断平面上组织和器官间的解剖结构(见图6-13)。当然，CT后处理技术可以利用横断面图像数据重建出矢状面、冠状面等各种断面的图像。CT图像如图6-13所示。

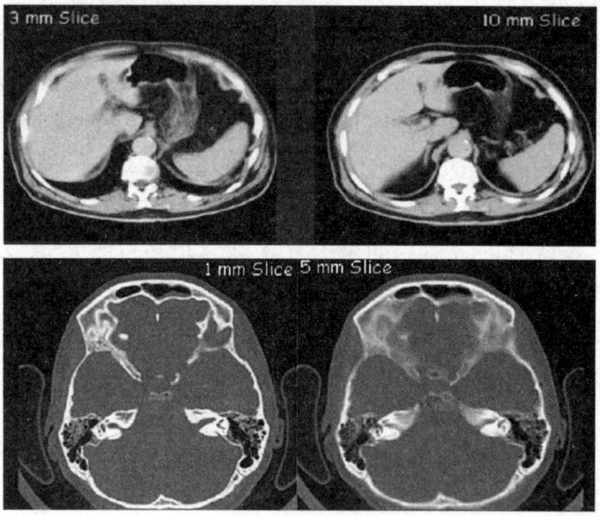

图6-13 CT图像

2. 密度分辨力高

密度分辨力高是CT图像的突出优势，一般来说，CT的密度分辨力比常规X线摄影高20倍。此外，CT的后处理软件对灰阶的调整，可以加大人眼的观测范围。

3. 对病灶定性、定位准确

借助各种图像处理软件，能对病灶的形状及结构进行分析，明确病灶的性质。在放射治疗中常用CT检查精确定位病灶。此外，还可以通过后处理软件进行放射治疗计划的制订和治疗效果的评价。

4. 可做定量分析

CT能够准确地测量各组织的X线吸收衰减值，通过各种计算，进行定量分析。

5. 局限性及不足

CT虽然极大地改善了图像的密度分辨力，但空间分辨力低于常规X线摄影。此外，并非所有的脏器都适用CT检查，如在CT的检查范围中，胃肠道的炎症、溃疡等不及钡餐、电子胃镜；CT冠脉成像受心率、屏气的限制。目前CT图像主要还是以形态学诊断为主，功能性检查处于发展阶段，不能提供组织的生化信息。

(二) CT 的临床应用

1. CT 平扫

又叫普通扫描，即不注射造影剂的单纯扫描，这时静脉内不给含碘造影剂。通常用于初次 CT 检查者。

CT 平扫检查时，最重要的是掌握各个不同部位或器官及兴趣区的层厚和层距技术。当层厚等于层距时为连续扫描，相邻层面之间无间隙；当层厚小于层距时，相邻层面之间留有间隙。层厚选择取决于受检器官或部位及病灶大小。一般器官越小，病灶越小，层厚越小。如检查肾脏时，选用层厚 10 mm；检查前列腺时选用层厚 5 mm；检查肾上腺时选用层厚 2～3 mm。如果在较大器官内发现了小病灶，即兴趣区，则对该区域进行 2～3 mm 层厚的扫描，以精确显示病灶的大小、形态和密度，克服部分容积效应的影响。CT 平扫一般选择层厚等于层距，以避免遗漏病灶。

2. CT 增强扫描

CT 平扫虽然能够发现一些病变，甚至可以诊断一些疾病，但有些病变 CT 平扫不能或不易发现，如血管畸形、早期恶性肿瘤和转移瘤等。CT 平扫也不能反映病变血液供应的情况，对某些恶性病变不能准确地判断病灶的范围和分期。因此，为了提高病变的显示率、确定病灶的范围和临床分期，为临床合理治疗提供依据，CT 增强扫描是不可或缺的手段。以颅脑 CT 检查为例，平扫 CT 诊断的准确率为 82％，增强扫描的准确率则上升到 92％～95％。

CT 增强扫描是指通过静脉注射一定剂量的含碘造影剂后进行 CT 扫描检查的方法。目前常用的静脉注射方法分为两种，人工手推注射和高压注射器注射。

(三) 造影 CT 检查

CT 血管造影(CT angiography，即 CTA)是由静脉注入造影剂后行病变部位 CT 连续薄层扫描，并通过后处理技术重建扫描区内血管结构，以显示病变的方法，广泛应用于头、肝、肺、肾等脏器血管病变的诊断。

(四) 特殊扫描技术

(1) 薄层扫描：层厚 0.5～1 mm，可提高空间分辨力，用于微小病灶和病变的细微结构检查。

(2) 高分辨力扫描：薄扫＋小 FOV＋高空间分辨力算法重建的一种扫描方式，主要用于内耳、外伤骨折线、肺间质性病变、支气管扩张、小病灶及病灶细微变化检查。

(3) 靶扫描：针对小器官采用小 FOV 获得清晰放大图像的扫描方法，主要用于内耳、鞍区、肾上腺等检查。

(4) 加层扫描：指在已扫描后增加扫描层面，可在已扫层面的上、下及中间，在中间的加层厚度常小于原层厚。

任务 3　CT 图像重建

一、CT 图像重建

在非螺旋 CT 扫描方式中，CT 的图像重建必须采用经模数转换器转换后得到的数字信号，然后由一组专门的数学重建算法完成。整个过程需经历多个步骤，包括源射线和衰减射线的测量和比较、散射线和射线束硬化的校正、截断效应和环形效应的校正。经各种检验和校正处理后，计算机根据重建算法规则广泛采用卷积反投影法(convolution back projection，CBP)重建图像，其中如何确定空间滤波函数 $h(t)$ 是 CT 成像系统软件的核心机密之一。

单层和多层螺旋 CT 的图像重建，除仍采用上述横断面重建基本方法外，又增加了一些图像重建的预处理步骤。

(一) 单层螺旋 CT 的图像重建

根据奥地利数学家 Radon 的二维图像反投影重建原理，被重建的一幅二维图像平面上的任意点，必须采用一周扫描全部角度的扫描数据，传统的非螺旋扫描方式可满足该上述要求。

在非螺旋 CT 扫描中，X 射线是以不同的方向通过患者获取投影数据，并利用平面投影数据由计算机重建成像的，因此非螺旋扫描每一层的投影数据是一个完整的圆形闭合环，而螺旋扫描每一层的圆形闭合环则有偏差，如图 6-14 所示。

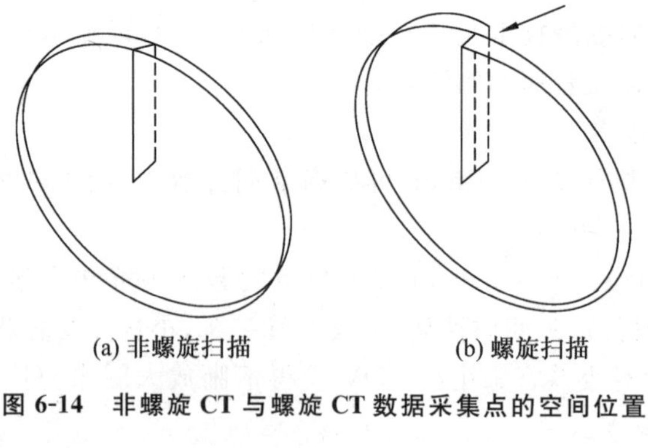

图 6-14　非螺旋 CT 与螺旋 CT 数据采集点的空间位置

螺旋扫描是在检查床移动中进行的，覆盖 360°的数据用常规方式重建会出现运动伪影。为了消除运动伪影，必须采用数据预处理后的图像重建方法，从螺旋扫描数据中合成平面数据，这种数据预处理方法被称为线性内插法。

线性内插的含义：螺旋扫描数据段的任意一点，可以采用相邻两点扫描数据通过插值，然后再采用非螺旋 CT 扫描的图像重建方法，重建一幅螺旋扫描的平面图像。

螺旋内插分线性、非线性两种。目前最常用的数据内插方式线性内插(linear interpolation, LI),又有360°线性内插和180°线性内插两种;非线性内插分为清晰、超清晰内插两种。不同的内插方法如图6-15所示。

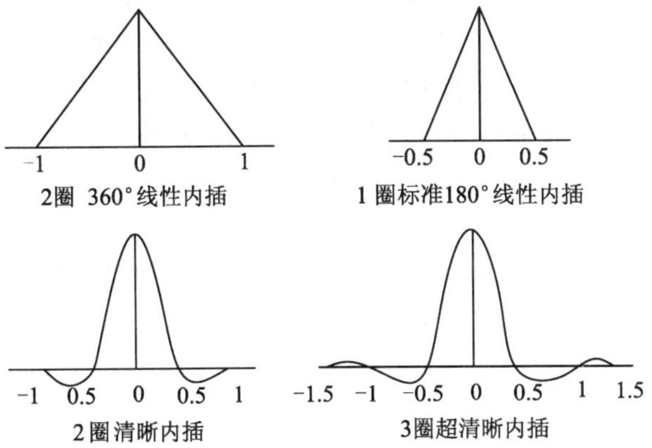

图6-15 不同的内插方法

360°线性内插算法在螺旋扫描方法出现的早期被使用,是采用360°扫描数据向外的两点通过内插形成一个平面数据。这种内插方法的主要缺点是层厚敏感曲线(slice sensitivity profile,SSP)增宽,图像的质量有所下降。

180°线性内插是指采用靠近重建平面的两点扫描数据,通过内插形成新的平面数据。180°线性内插和360°线性内插这两种方法最大的区别:180°线性内插采用了第2个螺旋扫描的数据,并使第2个螺旋扫描数据偏移了180°的角,从而能够靠近被重建的数据平面。这种方法能够改善SSP,提高成像的分辨力,进而改善重建图像的质量。

(二) 多层螺旋CT的图像重建

多层螺旋扫描的图像重建预处理,基本是一种线性内插方法的扩展应用。但因为多层螺旋扫描探测器排数增加,X线管发出的是孔束射线而不是以前的扇形束,它的射线路径加长,射线束的倾斜度也加大,在横断面图像的重建平面没有可利用的垂直射线。另外,由于采用多排探测器和扫描时检查床的快速移动,如果扫描螺距比值选择不当,会使一部分直接成像数据与补充成像数据交迭,使可利用的成像数据减少,图像质量下降。

为了避免上述可能出现的情况,多层螺旋的扫描和图像重建一般要注意螺距的选择并在重建时做一些必要的修正。

与单层螺旋CT扫描相比,多层螺旋CT扫描采用的射线束已超越扇形束的范围,被称为孔束(或锥形束)射线。由于射线束的形状改变,图像重建中产生了一些新的问题,最主要的是扫描长轴方向梯形边缘射线的处理。

目前多层螺旋CT图像重建预处理主要有两种方法:一种是不考虑孔束边缘,另一种是在图像预处理中将孔束边缘部分的射线一起计算。

4层螺旋CT扫描仪大部分采用不考虑孔束边缘的预处理。根据各生产厂商采用方法的不同，通常有以下几种重建预处理方法：

(1) 扫描交迭采样的修正　又称为优化采样扫描(optimized sampling scan)，通过扫描前的螺距选择和 z 轴间距的调节缩小，使直接成像数据和补充成像数据分开。

(2) z 轴滤过长轴内插法　这是一种基于长轴方向的 z 轴滤过方法，即在扫描获得的数据段内确定一个滤过段，滤过段的范围大小根据需要选择，选择的范围大小又被称为滤过宽度(filter width, FW)，在选定的滤过段内的所有扫描数据都被作加权平均化处理。其滤过参数宽度和形状，通常可影响图像的 z 轴分辨力、噪声和其他方面的图像质量。

(3) 扇形束重建　单排探测器扫描所获得的数据一般都采用扇形束重建算法。多排探测器扫描是将孔束射线平行分割模拟成扇形束后，再使用扇形束算法进行图像的重建。

(4) 多层孔束体层重建　又被称为 MUSCOT(the algorithem of multislice cone-beam tomography, MUSCOT)。多层螺旋 CT 扫描由于外侧射线束倾斜角度增大，在射线束螺距小于 1 或者层厚螺距小于 4 时，会出现数据的重叠。所以，4 层螺旋层厚螺距选择往往要避免使用 4 或 6 之类的偶数整数，但为了避免误操作，多数厂家在螺距设置中采用限制措施避免这种选择的出现。

(三) 16 层和 16 层以上螺旋 CT 的图像重建

16 层以上螺旋 CT 的图像重建与 4 层螺旋 CT 不同，应将孔束边缘部分射线一起计算。目前世界上 4 家高端 CT 机生产厂商，分别采用了不同的图像重建预处理方法。如 Siemens 公司采用了一种被称为"自适应多平面重建"(adaptive multiple plane reconstruction, AMPR)的方法；GE 公司采用了"加权超平面重建(weighted hyperplane reconstruction)"的方法；Toshiba 和 Philips 则都采用了 Feldkamp 重建算法。

1. 自适应多平面重建(AMPR)

自适应多平面重建是将螺旋扫描数据中两倍的斜面图像数据分割成几个部分。重建时，各自适配螺旋的轨迹并采用 240°螺旋扫描数据。经过上述预处理后，最终完成图像重建还需要在倾斜的、不完整的图像数据之间采用适当的内插计算。采用 AMPR 重建方法后其内插函数的形状、宽度均可自由选择，像 4 层 CT 中的自适应 z 轴内插方法一样，AMPR 方法也实现了扫描螺距自由可选，并且 z 轴分辨力和患者接收的射线量与螺距大小无关。

2. 加权超平面重建

加权超平面重建的概念有点类似 AMPR 方法，但起始步骤有所不同。先将三维的扫描数据分成一个二维的系列，然后利用凸起的超平面作区域重建。如先收集全部投影数据中的 1—9，然后再收集 2—10、3—11，最后将所有扫描数据加权平均处理。经过参数优化后，可改善图像的质量。

3. Feldkamp 重建算法

Feldkamp 重建算法是一种近似非螺旋扫描三维卷积反投影的重建方法。该方法沿着扫描测量的射线，将所有的测量射线反投影到一个三维容积，以此计算孔束扫描的射线。三维反投影方法对计算机的要求较高，需配置专用的硬件设备来满足重建的速度和时间要求。

(四) 心电门控

心电触发序列扫描和心电门控螺旋扫描分别用于 4 层和 16 层以上螺旋 CT 的心脏成像。心电触发序列扫描是根据心电监控预设的扫描时机，在患者心电图 R 波的间期触发序列扫描，触发方式既可以选择 R-R 间期的百分比，也可以选择绝对值毫秒。心电触发序列扫描方式又被称为前瞻性心电门控触发序列。

心电门控螺旋扫描又被称为回顾性心电门控螺旋扫描，目前用于 16 层以上螺旋 CT 的心脏成像。心电门控方法：在记录心电监控信号的同时，采集一段时间全部心动周期的扫描数据，采用回顾性图像重建的方法，将心动周期舒张期的图像重建以用于诊断。

回顾性心电门控的图像重建分两个步骤：第一步采用多层螺旋内插，以修正扫描时检查床移动的影响；第二步根据所需图像的位置，采用部分扫描数据重建横断面图像。采用一周扫描的部分数据重建图像，可提高心脏扫描的时间分辨力。

回顾性心电门控螺旋扫描可采用单个或多个扇区重建心脏图像，目的是提高心脏成像的图像质量。在心率较慢时常采用单扇区重建；在心率较快时采用 2 扇区或多扇区重建。图像重建时扇区的划分方法有自动划分方法和基准图像划分方法等。自动划分方法是根据扫描时患者的心率，自动将扫描的容积数据划分为一个或两个扇区(又称为"自适应心脏容积"算法)；基准图像划分方法是先将单扇区的扫描数据重建成一个基准图像，然后再回顾性地进行两扇区的图像重建，以改善心率较快患者的时间分辨力。此外，还有一种方法是根据患者的心率事先调整机架旋转的速度，以获得较好的时间分辨力，但前提是患者的心率比较稳定。

二、CT 的重建算法

CT 的图像重建曾经使用过数种方法，但不管是非螺旋 CT 还是螺旋 CT，目前多数 CT 机采用的图像重建方法仍是滤波反投影法。现将曾经采用和目前采用的各种图像重建算法介绍如下。

(一) 反投影法

反投影法又称总和法或线性叠加法。它是利用所有射线的投影累加值计算各像素的吸收值，从而形成 CT 图像。

直接反投影法的最主要缺点是成像不够清晰，需花大量的时间计算并且分辨力不够，目前已不采用，但这种方法却是 CT 其他成像算法的基础。

(二) 迭代法

迭代法又称逐次近似法。迭代法包括代数重建法、迭代最小平方法和联立方程重建法。本节只介绍代数重建法。

代数重建法首先对一幅图像的各像素给予一个任意的初始值，并利用这些假设数据计算射线束穿过物体时可能获得的投影值，然后比较这些计算值和实际投影值，根据两者的差异获得一个修正值，再用这些修正值修正各对应射线穿过物体后的诸像素值。如此反复迭代，直到计算值和实测值接近并达到要求的精度为止。

迭代法早在 1956 年被用于太阳图像的重建，后来被亨斯菲尔德用于 EMI-1 型头颅 CT 扫描机中，由于成像质量和重建时间等一些原因，目前临床用 CT 扫描机已不采用这种重建方法。

(三) 滤波反投影法

滤波反投影法也称卷积反投影法，只进行一维傅里叶变换，是解析法之一。其成像过程大致可分三步(预处理—卷积—反投影)：第一步是对全部投影数据(衰减吸收值)预处理，经过预处理的数据称为原始数据(raw data)，可存入硬盘，在需要时取出为重建图像所用；第二步是将原始数据的对数值与滤波函数进行卷积，由于空间滤波函数 $h(t)$的选取是卷积计算的关键，故称之为卷积核(convolution kernel)；第三步是经滤波后的原始数据被反投影成像，并通过监视器显示。

重建后图像的大小与是否采用放大(zoom)有关；图像的亮度与 X 线通过物体后的衰减有关。这种方法在当前 CT 机中得到广泛应用。

(四) 傅里叶重建法

傅里叶重建法也是解析法之一。傅里叶重建的基本方法是用空间和频率的概念表达一幅图像的数学计算方法。

采用傅里叶方法重建图像有下述优点：首先，一幅频率图像可采用改变频率的幅度进行处理，如边缘增强、平滑处理；其次，这种处理方法能被计算机的工作方法接受；第三，频率信号利于图像质量的测试，如采用调制传递函数(MTF)的方法。但因需进行二维傅里叶变换，计算量较大，在实际应用中难度大于卷积反投影法。

与迭代法相比，解析法有两个优点：在成像速度方面，因为图像重建的时间与被重建图像的大小和投影数有关，解析法要快于迭代法；在精确性方面，根据数据利用的情况，解析法也优于迭代法。但迭代法能用于不完整的原始数据，而解析法则不能。

任务 4　CT 图像后处理

CT 图像后处理技术是指通过计算机软件对 CT 扫描的容积数据进行 2D，3D 或能谱图像的后处理，此外，还包括图像数据的分割和融合等。常用的图像后处理技术有多层面重组(multiplanar reformation，MPR)、曲面重组(carved multiplanar reformation，CMPR)、多层面容积再现(multiplanar volume rendering，MPVR)、表面阴影显示(surface shaded display，SSD)、容积再现(volume rendering，VR)、CT 仿真内镜(CT virtual endoscopy，CTVE)、血管探针技术(vessel probe，VP)和能谱 CT(spectral CT)后处理技术。其中 MPR 和 CMPR 属 2D 重组技术，MPVR，SSD，VR，CTVE，VP 均属 3D 重组技术。

一、2D 图像后处理技术

(一) 多层面重组(MPR)

MPR是在横断层面图像上按需要任意划线确定一个剖面位置,计算机将一系列横断层面数据进行重组,获得该划线断面的2D重组图像,该断面可以是冠状层面、矢状层面或任意角度斜位层面图像(见图6-16)。

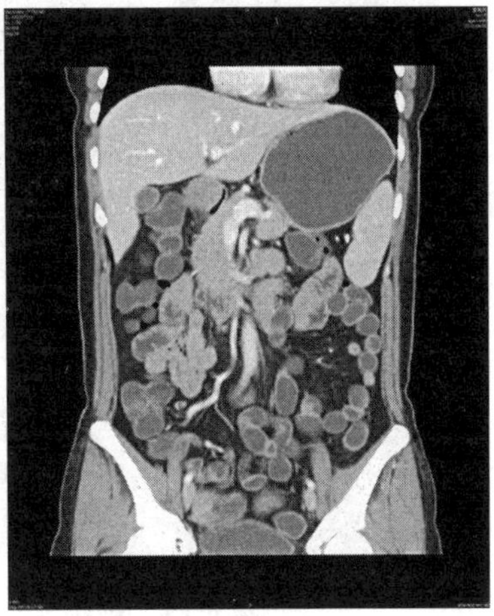

图 6-16 MPR

MPR图像的CT值属性不变,因此在MPR上还可以进行CT值测量。螺旋扫描时的层厚和螺距对MPR图像质量有明显的影响,层厚越薄,重组图像越清晰;层厚太厚,可造成阶梯状伪影;螺距过大,则影像不清晰。MPR可较好地显示组织器官内复杂的解剖关系,有利于病变的准确定位。

(二) 曲面重组(CMPR)

CMPR是指在容积数据的基础上,在横断层面图像上沿感兴趣器官或结构的走向划一条曲线,并沿该曲线进行曲面图像重组,把走向弯曲的器官或结构拉直、展开,显示在一个平面上,从而能够观察某个器官或结构的全貌,实质是MPR的延伸和发展(见图6-17)。CMPR多应用于走形扭曲的血管、颌面骨等图像的后处理。

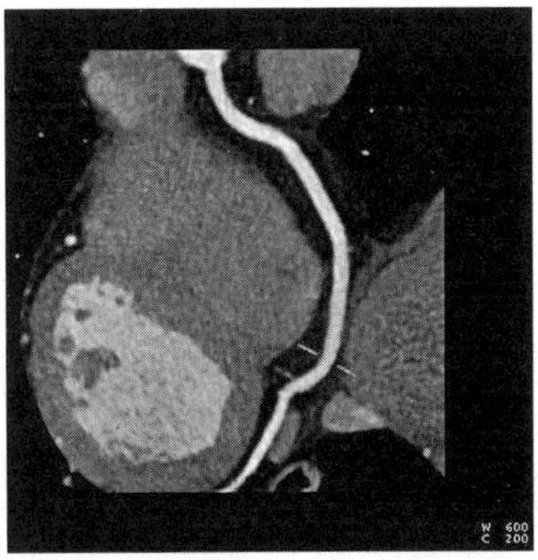

图 6-17 CMPR

二、3D 图像后处理技术

(一) 多层面容积再现(MPVR)

MPVR是将一组层面的容积资料,采用最大密度投影(maximun intensity projection,MIP)、最小密度投影(minimum intensity projection,MinIP)或平均密度投影(average intensity projection,AIP)进行运算,得到重组2D图像,这些2D图像可从不同角度(3D)观察和显示。

1. 最大密度投影

MIP是通过计算机,从不同方向对被观察的容积数据进行数学线束透视投影,仅将每一线束所遇密度值高于所选阈值的体素或密度最高的体素投影到与视线垂直的平面上,把全部投影数据通过计算机重组处理,形成MIP图像(见图6-18)。MIP在临床上常用于显示具有相对较高密度的组织结构,如注射对比剂后显影的血管、明显强化的软组织肿块、骨骼等。当组织结构的密度差异较小时MIP的效果不佳。

2. 最小密度投影

MinIP是仅将每一投影线束所遇密度值低于所选阈值的像素或密度最低的体素投

影到与线束垂直的平面上（见图 6-19）。MinIP 主要用于显示低密度的含气器官，如胃肠道、支气管等。

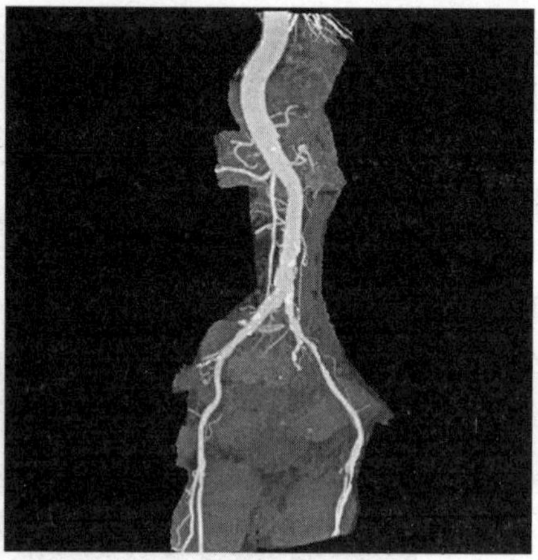

图 6-18　MIP

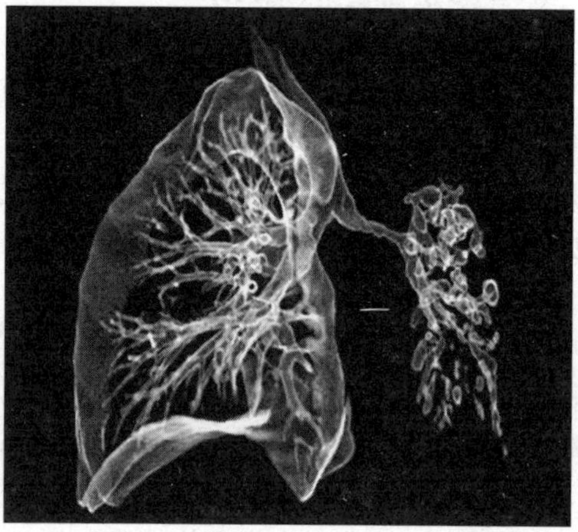

图 6-19　MinIP

3. 平均密度投影

AIP 是将每一投影线束所遇全体体素密度值平均后投影到与线束垂直的平面上。此法因组织密度分辨力较低，临床上很少应用。

(二) 容积再现技术(VR)

VR 是利用螺旋 CT 容积扫描的所有体素的 CT 值及其表面特征，使成像容积内所有体素均被赋予不同的颜色和透明度，通过图像重组和模拟光源照射，显示出具有立体视觉效果的器官或组织结构的全貌。VR 图像不仅可以显示被观察物的表面形态，而且可根据观察者的需要，显示被观察物内部任意层次的形态，帮助确定病灶与周围重要结构间的位置关系。VR 常用于支气管、肺、纵隔、肋骨和血管的成像，图像清晰、逼真。

(三) 血管探针技术(VP)

VP 是在 VR 成像图上，通过计算机自动沿着血管走向将靶血管以两个垂直的方向剖开并拉直，显示血管管壁及血管内腔情况，适用于显示走行迂曲的小血管，如冠状动脉等，能清楚地显示血管壁的软、硬粥样硬化斑和血管的狭窄程度。

(四) 表面阴影显示(SSD)

SSD 是通过计算兴趣区(ROI)内组织结构的所有相关体素的最高和最低 CT 值，保留所选 CT 阈值范围内体素的影像，将超过限定 CT 阈值的体素作透明处理（见图 6-20）。由于同样应用于模拟光源照射，所以重组出的图像具有立体视觉效果。此图像是组织结构的反映，是以灰阶编码描绘而成的表面显示图像。SSD 可设定不同的 CT 阈值，对应不同 CT 值的结构组织，描绘出复杂的 3D 解剖结构重叠关系，因此适用于骨骼系统（颅面骨、骨盆、脊柱等）、空腔结构（支气管、血管、胆囊等）、腹腔脏器（肝脏、肾脏等）和肿瘤的表面形态显示，其空间立体感强，表面解剖关系清晰，有利于病灶的定位和侵犯范围的判断。

由于 SSD 技术受 CT 阈值选择的影响较大，重组操作中，如果阈值选择不当，可能造成一定的假象。例如，阈值高时易造成管腔狭窄的假象，分支结构显示少或不能显示；阈值低时则边缘模糊。此外，SSD 也不能显示被观察物内部结构的形态。

（五）CT 仿真内镜(CTVE)

CTVE 是利用计算机与 CT 相结合而开发出的仿真内镜功能。将螺旋 CT 容积扫描获得的图像数据进行后处理，并应用模拟光源照射，重组出空腔器官内表面的直观立体视觉效果图像，再加以伪彩色编码，形成类似内镜检查所形成的图像（见图 6-21）。利用计算机远景投影软件功能调整视屏距、视角、透视方向及灯光，以管道内腔为中心，不断缩短物屏距（调整 z 轴），产生目标物体不断靠近观察者和逐渐放大的多幅图像。随后以每秒 15 帧连续重显这些图像，达到电影回放速度，即可产生类似纤维内镜进出和转向的动态观察效果。目前，CTVE 多用于观察气管、支气管、结肠、胃、鼻腔、鼻咽、喉、膀胱和主动脉等管道窦腔。

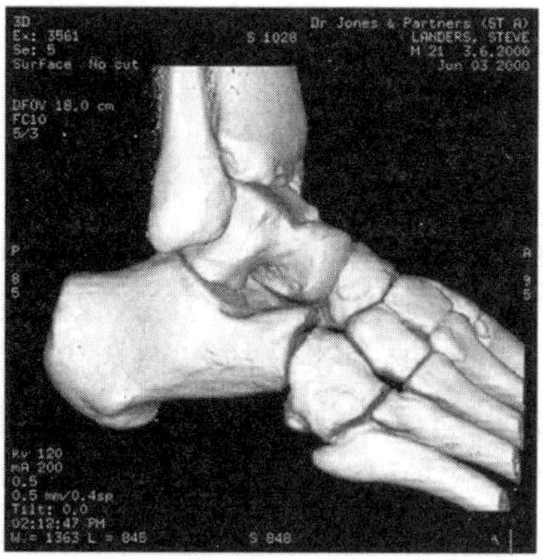

图 6-20　SSD

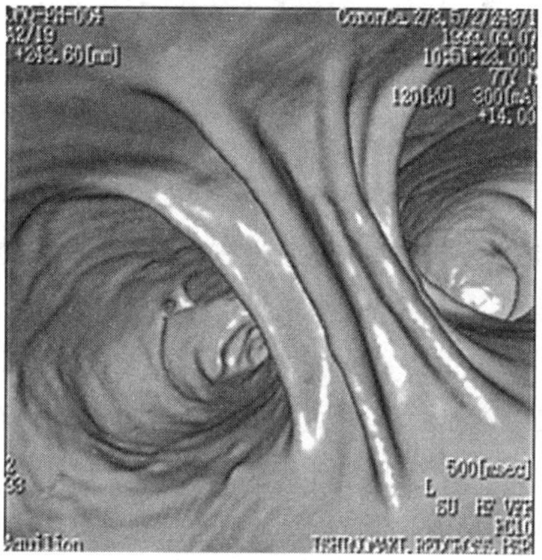

图 6-21　CTVE

CTVE 可采用表面再现法，通过设定不同的阈值调整腔内的等值面，使用不同的表面平滑程度绘制腔体内表面的形态。这种方式的常见问题是无法显示不同密度的组织，各种组织或被视为一体，或有部分无法显示，且无颜色变化，对比不明显。

CTVE 为非侵入性检查，安全且患者无痛苦，尤其适用于不能承受纤维内镜检查的患者。与纤维内镜相比，CTVE 具有以下优点：① 可从狭窄或阻塞的远端观察病灶，这对于喉部检查尤为重要，因为纤维内镜不能观察声门以下结构；② 可观察纤维内镜无法到达的管腔，如血管、鼻窦内肿等；③ 可帮助引导纤维内镜活检及治疗；④ 可改变透明度，透过管腔观察腔外靶器官外观形态及其与周围组织器官的 3D 空间关系。但 CTVE 也有其局限性：① 观察到的只是组织内表面的影像，缺乏组织特异性，且不能进行活检；② 对扁平病灶的检测敏感性较低；③不能对管腔内膜的真实颜色变化及细节进行观察，对结肠内残留的粪块无法与息肉和肿块区分开，肠腔充气不足会造成观察困难。

项目七

磁共振成像

学习目标

1. 掌握 MRI 的结构及每一部分的功能；
2. 掌握 MRI 的成像原理；
3. 熟悉 MRI 的物理学基础；
4. 熟悉 MRI 的序列类型及相关参数；
5. 了解 K 空间的概念及填充方式。

自 20 世纪 40 年代发现核磁共振现象以来，科学家经过努力探索，借助计算机技术和图像重建技术，成功地在医学领域实现了核磁共振成像(nuclear magnetic resonance imaging，NMRI)，现在通常简称为 MRI。与以 X 线为能源的成像、超声成像及核医学成像不同，MRI 是一种以完全不同的成像原理显示人体组织、结构影像的成像方式。NMRI 成像原理涉及量子物理学的内容，对其基本原理的了解，是理解 MRI 成像的基础。

1930 年美国哥伦比亚大学的 I. Rabi 发现，处于磁场中的原子核受到电磁波的作用后，其自旋方向发生反转，这是人类关于原子核和外加磁场、射频场相互作用的最早认识，因此，I. Rabi 获得了 1944 年度的诺贝尔物理学奖。

1946 年美国斯坦福大学的 F. Bloch 和坎伯利基哈佛大学的 E. Purcell 发现，将具有奇数个核子(包括质子和中子)的原子核置于磁场中，再施加一个特定频率的射频场，原子核会吸收射频场的能量，在它们的能级之间发生共振跃迁现象。这就是人们对磁共振现象的早期认识，由于这项发现在物理和化学领域具有重大意义，F. Bloch 和 E. Purcell 共同获得 1952 年的诺贝尔物理学奖，在随后的一段时间内，磁共振技术主要应用于 MR 波普学和 MR 探测。

此后，英国诺丁汉大学的 P. Mansfield 进一步发展了有关稳定磁场中使用附加梯度磁场的理论，为磁共振成像技术从理论到应用奠定了基础。1973 年核磁共振的应用从物理学和化学领域拓展到临床医学领域。1984 年美国仪器与药物管理局(FDA)批准 MR 在临床试用。早期的磁共振机如图 7-1 所示。

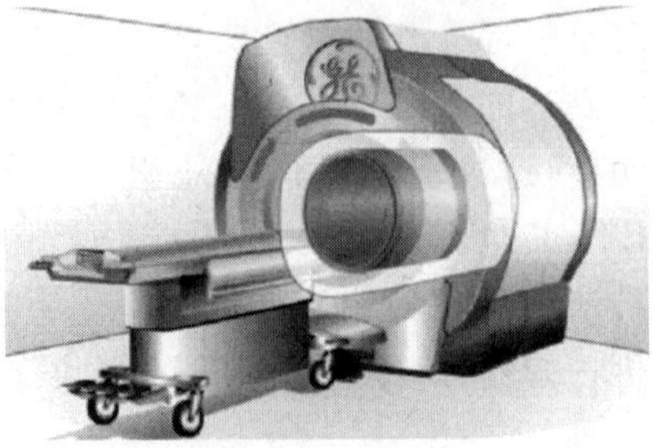

图 7-1 磁共振机

近年来，核磁共振成像技术发展十分迅速，日臻成熟完善，并在世界范围内推广应用，检查范围已基本覆盖全身各系统。为了准确反映其成像基础，避免与核素成像混淆，现改称为磁共振(MRI)成像。磁共振成像的参与因素较多，信息量大且不同于现有各种影像学成像，在疾病诊断中有很大优越性和应用潜力。

任务1　磁共振的结构和成像原理

一、磁共振的物理学基础

NMRI是利用人体自由水中的氢质子自旋产生的核磁特性，使用强大的外磁场让它磁化并围绕外磁场进动；而后施加射频脉冲，激励进动的质子吸收能量发生磁共振；停止射频脉冲后，激励的氢质子弛豫至平衡状态并释放能量与核磁共振信号；接收线圈把核磁共振信号传至电脑，进行傅里叶变换，即可获取人体MRI图像。

要产生核磁共振信号，必须满足3个基本条件：① 能够产生共振跃迁的原子核；② 恒定的静磁场(外磁场、主磁场)；③ 产生一定频率电磁波的交变磁场(射频磁场RF)。

所谓“核”是指共振跃迁的原子核；“磁”是指主磁场 $\boldsymbol{B}_0$ 和射频磁场RF；“共振”是指当射频磁场的频率与原子核进动的频率一致时原子核吸收能量，发生能级间的共振跃迁。

(一) 原子核的磁性

1. 原子核的自旋

原子由原子核和核外电子组成，原子核又由质子和中子组成，质子带正电荷，中子不带电。在微观世界里，电子、质子、中子等都具有自旋的特性，所谓“自旋”是指微观粒子总是以一定的频率绕自身轴不停地旋转。原子核带有正电荷，则原子核自旋就形成了环形电流。

原子核的自旋量子数 I 的取值由原子核内部的质子数和中子数决定。根据原子核质子数和中子数的不同，可将原子核分为3类：① 质子数和中子数均为奇数；② 质子数和中子数一个为奇数，一个为偶数；③ 质子数和中子数均为偶数。实验发现，第③类原子核的自旋量子数 $I=0$，如 ^{16}O，^{12}C，^{32}S 等；第①类原子核的自旋量子数 I 为整数，如 ^{14}N 的 $I=1$；第②类原子核的自旋量子数 I 为半整数，如 $^{31}_{15}P$ 的 $I=1/2$，$^{63}_{29}Cu$ 的 $I=5/2$，$^{235}_{92}U$ 的 $I=5/2$。

研究发现，并非所有的原子核的自旋运动均能产生核磁，根据原子核内质子和中子数量的不同，不同的原子核产生不同的核磁效应。对于上面三类原子核，第①，②类原子核属于磁性原子核，即自旋会产生核磁，而第③类原子核的自旋并不产生核磁，属于非磁性原子核。

原子核的自旋是个矢量，自旋的方向与原子核旋转方向的平面垂直，如图7-2所示。

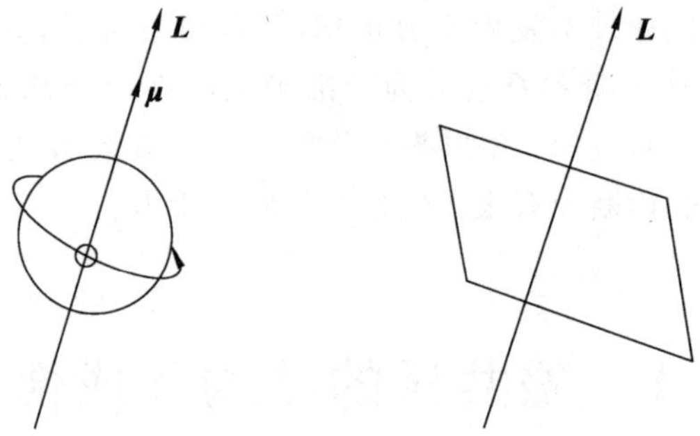

图 7-2 原子核的自旋和磁矩

2. 原子核的磁矩

根据法拉第电磁理论,通电的环形电流周围形成磁场。因此,将自旋量子数 I 不为零的原子核(简称自旋核)自旋形成的磁场称为核磁。为了描述自旋核在其周围空间所产生的磁场特性,引入具有一定大小和方向的磁矩(magnetic moment)$\boldsymbol{\mu}$。

自旋核的磁矩 $\boldsymbol{\mu}$ 和自旋角动量 $\boldsymbol{L}$ 都是由原子核的自旋运动引起的,它们之间的关系为

$$\mu=\gamma \cdot L \tag{7-1}$$

式中,$\gamma=\dfrac{ge}{2mc}$为磁旋比,g 为一个取决于原子核种类的无量纲的数,称为朗德因子或 g 因子;e 为电子的电荷数;c 为光速;m 为质子的质量。由此可以看出,γ 为原子核的固有特性,其值主要取决于原子核的种类。$L=\hbar\sqrt{I(I+1)}$为自旋角动量,$\hbar=\dfrac{h}{2\lambda}$,$h$ 为普朗克常数,I 为自旋核的量子数,也取决于原子核的种类,不同的原子核 I 值不同。由此可见,$\boldsymbol{L}$ 同样也是原子核的固有特性,其值同样取决于原子核的种类。

原子核的磁矩 $\boldsymbol{\mu}$ 的方向和自旋角动量 L 的方向在同一直线上,但有的方向相同,有的方向相反。例如,氢原子核(质子)的磁矩为 $2.793\mu_N$($\mu_N=e\hbar/2mc$ 为核磁子),方向和自旋方向相同,如图 7-2 a 所示;中子是电中性的,但它内部也有电荷,靠近中心为正电荷,靠外为负电荷,正、负电荷电量相等,所以中子也有磁矩,为 $-1.913\mu_N$,负号表示中子磁矩的方向和自旋的方向相反。

不管是原子核的自旋,还是原子核的磁矩,在静磁场中都存在 $2I+1$ 种可能的取向,分别为 $I,I-1,I-2,\cdots,-I$。虽然原子核的磁性是非常微弱的,但核磁共振仍然可以精确测量。水和脂肪中都含有氢原子,人体的含水量大约为 60%,有丰富的氢原子,所以核磁共振成像就是利用人体中的氢原子进行的共振成像。另外,氢原子核内只有质子而没有中子,因此,人体的磁共振成像又称质子成像。

(二) 磁共振信号的产生

1. 质子

正常情况下,人体在不受外界磁场的约束时,质子处于杂乱无章的自由状态,如

图 7-3 所示。当把它们放入强静磁场中后，将呈现出平行和反平行于静磁场的两个方向上的排列，如图 7-4 所示。

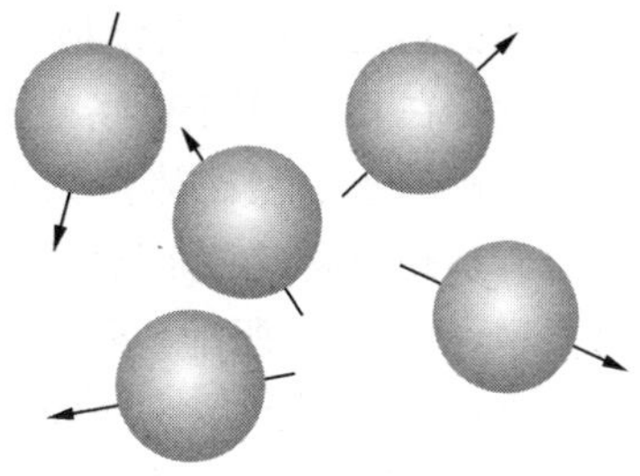

图 7-3　质子正常排列状态

2. 拉莫尔旋进

质子在静磁场中形成两种取向的分布后，在围绕自身轴线自旋的同时，还要围绕静磁场进行旋进，如图 7-5 a 所示。质子在静磁场中的运动方式称为拉莫尔旋进（Larmor precession），这种运动近似于陀螺的运动，如图 7-5 b 所示。

旋进的角速度 ω_0 为

$$\omega_0 = 2\pi \cdot f_0 = \gamma B_0 \tag{7-2}$$

式中，f_0 为质子的旋进频率；γ 为磁旋比（氢质子的 $\gamma = 42.58\ \mathrm{MHz \cdot T^{-1} \cdot s^{-1}}$）；$B_0$ 为静磁场强度。当 $B_0 = 1$ T 时，氢质子的进动频率 $f_0 = 42.58$ MHz。

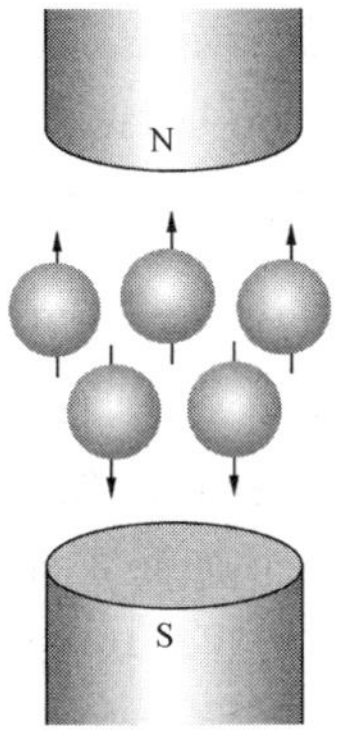

图 7-4　质子在静磁场的排列状态

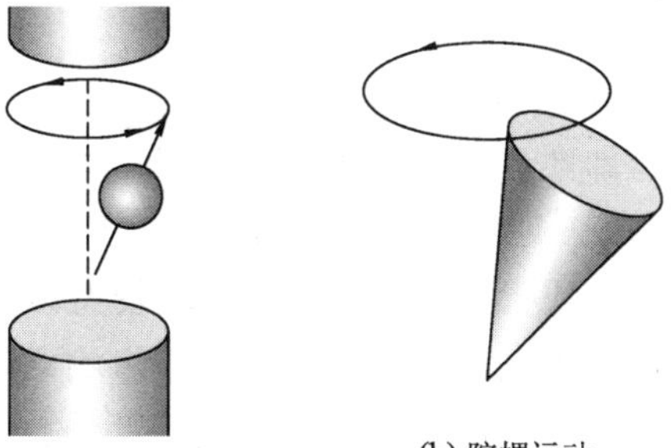

(a) 质子进动　　(b) 陀螺运动

图 7-5　质子在静磁场中的运动

3. 磁共振信号的形成

共振是自然界普遍存在的一种物理现象，而要产生共振需要满足一定的客观条件。例如，敲打某一音叉时，音叉会以特定的频率振动并产生特定的声波，同时带动周围具有相同固有频率的音叉一起振动，这就是所谓的音叉共振。因此，要产生磁共振信号，同样需要特定频率的电磁波的激励。

二、磁共振的基本硬件结构

磁共振成像仪通常由主磁体、梯度系统、射频系统、计算机系统及其他辅助设备等构成。

（一）主磁体

1. 主磁体的类型

主磁体是 MRI 设备最重要、最基本、成本最高的部件，其作用是产生一个均匀的磁场，使处于该磁场中的人体内的氢质子被磁化而形成磁化强度矢量。

根据磁场产生的方式可将主磁体分为永磁型和电磁型。

永磁型磁体实际上就是大块磁铁，磁场持续存在，一般用于低场磁共振成像设备。常用的永磁型磁体由铁氧体或钕铁的磁砖拼砌而成，分为闭合式和开放式两种类型，如图 7-6 所示。开放式磁共振可使医生接近患者开展一些新的应用。目前，国内外 MRI 设备厂商纷纷开发出开放式磁体，把 MRI 设备推广应用到介入治疗领域。另外，开放式 MRI 还可以减轻患者的恐惧感，患者更愿意接受检查。永磁型磁体的缺点是场强较低；成像的信噪比低；磁体的热稳定性差，磁场的均匀性较差。但永磁型磁体结构简单、设备造价低、对环境影响小、安装费用和运行成本低；对运动、金属伪影相对不敏感，磁敏感效应及化学位移伪影少。

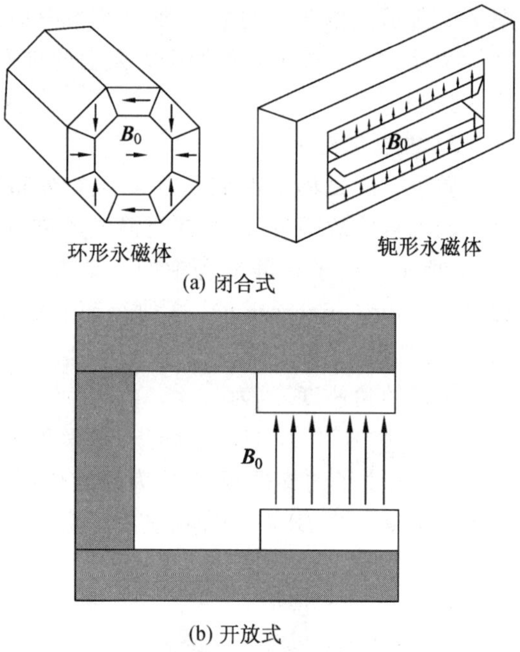

图 7-6　永磁体的构造

电磁型磁体是利用导线绕制成的线圈，通电后即产生磁场，根据导线材料不同又可分为常导磁体（conventional magnet）和超导磁体（superconductive magnet）。常导磁体实际上由高导电性的金属导线或薄片绕制而成，如铜或铝。常导磁体的功耗较大，同时产生大量的热，必须配备磁体水冷装置。另外，线圈供电电源的波动将会直接影响磁场的稳定性，因而高质量的大功率恒流电源是常导型 MRI 设备整机系统的关键部件。常导磁体的优点是结构简单、造价低，磁场强度可达到 0.4 T，同时维修相对简单；缺点是工作磁场偏低，磁场均匀性及稳定性差，运行和维护成本高。常导磁体已逐渐被永磁型磁体替代。超导磁体的线圈采用超导导线绕制而成，且工作在超导环境下，这种磁体磁场强度高，磁场稳定性及均匀性高，通常 0.5 T 以上的磁体都采用超导磁体。超导磁体通常由超导线圈、高真空超低温杜瓦容器及附属部件构成。超导磁体的工作温度为 4.2 K（−269 ℃），常在磁体中加入液氦来形成工作温度。在此工作环境下，超导导线内的阻抗几乎消失，通电后在无须继续供电的情况下导线内的电流一直存在，并产生稳定的磁场。因此，目前中、高场强磁共振均采用超导磁体。

2. 主磁体的性能指标

(1) 磁场强度

磁共振成像系统的主磁场 $\boldsymbol{B}_0$ 又叫静磁场（static magnetic field），是指在磁体孔径范围内（通常≤50 cm）产生均匀分布的磁场，磁场强度越高，图像信噪比越高，成像质量越好，但人体对射频能量的吸收增加。同时，增加主磁场强度将导致设备成本大幅增加。

(2) 磁场均匀度

磁场均匀度（homogeneity）是指在特定容积范围内磁场的同一性程度，即穿过单位面积的磁感应线量是否相同。磁场均匀性的表示方法通常有点对点法(peak to peak，P-P)、均方根法(root mean square，RMS)及容积平方根法(volume root-mean-sqare，VRMS)。磁场均匀度是决定影像空间分辨力和信噪比的基本因素，也决定着系统最小可用的梯度强度。

(3) 磁场稳定性

磁场稳定性是衡量磁场强度随时间漂移程度的指标，它与磁体类型和设计质量有关，受磁体附近铁磁性物质、磁体电源稳定性、环境温度、匀场电源漂移等因素的影响。磁场的稳定性可以分为时间稳定性和热稳定性两种。时间稳定性是指磁场随时间发生变化的程度；热稳定性是指磁场随温度发生变化的程度。磁体电源或匀场电源波动时，会导致磁场的时间稳定性变差。磁场稳定性下降，意味着单位时间内磁场的变化率增加，在一定程度上也会影响图像的质量。

(4) 主磁体的长度

为了保证主磁体磁场的均匀度，以往磁共振多采用 2 m 以上的长磁体，近几年随着磁体技术的进步，推出了 1.4～1.7 m 的高场强(1.5 T)短磁体，提高了患者检查的舒适度。

除此以外，磁体质量、磁体的有效孔径、边缘场的空间范围、致冷剂的挥发率和磁体低温容器的容积等因素也是磁体的重要性能指标。

(二) 梯度系统

1. 梯度系统的组成及工作原理

梯度系统由梯度线圈、梯度控制器(GCU)、数模转换器(DAC)、梯度功率放大器(GPA)和梯度冷却系统等部分组成。梯度系统为 MRI 设备提供快速切换的梯度场，对 MR 信号进行空间编码，实现成像体系的空间定位和层面选择。在梯度回波和一些快速成像序列中，梯度场的翻转起着射频激发后自旋系统的相位重聚作用。

MRI 设备需要 3 个互相正交(x，y，z 方向)的梯度磁场进行空间编码，这 3 个梯度场分别由 x，y，z 3 个方向的梯度线圈提供。z 轴方向梯度场的线圈是一对(多对)半径相同的环形线圈，每对对应的两个线圈中通以大小相同、方向相反的电流，可产生均匀的线性梯度场。x 轴方向和 y 轴方向梯度线圈分别用成对的鞍形线圈，同样在每对对称线圈中通以大小相同、方向相反的电流，可以通过增加线圈对数提高梯度磁场线性度。

梯度控制器按系统主控单元的指令，发出全数字化的控制信号，该控制信号包含梯度电流大小的代码，由数模转换器接收后，立即转换成相应的模拟电压控制信号，产生梯度电流，再由梯度放大器输出。梯度放大器是整个梯度系统的功率输出级，必须具有功率大、开关时间短、输出电流精确、可重复性好、可持续工作时间长、散热系统优良可靠等特点。

梯度线圈封装固定在绝缘材料中，梯度线圈的电流往往超出 100 A，电流将在线圈中产生大量的热。常用的梯度冷却系统是水冷，将梯度线圈经绝缘处理后浸于封闭的蒸馏水中散热，再通过冷水交换机将热量带出。

2. 梯度系统的性能参数

(1) 梯度场强度

梯度场强度是指梯度变化时可以达到的最大梯度场强,用单位长度内梯度磁场强度的最大差表示,单位为 mT/m。在梯度线圈一定时,梯度场强度由梯度线圈的通电电流决定,而梯度线圈的通电电流又受梯度功率放大器限制。梯度场强度越高,可得到的扫描层面越薄,图像的空间分辨力就越高。

(2) 梯度爬升时间及梯度切换率

梯度爬升时间和梯度切换率从不同角度反映了梯度场达到某一预定值的速度。梯度爬升时间是指梯度强度由零逐渐上升到预设强度所需的时间,单位为 ms。梯度切换率是指单位时间内梯度磁场的变化率,定义为梯度场强度除以爬升时间,单位为 $mT \cdot m^{-1} \cdot ms^{-1}$ 或 $T \cdot m^{-1} \cdot s^{-1}$。梯度切换率越高,梯度的开启时间越短,梯度磁场强度爬升越快,扫描速度越快,可实现快速或超快速成像。

(3) 梯度线性

梯度线性是衡量梯度场平稳性的指标。线性越好,表明梯度场越精确,图像质量越好。距离磁场中心越远,梯度线性越差,图像的边缘可能产生变形。梯度磁场的非线性一般不超过 2%。

(4) 梯度有效容积

梯度有效容积又叫均匀容积,是指梯度线圈所包容的能够满足一定线性要求的空间区域。这一区域一般位于磁体中心,并与主磁场的有效容积同心。梯度线圈的均匀容积越大,对成像区的限制就越小。

(5) 梯度工作周期

梯度工作周期是指梯度场工作时间在一个成像周期(T_R)内所占的百分比。梯度工作周期与成像层数有关,在多层面成像中,成像层面越多,则梯度磁场的工作周期百分数越高。

(三) 射频系统

射频系统(RF system)由发射系统和接收系统构成,用于建立射频场的射频线圈叫发射线圈,用于检测 MR 信号的射频线圈叫接收线圈。射频系统包括发射器、功率放大器、发射线圈、接收线圈及低噪声信号放大器。射频系统实施射频激励并接收和处理射频信号,根据不同扫描序列要求,编排组合并发射各种翻转角的射频脉冲,使磁化质子吸收能量产生共振,同时接收质子在弛豫过程中释放的能量而产生 MR 信号。因此,射频系统的作用是在射频控制器的作用下,提供扫描序列的各种射频脉冲。

1. 射频脉冲发射单元

射频脉冲发射单元由射频控制器、射频脉冲序列发生器、射频脉冲生成器、射频脉冲源、频率合成器、滤波放大器、波形调制器、射频脉冲功率放大器、发射终端匹配电路、射频发射线圈等构成。射频控制器经射频脉冲发射单元产生 MR 扫描序列所需的各种角度和功率的射频脉冲,常用射频脉冲有 90°脉冲、180°脉冲和小于 90°脉冲。

在射频控制器的统一指挥下,振荡器产生的电磁波首先被送入频率合成器,射频波的频率在此得以校正，使之完全符合序列的需要；然后，标准频率的射频波进入发射调制器，调制器的作用是产生需要的波形；最后射频脉冲经过多级放大，幅度逐步得以提高。射频脉冲发射单元的最后一级为功率放大级，它输出一定发射功率的射频脉冲信号，这一射频信号要通过一个阻抗匹配网络进入射频线圈，阻抗匹配网络的作用是缓冲器和开关。由于有些线圈（如体线圈和头线圈）既是发射线圈又是接收线圈，必须通过阻抗匹配网络进行转换：射频发射阶段，它建立的信号通路阻抗非常小，使线圈成为发射线圈；射频接收阶段，它建立的信号通路阻抗非常大，使线圈成为接收线圈。

2. 射频脉冲接收单元

射频激励脉冲停止后，线圈两端产生感应电及磁共振信号，射频脉冲接收单元的功能是接收人体产生的磁共振信号，并经放大、混频、滤波、检波、A/D 转换等一系列处理送至数据采集系统。因此，射频脉冲接收单元由接收线圈、前置放大器、混频器、相敏检波器、低通滤波器及 A/D 转换器等组成。接收线圈中感应出的 MR 信号只有微伏（μV）数量级，首先将该信号送入前置放大器放大，再使信号混频后产生一个中频信号，该信号经中频放大器进一步放大后送往相敏检波器，相敏检波器将从该中频信号中检测出低频 MRI 信号，由低频放大器将检波后的 MR 信号进行放大，检波输出的信号中除了所需的 MR 信号外，还有一些高频的干扰和噪声，必须加低通滤波器滤除，信号经两个低通滤波器滤除其中混杂的交流成分后送至 A/D 转换器，将磁共振信号由模拟信号转换成数字信号传输给数据处理系统。

3. 射频线圈

MR 成像系统发射电磁波对人体组织进行激发，人体组织中的 MR 信号通过射频线圈被检测。射频线圈既是氢质子发生磁共振的激励源，又是磁共振的探测器。磁共振成像的磁场强度在 0.2～3.0 T 之间，相应的工作频率处于 8.5～127.8 MHz 的射频波段。MRI 用的发射/接收线圈类似于广播、电视用的发射/接收天线，不同的是广播、电视的接收天线位于发射电磁波的远场中，发射天线和接收天线之间是行波耦合。行波的波长比发射地和接收地之间的距离小得多，行波的电场和磁场特性具有对等的意义。MRI 中射频线圈和人体组织之间的距离远远小于波长，接收线圈处在被接收的 MR 信号的近场区域，发射和接收之间是驻波耦合，驻波的电磁能量几乎全部为磁场能量。所以，MR 信号的接收和射频激励不能采用电耦合的线状天线，而必须采用磁耦合的环状天线，即射频线圈。

射频线圈的种类很多，且有多种分类方法。

（1）按功能可分为发射线圈、接收线圈和发射/接收两用线圈。

（2）按线圈作用的范围，可分为全容积线圈、部分容积线圈、表面线圈、体腔内线圈、相控阵线圈等。其中，相控阵线圈是由两个以上的线圈单元组成的线圈阵列，这些线圈可彼此连接组成一个大的成像区间，使有效空间增大，每个线圈单元可独立应用。

（3）按极化方式，可分为线性极化和圆形极化两种线圈。其中，圆形极化线圈也可称为正交线圈，两个绕组工作时接收同一磁共振信号，但得到的噪声却互不相干，如果对输出信号进行适当组合，就可使线圈的信噪比提高。磁体内置的发射/接收体线圈就是正交线圈。

(4) 按主磁场方向，可分为横向静磁场磁体中的螺线管线圈和纵向静磁场磁体中的鞍形线圈(主要是体线圈)。

(5) 按绕组形式，可分为亥姆霍兹线圈、螺线管线圈、四线结构线圈、管状谐振器线圈和鸟笼式线圈。

(四) 计算机系统

在 MRI 设备中，计算机(包括微处理器)的应用非常广泛。各种规模的计算机、单片机、微处理器，构成了 MRI 设备的控制网络。计算机系统作为 MRI 设备的指令和控制中心，不仅具有数据采集、处理、存储、恢复及多幅显示等功能，而且选择观察野、建立 RF 脉冲波形和时序图、打开和关闭梯度磁场、控制接收和收集数据及提供 MRI 设备各单元的状态诊断数据都离不开计算机。除主计算机外，还须配备用于高速计算的阵列处理机和用于数据存储的磁盘。主计算机系统由主机、磁盘存储器、光盘存储器、控制台、主图像显示器(主诊断台)、辅图像显示器(辅诊断台)、网络适配器及测量系统的接口部件等组成。主图像显示器通常又是控制台的一部分，用于监视机器的运行状况。主计算机一般采用性能较好的小型机，也有以高档微机作为主计算机的。近年来，有些 MRI 设备中还配备了双机并行的主计算机，使整个系统的可靠性大大提高。常用的操作系统有 DOS，UNIX，VMS，Windows 等，其中后三者均为多用户的操作系统，在 MRI 设备的主计算机中广泛使用。具备 DICOM 标准接口的 MRI 设备，可顺利接入 PACS，从而具有图像数据的数字化、资源共享、大容量存储、远程会诊等重要功能。在 MRI 设备中计算机的作用如图 7-7 所示。

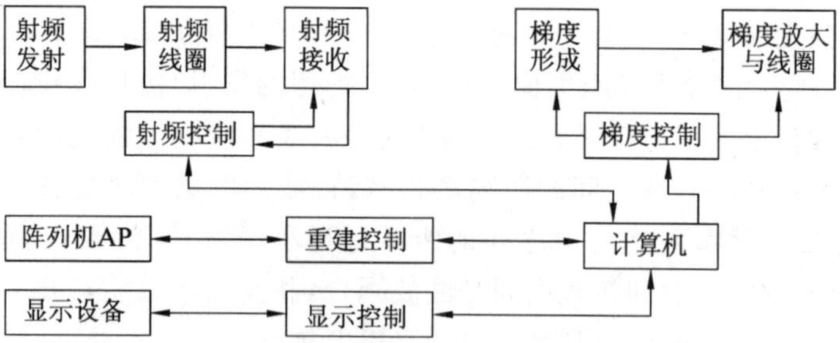

图 7-7 计算机功能框架图

三、磁共振的成像原理

通过对静磁场中的人体施加某种特定频率的射频脉冲，使人体组织中的氢质子受到激励而发生磁共振现象，当终止 RF 脉冲后，氢质子在弛豫过程中发射出射频信号(MR 信号)而成像。

磁共振成像是利用静磁场 $\boldsymbol{B}_0$ 使被检体中的氢质子产生有序化排列，在顺 $\boldsymbol{B}_0$ 与反 $\boldsymbol{B}_0$ 方向上的质子数产生差异而形成纵向磁化矢量 $\boldsymbol{M}_z$；当在垂直 $\boldsymbol{B}_0$ 方向发射射频脉冲(射频磁场)时，使 $\boldsymbol{M}_{xy}$ 逐渐形成，$\boldsymbol{M}_z$ 逐渐减小；当射频脉冲终止时，$\boldsymbol{M}_{xy}$ 逐渐减小，$\boldsymbol{M}_z$ 逐

渐恢复，产生纵向弛豫与横向弛豫，在 xy 平面上加接收线圈就能接收到 MR 信号，然后通过各种图像重建技术进行 MR 图像重建，形成 MR 图像；同时必须采用三组梯度磁场（G_x，G_y，G_z）对被检体进行空间定位，即层面选择、相位编码与频率编码。选择各种不同的脉冲序列形成 T_1 加权像、T_2 加权像、质子密度加权像等 MR 图像。

任务 2　磁共振图像的形成

一、静磁场

由前述可知，放入磁场的原子核会发生核磁共振现象，而人体内有无数个氢质子（每毫升水约含氢质子 3×10^{22} 个），每个氢质子都会自旋产生核磁现象，那么人体是否能形成一个大磁场呢？现实是人体并不存在磁场，这又是为什么呢？由图 7-8 可以看出，自然状态下质子的排列处于无序状态，其南、北极的朝向是随机的、瞬间即变的，每一瞬间不同朝向的质子的磁力互相抵消，最终物质不显示磁性。

将人体放入静磁场中，人体内的氢质子又会发生怎样的改变呢？由图 7-9 可以看出，当人体置于一强大的外磁场 $\boldsymbol{B}_0$ 内时，质子的自身磁场被强大的 $\boldsymbol{B}_0$ 规范，质子的南、北极向将被迫沿 $\boldsymbol{B}_0$ 方向排列。一部分低能态质子的磁矩 $\boldsymbol{\mu}$ 与 $\boldsymbol{B}_0$ 方向一致，另一部分高能态质子的 $\boldsymbol{\mu}$ 与 $\boldsymbol{B}_0$ 方向相反，而且与 $\boldsymbol{B}_0$ 同向排列的质子数略多于反向质子数。物质在 $\boldsymbol{B}_0$ 作用下，在磁场方向上产生磁性的过程称磁化，其大小称为磁化强度。

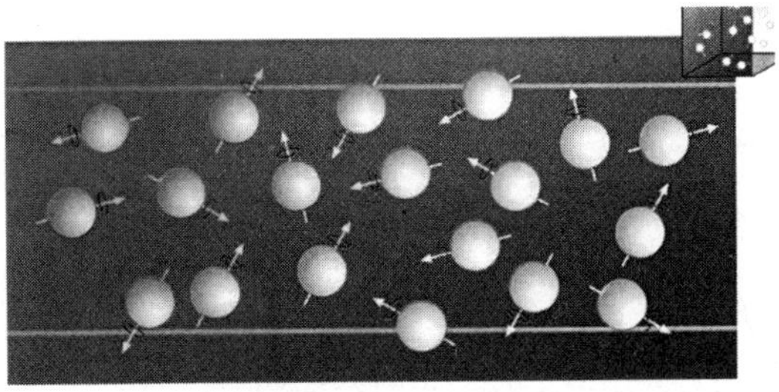

图 7-8　氢质子在静磁场作用下的状态

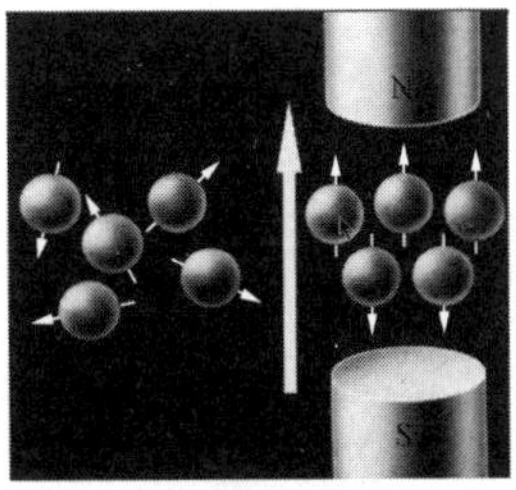

图 7-9　将人体放入静磁场后氢质子的变化

当原子核在静磁场的作用下被规范后，自旋核有一定的自旋角动量 $\boldsymbol{L}$ 和磁矩 $\boldsymbol{\mu}$，在 $\boldsymbol{B}_0$ 作用下，$\boldsymbol{\mu}$ 将如旋转陀螺在地球引力场中旋进一样运动，称自旋核的旋进。进动是外磁场与氢质子的核磁场相互作用的结果。进动是 MRI 必需的运动，频率虽然远远低于自旋频率，但比自旋频率重要得多。

如图 7-10 所示，将磁矩 $\boldsymbol{\mu}$ 分解成 $\boldsymbol{\mu}_z$ 和 $\boldsymbol{\mu}_{xy}$，进动质子的磁化矢量可分解为方向稳定且与主磁场一致的纵向磁化矢量 $\boldsymbol{M}_z$ 和旋转的横向磁化矢量 $\boldsymbol{M}_{xy}$。如图 7-11 所示，由于相位不同，每个质子的 $\boldsymbol{M}_{xy}$ 分矢量相互抵消，因而无宏观横向磁化矢量 $\boldsymbol{M}_{xy}$ 显示。即磁化后的人体只能显示纵向磁化矢量 $\boldsymbol{M}_z$，不能显示横向磁化矢量 $\boldsymbol{M}_{xy}$。而 $\boldsymbol{M}_z$ 与静磁场方向相同，不发生进动，因而接收线圈不能接收 $\boldsymbol{M}_z$，但能接收 $\boldsymbol{M}_{xy}$。

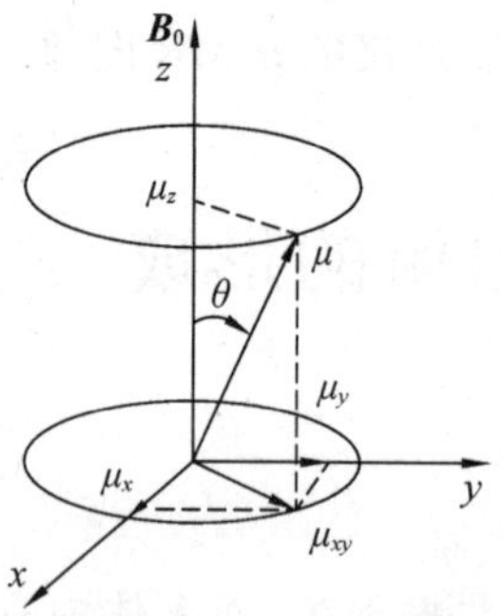

图 7-10　旋进时核磁矩各分量的运动

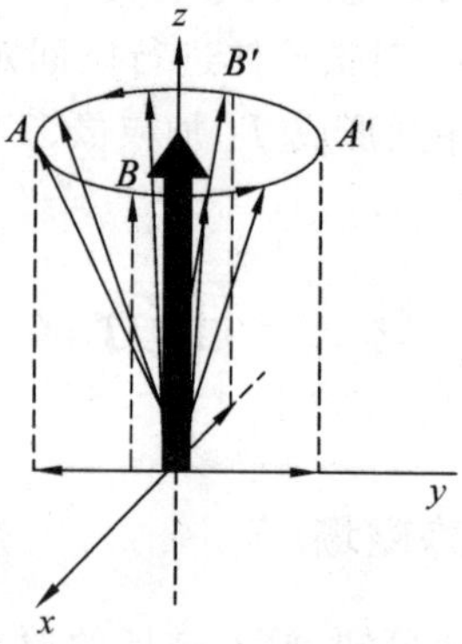

图 7-11　质子横向磁化

二、射频脉冲

（一）施加射频脉冲后氢质子的状态

对静磁场作用的人体再施加一射频脉冲后会出现什么现象呢？

如图 7-12 所示，当施加的射频脉冲的频率与氢质子的进动频率相等时，氢质子会吸收射频脉冲的能量，发生共振现象。射频脉冲的作用过程如图 7-13 所示。

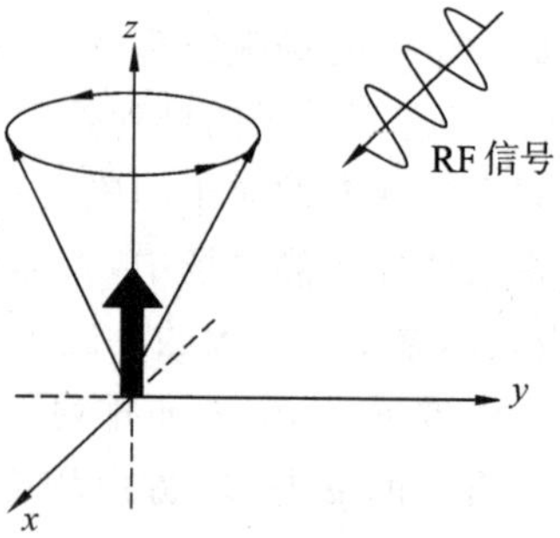

图 7-12　静磁场中的质子被施加一射频场

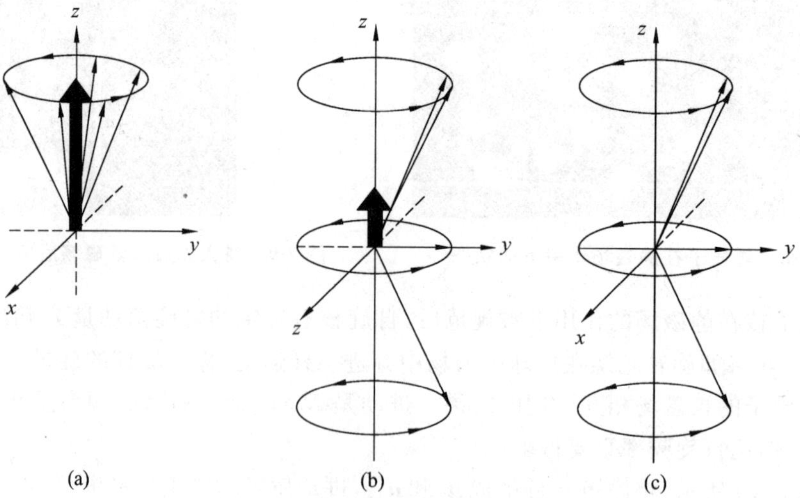

图 7-13　射频脉冲的作用

1. 翻转纵向磁化矢量

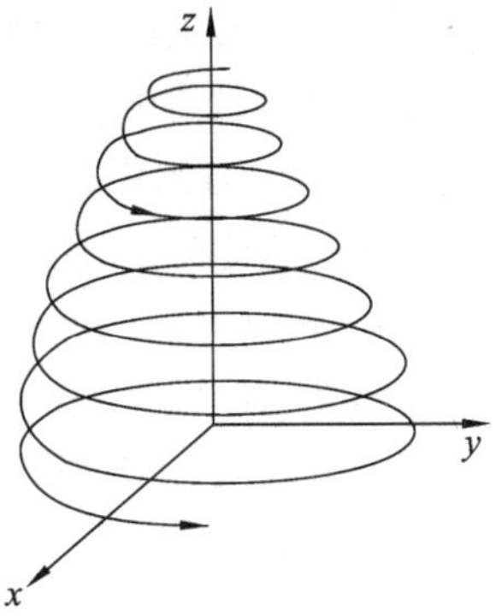

图 7-14　射频脉冲激发后 M_0 向 xy 平面的螺旋运动

处于静磁场中的自旋质子发生进动并形成一个纵向磁化矢量 $\boldsymbol{M}_z$，如果沿着与 $\boldsymbol{B}_0$ 垂直的方向施加一个射频脉冲，并且射频脉冲的频率与质子的进动频率相同，则会造成沿 $\boldsymbol{B}_0$ 磁场进动的质子绕 $\boldsymbol{B}_1$（射频磁场）进动，这将导致质子绕 z 轴的快速进动逐步地螺旋向下翻转到 xy 平面，这样的运动方式称为“章动”（见图 7-14）。

通过控制射频脉冲的强度和作用时间，可以确定 $\boldsymbol{M}_z$ 的翻转角度。常用的有 90°射频脉冲、180°射频脉冲和部分翻转脉冲（小于 90°射频脉冲）。

2. 形成横向磁化矢量

当施加 90°射频脉冲后，处于静磁场 $\boldsymbol{B}_0$ 中的自旋质子所产生的纵向磁化矢量 $\boldsymbol{M}_z$ 会翻转到 xy 平面，每个质子仍以一定的频率绕 $\boldsymbol{B}_0$ 轴进动；同时在 90°射频脉冲的作用下，翻转到 xy 平面的质子在 xy 平面逐渐趋于同相位，即所有质子的磁化矢量指向同一方向。因此，xy 平面内的质子同步运动，使每个质子的磁化矢量叠加而在宏观上形成了一个新的磁化矢量，即横向磁化矢量 $\boldsymbol{M}_{xy}$，同时 $\boldsymbol{M}_{xy}$ 绕 $\boldsymbol{B}_0$ 进动。

（二）射频脉冲停止后氢质子状态

当 90°射频脉冲停止后，$\boldsymbol{M}$ 仍围绕 $\boldsymbol{B}_0$ 轴旋转，$\boldsymbol{M}$ 末端螺旋上升逐渐靠向 $\boldsymbol{B}_0$，在脉冲结束的一瞬间，$\boldsymbol{M}$ 在 xy 平面上的分量 $\boldsymbol{M}_{xy}$ 为零，在 z 轴上的分量 $\boldsymbol{M}_z$ 达到最大值。

（三）弛豫

1. 相位的概念

平面内旋转的矢量与某一参照轴的夹角称为相位（phase）。多个矢量在空间的方向一致时称为同相位（in-phase）；多个矢量在空间的方向不一致时称离相位（out of phase）。由离相位达到同相位的过程称相位重聚（re-phase）；由同相位变成离相位的过程称失相位（de-phase）。

2. 弛豫（relaxation）

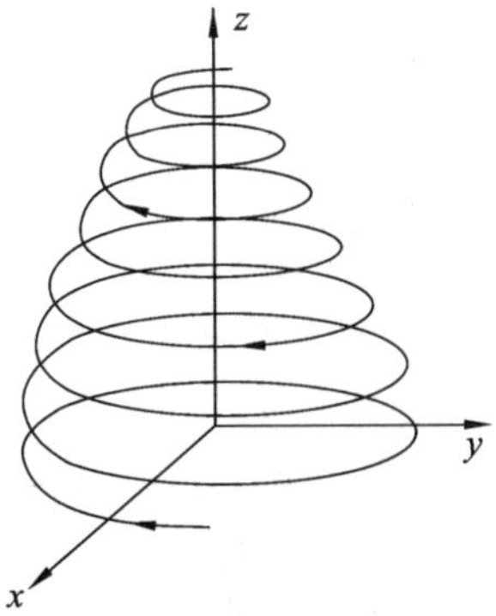

图 7-15　射频脉冲停止后的弛豫过程

磁共振现象是处于静磁场中的自旋质子在吸收了射频脉冲的能量后，由低能态跃迁到高能态的过程。通常将只有静磁场作用时，人体氢质子所处的稳定状态称为平衡态；将射频脉冲作用后，系统吸收了射频脉冲能量后所处的不稳定状态称为激发态。所谓“弛豫”是指自旋质子的能级由激发态恢复到平衡态的过程。

弛豫的过程包含纵向弛豫和横向弛豫。纵向弛豫是指纵向磁化矢量 $\boldsymbol{M}_z$ 逐渐恢复的过程；横向弛豫是指横向磁化矢量 $\boldsymbol{M}_{xy}$ 逐渐消失的过程（见图 7-15）。

纵向弛豫过程中，吸收了射频脉冲能量跃迁到高能态的自旋质子要把能量释放到周围的晶格中，以回到平衡态，因此纵向弛豫也称为自旋-晶格弛豫。纵向弛豫是 $\boldsymbol{M}_z$ 逐步恢复的过程，纵向磁化矢量从最小值回复到平衡态磁化矢量 63%的时间称为纵向弛豫时间（T_1），如图 7-16 所示，因此纵向弛豫又称 T_1 弛豫。

横向磁化矢量 $\boldsymbol{M}_{xy}$ 的形成是由于射频脉冲激发后，自旋质子处于激发态并在 xy 平面继续绕 z 轴进动，其相位趋于一致而叠加形成的宏观磁化矢量。在磁场中，每个自旋质子都受到静磁场和临近自旋磁矩产生的局部磁场的影响。正是由于自旋质子间的相互作用引起磁场均匀性的改变，造成质子进动频率的差异，导致在 xy 平面内进动的净磁化矢量的失相位，因此横向弛豫也称为自旋-自旋弛豫。横向磁化矢量衰减至最大值 37%的时间称为横向弛豫时间（T_2），如图 7-17 所示，因此横向弛豫又称 T_2 弛豫。

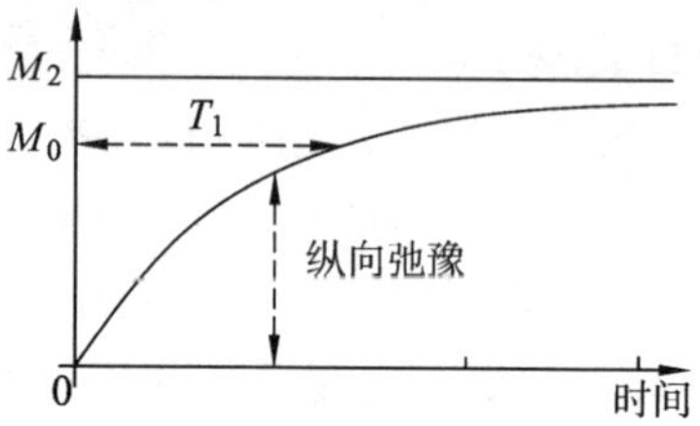

图 7-16　纵向弛豫时间 T_1

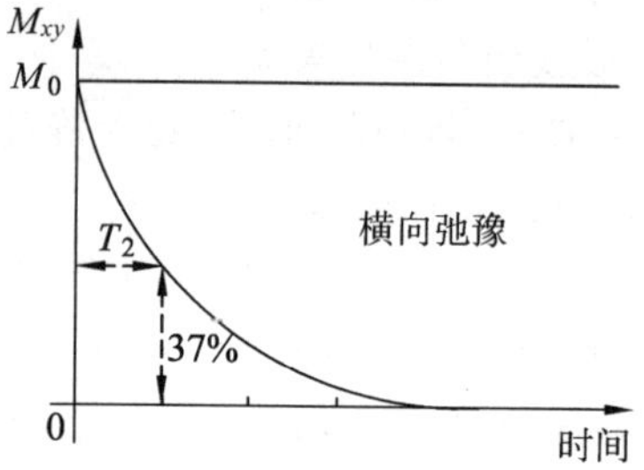

图 7-17　横向弛豫时间 T_2

在不均匀的 $\boldsymbol{B}_0$ 中的横向弛豫可称为 T_{2^*} 弛豫，即准 T_2 弛豫或有效弛豫时间。在实际的磁共振成像中，可使用均匀线圈提高静磁场的均匀性。但是，完全均匀的磁场是很难实现的，因此总会存在一定的 T_{2^*} 效应。

3. T_1和 T_2的关系

不同的组织，T_1 和 T_2 值不同，见表 7-1。静磁场强度不同，同一组织的 T_1 值也不相同，$\boldsymbol{B}_0$ 越大，组织的 T_1 值越大（见表 7-1）。T_2 值的差异是自旋质子间的相互影响及环境不同所致，自旋-自旋相互作用的效果取决于质子间的距离。水中质子的密度小于固体组织，自旋-自旋造成的失相位不如固体组织明显，因而具有较长的 T_2 值。

表 7-1　常见组织的 T_1，T_2 值

组织	T_1 值/ms		T_2 值/ms
	1T 场强	1.5T 场强	
脂肪	220	250	84
肝	420	490	43
肾	587	650	58
脾	680	778	62
肌肉	730	863	47
脑白质	680	783	92
脑灰质	809	917	101
脑脊液	2 500	3 000	1 400

由表 7-1 可以发现，同一组织的 T_2 值比 T_1 值小。

三、磁共振信号的空间定位

(一) 磁共振信号的产生

磁共振接收线圈只能采集到旋转的宏观横向磁化矢量，而宏观横向磁化矢量切割接收线圈产生的电信号实际上就是原始的磁共振信号。在 MRI 中，无论是何种脉冲序列、加权像，只要在 MR 信号采集时刻，某组织的宏观横向磁化矢量越大，其切割接收线圈产生的磁共振信号就越强，在 MR 图像上该组织的信号强度就越高。下面介绍宏观横向磁化矢量的几种基本采集方式，不同的采集方式采集得到不同类型的磁共振信号。

1. 自由感应衰减信号

受某种射频脉冲如 90°脉冲的激发，组织中将产生宏观横向磁化矢量，射频脉冲关闭后组织中的宏观横向磁化矢量由于受 T_2 弛豫和主磁场不均匀双重因素的影响，以指数形式衰减，即自由感应衰减。如果利用磁共振接收线圈直接记录横向磁化矢量的这种自由感应衰减，则得到的磁共振信号就是自由感应衰减信号，如图 7-18 所示。

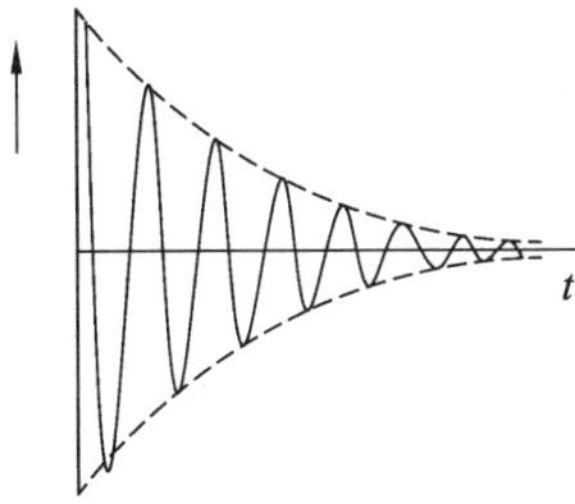

图 7-18　自由感应衰减信号

2. 自旋回波信号

90°射频脉冲激发后，组织中将产生宏观横向磁化矢量，射频脉冲关闭后，由于主磁场的不均匀造成了质子群失相位，组织中的宏观横向磁化矢量逐渐衰减。到 T_I($T_E/2$) 时刻，施加一个 180°聚相脉冲，质子群逐渐聚相位，组织中宏观横向磁化矢量逐渐增大；到了 2 倍 T_I(T_E) 时刻，质子群以最大程度聚相位，组织中宏观横向磁化矢量达到最大值，从此时刻开始，质子群又逐渐失相位，组织中的横向宏观磁化矢量又逐渐衰减。利用接收线圈记录这种宏观横向磁化矢量的变化过程，将得到自旋回波。把 90°脉冲中点到回波中点的时间间隔称为回波时间(T_E)。

3. 梯度回波信号

梯度回波是利用读出梯度场的切换产生回波。射频脉冲激发后，在频率编码方向上先施加一个梯度场，这个梯度场与主磁场叠加后将造成频率编码方向上的磁场强度差异，该方向上质子的进动频率也随之出现差异，从而加快了质子群的失相位，组织的宏观横向磁化矢量很快衰减到零，把这一梯度场称为离相梯度场。这时立刻在频率编码方向施加一个强度相同方向相反的梯度场，原来在离相位梯度场作用下进动频率减慢的质子进动频率加快，原进动频率快的质子进动频率减慢，这样由于离相位梯度场造成的质子失相位将逐渐得到纠正，组织的宏观横向磁化矢量逐渐恢复，经过与离相位梯度场作用相同的时间后，因离相位梯度场引起的质子失相位得到完全纠正，组织的宏观横向磁化矢量逐渐恢复到信号幅度的峰值，把这一梯度场称为聚相位梯度场；从此时间点后，聚相位梯度场又变成离相位梯度场，组织的宏观横向磁化矢量又开始衰减直至到零。利用接收线圈记录这种宏观横向磁化矢量的变化过程将得到一个回波信号，由于这种回波的产生仅利用读出梯度场切换产生，因此被称为梯度回波。

（二）磁共振信号的空间定位

磁共振信号的三维空间定位是利用3组梯度线圈产生的梯度磁场来实现的。利用梯度线圈产生的梯度磁场让来自不同位置的磁共振信号带有不同的空间定位信息，通过数学转换解码，就可以将MR信号分配到各个像素中。MR信号的空间定位包括层面和层厚的选择、频率编码、相位编码。

1. 层面和层厚的选择

通过控制层面选择梯度场和射频脉冲来完成MR图像层面和层厚的选择，如图7-19所示。以1.5 T磁共振仪为例，在1.5 T的场强下，质子的进动频率约为64 MHz。这时要进行横断面扫描，首先要进行层面的选择，必须在上下方向（即z轴方向）上施加一个梯度场，z轴梯度线圈中点位置（G_0）的磁场强度仍为1.5 T，因而该水平质子的进动频率保持在64 MHz。从G_0向头侧磁场强度逐渐降低，因而质子进动频率逐渐变慢，头顶部组织内质子的进动频率最低；从G_0向足侧磁场强度逐渐增高，因而质子进动频率逐渐加快。单位长度内质子进动频率差别的大小与施加的梯度场强度有关，施加的梯度场强度越大，单位长度内质子进动频率的差别越大。如果施加的梯度场造成质子进动频率的差别为1 MHz/cm（所用的射频脉冲的频率为63.5～64.5 MHz），那么被激发的层面的位置（层中心）就在z轴梯度线圈中点（G_0），层厚为1 cm，即层厚范围包括z轴梯度线圈中点上下各0.5 cm的范围。

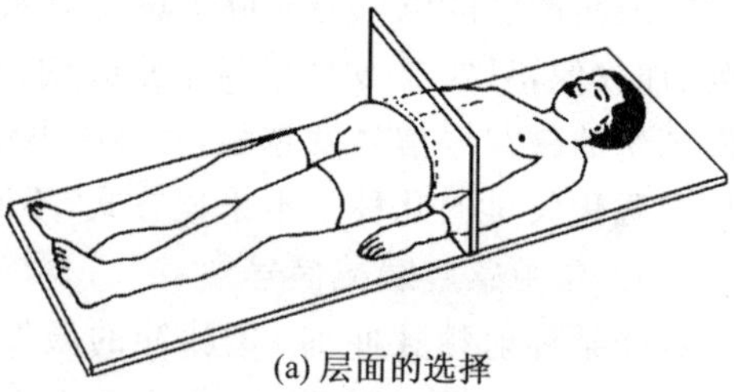

(a) 层面的选择

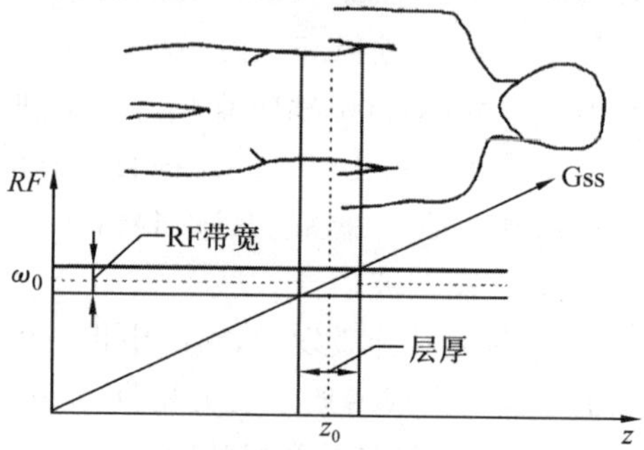

(b) 激励脉冲带宽与层厚的关系

图7-19　层面选择

在检查部位与层面选择梯度线圈的相对位置保持不变的情况下，层面和层厚受梯度场和射频脉冲影响的规律如下：

（1）梯度场不变，射频脉冲的频率增加，则层面的位置向梯度场高的一侧移动；

（2）梯度场不变，射频脉冲的带宽加宽，则层厚增厚；

（3）射频脉冲的带宽不变，梯度场的场强增加，则层厚变薄。

2. 频率编码

在完成了层面选择后还需要进行层面内的空间定位编码。层面内的空间定位编码包括频率编码和相位编码。傅里叶变换可以区分出不同频率的MR信号，但首先必须让来自不同位置的MR信号包含不同的频率，只有采集到混杂有不同频率的MR信号后，才能通过傅里叶变换解码出不同频率的MR信号，而不同的频率代表不同的位置，如图7-20所示。

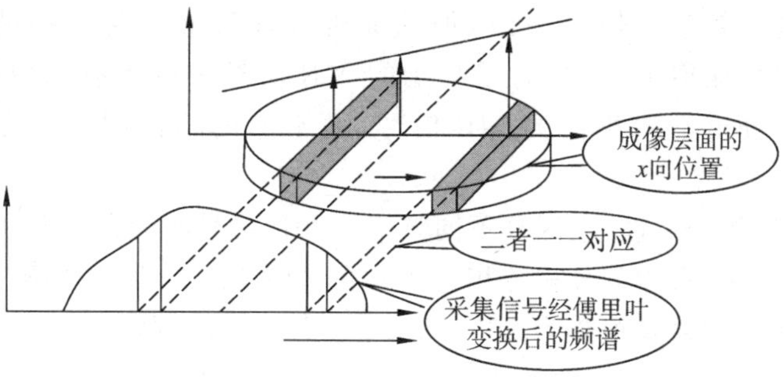

图 7-20　频率编码梯度场 G_x

以头颅的横断面为例，一般以前后方向为频率编码方向，在 MR 信号采集的时刻在前后方向上施加一个前高后低的梯度场，这样在前后方向上质子所感受到的磁场强度就不同，其进动频率即存在差别，前部的质子进动频率高，而后部的质子进动频率低。这样采集的 MR 信号中就包含有不同频率的空间信息，经傅里叶转换后不同频率的 MR 信号就被区分出来，分配到前后方向各自的位置上。

3. 相位编码

在前后方向上施加了频率编码梯度场后，经傅里叶转换的 MR 信号仅完成了前后方向的空间信息编码，但只有对左右方向的空间信息进行相位编码，才能完成层面内的二维定位，如图 7-21 所示。

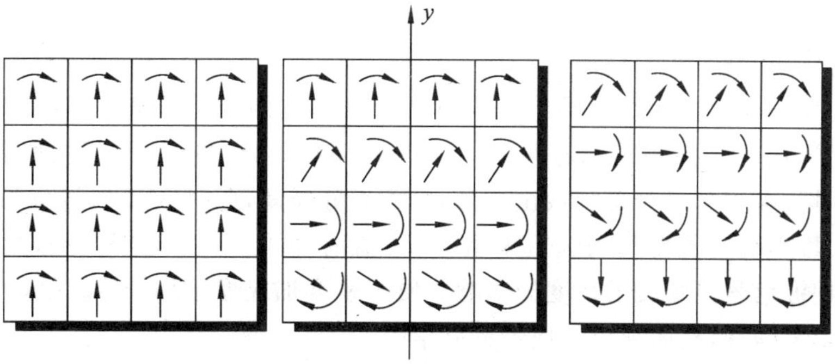

图 7-21　相位编码梯度场 G_y

相位编码与频率编码梯度场的区别：

(1) 梯度场施加方向不同。相位编码梯度场应该施加在频率编码梯度场的垂直方向上，如果频率编码梯度场施加在前后方向，则相位编码梯度场施加在左右方向上。

(2) 施加的时刻不同。频率编码梯度场必须在 MR 信号采集的同时施加，而相位编码梯度场必须在信号采集前施加。在施加相位梯度场期间，相位编码方向上（以左右方向为例）的质子将感受到不同强度的磁场（如左高右低），因而出现左快右慢的进动频率。由于质子进动频率的不同，左右方向各个位置上的质子进动的相位将出现差别。这时，关闭左右方向的相位编码梯度场，左右方向的磁场强度的差别消失，各个位置的质子进动频率也恢复一致，但前面曾施加过一段时间梯度场造成的质子进动的相位差别被保留下来，这时采集到的 MR 信号中就带有相位编码信息，通过傅里叶转换可区分出不同相位的 MR 信号，而不同的相位则代表左右方向上的不同位置。

由于傅里叶转换的特性，它区分不同频率的 MR 信号的能力很强，但区分 MR 信号相位差别的能力较差，只能区分相位相差 180°的 MR 信号。所以 MR 信号的相位编码需要多次重复进行，如果是矩阵为 256×256 的 MR 图像，则需进行 256 次相位编码方能完成，也就是说，需要用不同的相位编码梯度场重复采集 256 个 MR 信号。不同的相位编码梯度场得到的 MR 信号也称相位编码线，填充在 K 空间相位编码方向上的不同位置上，经过傅里叶转换，才能重建出合乎空间分辨力要求的图像。

四、磁共振的加权成像

1. 加权的概念

所谓“加权”即重点突出某方面的特性。之所以要加权是因为在一般的成像过程中，组织的各方面特性(如质子密度、T_1值、T_2值)均对 MR 信号有贡献，几乎不可能得到纯粹反映组织某种特性的 MR 图像。通过对成像参数的调整，使图像主要反映组织某一方面的特性，而尽量抑制组织其他特性对 MR 信号的影响，这就是“加权”。T_1加权成像是指这种成像方法重点突出组织纵向弛豫差别，而尽量减少组织其他特性如横向弛豫等对图像的影响；T_2加权成像重点突出组织的横向弛豫差别；质子密度加权像则主要反映组织的质子含量差别。

2. 质子密度加权像

质子密度加权主要反映不同组织间质子含量的差别。质子密度越高，MR 信号越强。若选用远长于组织 T_1值的时间 T_R(1 500～2500 ms)，在 T_R 时间内所有质子在下一个 90°脉冲周期来到时全部释放出能量，得到充分恢复，此时 MR 信号就和组织的 T_1 无关(不受 T_1影响)；若再选用远短于组织 T_2 值的时间 T_E(15～25 ms)，则 T_2信号较弱，此时的回波信号只受质子密度的影响。质子密度加权像采用长 T_R 和短 T_E 削弱了 T_1和 T_2的信号强度，从而突出了质子密度信号。

3. T_2加权成像

T_2WI 主要反映组织横向弛豫的差别。在 T_2WI 上，组织的 T_2值越大，其 MR 信号越强。在 SE 序列中如果选用很长的 T_R，则可保证每一次 90°脉冲激发前各组织的纵向磁化矢量都已回到平衡状态，基本消除组织的纵向弛豫对图像对比的影响。90°脉冲激发后，各组织的宏观横向磁化矢量将由于 T_2弛豫而发生衰减，由于各组织的 T_2弛豫快慢不一，在同一时刻，各组织的宏观横向磁化矢量就会存在差别，利用 180°脉冲在某个合适的时刻产生一个自旋回波，这样采集的 MR 信号主要反映各种组织残留宏观横向磁化矢量的差别，也即横向弛豫差别，得到的图像即 T_2 加权像。在 1.5 T 机器上，T_R 一般为 2 000～2 500 ms，T_E 一般为 90～120 ms。

4. T_1加权成像

T_1WI 主要反映组织纵向弛豫的差别。在 T_1WI 上，组织的 T_1 值越小，其 MR 信号越强。在 SE 序列中如果选用很短的 T_E，则基本消除了组织 T_2 值对图像对比的影响，而选择一个合适短的 T_R，在每一次 90°脉冲激发前，不同的组织由于纵向弛豫的快慢不同，已经恢复的宏观纵向磁化矢量不同，90°脉冲后产生的宏观横向磁化矢量也不同，这时马上利用 180°脉冲产生回波，则采集的 MR 信号主要反映组织的纵向弛豫差别，即 T_1WI。在 1.5 T 机器上，T_R 一般为 300～600 ms，T_E 一般为 15～25 ms。

五、K 空间的基本概念

K 空间也称傅里叶空间，是带有空间定位编码信息的 MR 信号原始数据的填充空间。

1. K 空间的基本特性

下面以矩阵为 256×256 的二维 MR 图像为例介绍 K 空间的基本特性。在二维图像的 MR 信号采集过程中，每个 MR 信号的频率编码梯度场的大小和方向保持不变，而相位编码梯度场的方向和场强则以一定的步级发生变化，每个 MR 信号的相位编码变化一次，采集到的 MR 信号填充 K 空间 K_y 方向的一条线，因此把带有空间信息的 MR 信号称为相位编码线，也称 K 空间线或傅里叶线。

一般 K 空间是循序对称填充的。填充 $K_y=-128$ 的 MR 信号的相位编码梯度场为左高右低，梯度场强最大。填充 $K_y=-127$ 的 MR 信号的相位编码梯度场仍为左高右低，但梯度场强有所降低。即保持梯度场方向不变，但梯度场强逐渐降低。到填充 $K_y=0$ 的 MR 信号时，相位编码梯度场等于零。此后相位编码梯度场方向变为右高左低，梯度场强逐渐升高，到采集填充 $K_y=+128$ 的 MR 信号时，相位编码梯度场强达到最高。K 空间相位编码方向上 $K_y=0$ 的两侧各 MR 信号是镜像对称的，即 $K_y=-128$ 与 $K_y=+128$ 的相位编码梯度场强一样，但方向相反，以此类推。

从 K_y 方向看，填充在 K 空间中心的 MR 信号的相位编码梯度场为零（$K_y=0$），这时 MR 信号强度最大，主要决定图像的对比，而不能提供相位编码方向上的空间信息，把这一条 K 空间线称为零傅里叶线。而填充 K 空间最周边的 MR 信号的相位编码梯度场强度最大（$K_y=-128$ 和 $K_y=+128$），得到的 MR 信号中各体素的相位差别最大，能提供相位编码方向的空间信息。但由于施加的梯度场强度大，MR 信号的幅度很小，所以其 MR 信号主要反映图像的解剖细节，对图像的对比贡献较小。

从 K_x 方向看，即在每一条相位编码线的频率编码方向上，其数据是从回波信号的采样得到的。因为回波信号在时序上是对称的，因此 K 空间的 K_x 方向也是对称的。

K 空间阵列中每一个点上的信息均含有全层 MR 信息，而图像阵列中的每个点（即像素）的信息仅对应层面内相应体素的信息。

2. K 空间的填充方式

常规 MRI 序列中，K 空间最常采用的填充方式为循序对称填充。

采用 K 空间中央优先采集技术，先采集填充 $K_y=0$ 附近的一部分相位编码线，然后再采集 K 空间周边的相位编码线。在透视触发和对比增强磁共振血管成像(CE-MRA)时应用较多。

此外,K 空间还可以采用迂回轨迹、放射状轨迹和螺旋状轨迹等其他多种填充方式。

任务 3　脉冲序列

一、基本概念

影响组织磁共振信号强度的因素多种多样,如组织的质子密度、T_1值、T_2值、化学位移、液体流动、水分子扩散运动等都将影响其信号强度。如果这些影响因素掺杂在一起,通过图像信号强度分析很难确定到底是何种因素造成信号强度改变,因此不利于诊断。我们可以通过调整成像参数来确定何种因素对于组织的信号强度及图像的对比起决定性作用。

可以调整的成像参数主要是射频脉冲、梯度场及信号采集时刻。射频脉冲的调整主要包括带宽(频率范围)、幅度(强度)、何时施加及持续时间等;梯度场的调整包括梯度场施加方向、梯度场场强、何时施加及持续时间等。因此,把射频脉冲、梯度场和信号采集时刻等相关各参数的设置及其在时序上的排列称为 MRI 的脉冲序列(pulse sequence)。

一般脉冲序列由 5 部分组成,即射频脉冲、层面选择梯度场、相位编码梯度场、频率编码梯度场及 MR 信号。

常用的脉冲序列有自旋回波序列、快速自旋回波序列、反转恢复序列、梯度回波序列、平面回波成像序列等。

二、自旋回波序列

自旋回波序列(SE)是 MRI 的经典序列。

(一) 自旋回波序列的结构

SE 序列由一个 90°射频脉冲后跟随一个 180°聚焦脉冲组成,90°脉冲产生一个最大的宏观横向磁化矢量,然后利用 180°聚焦脉冲产生一个自旋回波,如图 7-22 所示。把 90°脉冲中点到回波中点的时间间隔定义为回波时间(T_E);把两次相邻的 90°脉冲中点的时间间隔定义为重复时间(T_R)。

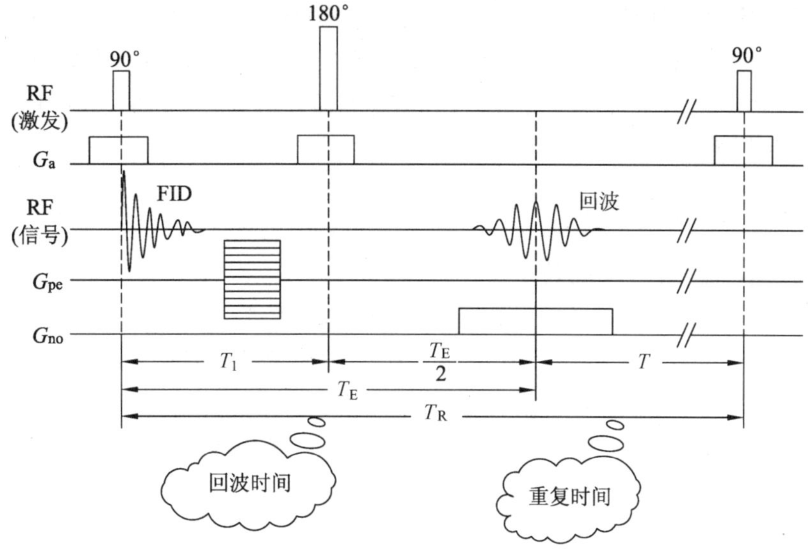

图 7-22　自旋回波序列

(二) 对比影响因素

临床成像时操作者根据需要可在一定范围内选择 SE 序列的 T_R 和 T_E。T_E 实际上是 90°射频脉冲激发后到自旋回波产生的时间。90°射频脉冲激发后，组织中将产生一个最大的宏观横向磁化矢量，90°脉冲关闭后，组织将发生横向弛豫，其横向磁化矢量将逐渐衰减。如果在 90°脉冲激发后立即采集回波信号(选择很短的 T_E)，这时所有组织都还没有来得及发生横向弛豫(T_2 弛豫)，采集到的信号中就不会带有组织 T_2 弛豫的信息，也就是说很短的 T_E 可以基本削除组织 T_2 弛豫对图像的影响。如果 90°脉冲关闭后，等很久才去采集回波信号(选择很长的 T_E)，这时所有组织的横向磁化矢量都已经完全衰减，线圈将探测不到磁共振信号。如果在 90°脉冲关闭后，等待一段合适长的时间去采集回波信号(选择合适长的 T_E)，这时不同组织由于 T_2 弛豫快慢不同残留下来的宏观横向磁化矢量大小就会不同，所采集的回波信号中将带有不同组织的 T_2 弛豫信息。由此可见，T_E 决定图像的 T_2 弛豫成分。即很短的 T_E 可以消除组织 T_2 弛豫对图像对比的影响，而合适长的 T_E 将使组织的 T_2 弛豫对图像对比产生影响。

T_R 实际上是一次 90°脉冲激发到下一次 90°脉冲激发的等待时间，在这个等待过程中，回波信号已经采集完毕，而且回波采集完毕后还需要继续等待一段时间才施加下一个 90°脉冲。如果等待时间很长(选择很长的 T_R)，下一个 90°脉冲激发时，所有组织的宏观纵向磁化矢量已经完全恢复(T_1 弛豫全部完成)，90°脉冲激发产生的宏观横向磁化矢量中就不会带有不同组织 T_1 弛豫差别的信息，即很长的 T_R 可以基本消除组织 T_1 弛豫对图像对比的影响。如果这个等待时间很短(选择很短的 T_R)，所有组织还没有来得及发生 T_1 弛豫，下一个 90°脉冲激发时组织中就没有足够的宏观纵向磁化矢量，90°脉冲激发后组织中将不会产生宏观横向磁化矢量，线圈也就探测不到回波信号。如果等待时间足够短(选择合适短的 T_R)，由于 T_1 弛豫速度不同，下一个 90°脉冲激发时不同组织中已经恢复的宏观纵向磁化矢量大小就不同，90°脉冲激发后不同组织产生的宏观横向磁化矢量就不同，所采集的回波信号中就带有组织 T_1 弛豫的信息。由此可见，很长的 T_R 可以基本消除组织 T_1 弛豫对图像对比的影响，而合适短的 T_R 将使组织的 T_1 弛豫对图像对比产生影响。

三、快速自旋回波序列

(一) 快速自旋回波(FSE)技术

SE 序列在一次 90°射频脉冲后利用一次 180°复相脉冲，仅产生一个自旋回波信号，那么一幅矩阵为 256×256 的图像需要 256 次 90°脉冲激发(NEX=1 时)，即需要 256 次 T_R，每次激发采用不同的相位编码，才能完成 K 空间的填充。与之不同的是，FSE 序列在一次 90°射频脉冲激发后利用多个(2 个以上)180°复相脉冲产生多个回波(见图 7-23)，每个回波的相位编码不同，填充 K 空间的不同位置。

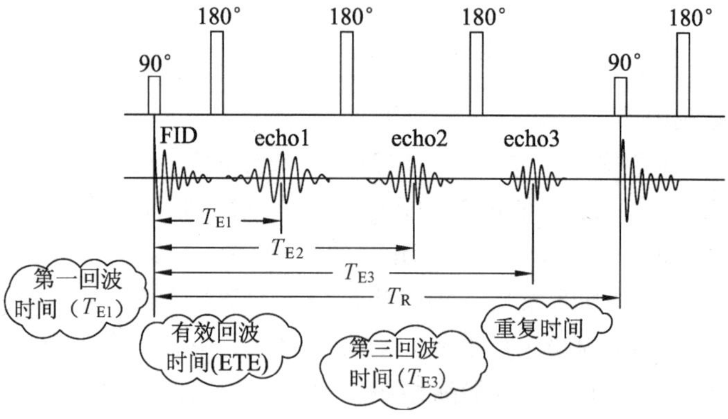

图 7-23 FSE 序列

由于一次 90°脉冲后利用多个 180°脉冲，因而产生的不是单个回波，而是一个回波链。一次 90°脉冲后利用多少个 180°脉冲就会有多少个自旋回波产生，把一次 90°脉冲后所产生的自旋回波数目定义为 FSE 序列的回波链长度。在其他成像参数不变的情况下，ETL 越长，90°脉冲所需要的重复次数越少(即 T_R 次数越少)，采集时间将成比例缩短，如果 $ETL=n$，则该 FSE 序列的采集时间为相应 SE 序列的 $1/n$，所以 ETL 也称为时间因子。

(二) FSE 序列的优、缺点

1. 优点

(1) 成像速度快于 SE 序列。

(2) 对磁场不均匀性不敏感，磁敏感伪影减少。

(3) 运动伪影减少。

2. 缺点

(1) T_2 加权的脂肪信号高于 SE 序列的 T_2WI。回波链越长，回波间隙越小，脂肪组织信号强度增加越明显。

（2）由于回波信号的幅度不同导致图像模糊。

（3）因使用多个180°脉冲而引起人体能量的累积，特殊吸收率（SAR）增加，可引起体温升高等不良反应。

（4）不利于一些能够增加磁场不均匀的病变如出血等的检出。

（5）因回波链中每个回波信号的T_E不同，与SE序列相比，FSE序列的对比将有不同程度的降低。

四、反转恢复序列

用180°射频脉冲对组织进行激发，使组织的宏观纵向磁化矢量偏转180°，即偏转到与主磁场相反的方向上，因此该180°脉冲也称为反转脉冲。把具有180°反转预脉冲的序列统称为反转恢复脉冲序列。

（一）反转恢复（inversion recovery，IR）序列

IR序列是个T_1WI序列，该序列先施加一个180°反转预脉冲，在适当的时刻施加一个90°脉冲，90°脉冲后马上施加一个180°复相脉冲，采集一个自旋回波，实际上就是在SE序列前施加一个180°反转预脉冲。IR序列中，把180°反转脉冲中点到90°脉冲中点的时间间隔定义为反转时间（T_I），把90°脉冲中点到回波中点的时间间隔定义为T_E，把相邻的两个180°反转预脉冲中点的时间间隔定义为T_R。为了保证每次180°反转脉冲前各组织的纵向磁化矢量都能基本回到平衡状态，要求T_R足够长，至少相当于SE T_2WI或FSE T_2WI序列的T_R长度。因此IR序列中T_1对比和权重不是由T_R决定，而是由T_I决定。

（二）快速反转恢复（fast inversion recovery，FIR）序列

了解了反转脉冲的原理和IR序列后，FIR序列就很容易理解了。IR序列是由一个180°反转预脉冲后跟随一个SE序列构成的，而FIR序列则是一个180°反转预脉冲后跟随一个FSE序列构成的。由于FIR序列中有回波链的存在，与IR相比，成像速度大大加快，相当于FSE与SE序列的成像速度差别。

有180°反转预脉冲的序列具有以下共同特点：

（1）由于180°脉冲后组织纵向弛豫过程延长，组织间的纵向弛豫差别加大，即T_1对比增加。

（2）180°脉冲后，在组织的纵向弛豫过程中，其纵向磁化矢量从反向（与主磁场方向相反）最大逐渐变小到零，而后从零开始正向（与主磁场相同方向）逐渐增大到最大。如果在某组织的纵向磁化矢量到零的时刻给予90°脉冲激发，则该组织由于没有宏观纵向磁化矢量，所以没有横向磁化矢量产生，该组织就不产生信号，利用这一特点可以选择性抑制某种T_1值的组织信号。

（3）选择不同的T_I可以制造出不同的对比，也可选择性抑制不同T_1值的组织信号。

五、梯度回波序列

梯度回波(gradient echo, GRE)序列也称为回波序列(field echo, FE)。GRE 序列是目前磁共振快速扫描序列中最为成熟的方法,不仅可缩短扫描时间,而且图像的空间分辨力和 SNR 均无明显下降。

(一) 梯度回波序列的特点

1. 小角度激发,加快成像速度

如图 7-24 所示,在梯度回波中一般采用小于 90°射频脉冲对成像组织进行激发即采用小角度激发。由上述可知,射频脉冲施加后组织的宏观磁化矢量偏转的角度取决于射频脉冲的能量(由射频的强度和持续时间决定),小角度激发就是给组织施加的射频脉冲能量较小,造成组织的宏观磁化矢量偏转角度小于 90°。在实际应用中,通常称小角度脉冲为 α 脉冲,α 角常介于 10°和 90°之间。

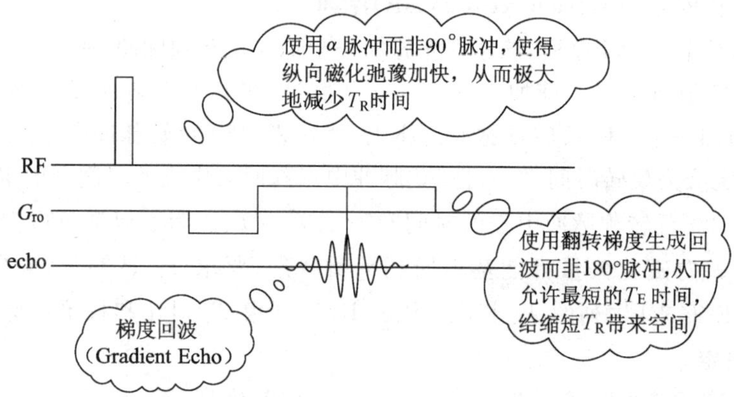

图 7-24　梯度回波序列

小角度激发有以下优点:

(1) 脉冲的能量较小,SNR 值降低。

(2) 产生宏观横向磁化矢量的效率较高。30°脉冲的能量仅为 90°脉冲的 1/3 左右,但产生的宏观横向磁化矢量达到 90°脉冲的 1/2 左右。

(3) 小角度激发后,组织可以残留较大的纵向磁化矢量,纵向弛豫所需要的时间明显缩短,因而可选用较短的 T_R 进行成像,因此成像速度快。

2. 反映的是 $T_2{}^*$ 弛豫信息而非 T_2 弛豫信息

SE 序列的 180°脉冲可剔除主磁场不均匀造成的质子失相位,从而获得真正的 T_2 弛豫信息。GRE 序列中施加的离相位梯度场将暂时性地增加磁场的不均匀性,从而加速质子的失相位,因此 GRE 序列中离相位梯度场施加后,质子的失相位是由 3 个原因引起的:

(1) 组织真正的 T_2 弛豫。

(2) 主磁场不均匀。

(3) 离相位梯度场造成的磁场不均匀。

GRE 序列中的聚相位梯度场只能剔除离相位梯度场造成的质子失相位，但并不能剔除主磁场不均匀造成的质子失相位，因而获得的只能是组织的 $T_2{}^*$ 弛豫信息而不是 T_2 弛豫信息。

3. GRE 序列的固有信噪比较低

射频脉冲关闭后宏观横向磁化矢量的衰减(即 $T_2{}^*$ 弛豫)明显快于 T_2 弛豫。一方面，GRE 序列利用梯度场切换产生回波，不能剔除主磁场不均匀造成的质子失相位，因此在相同的 T_E 下，GRE 序列得到的回波幅度将明显低于 SE 序列。另一方面，GRE 序列常用小角度激发，射频脉冲激发产生的横向磁化矢量本来就比 SE 序列小。

4. GRE 序列对磁场的不均匀性敏感

在 GRE 序列中，回波的产生依靠梯度场的切换，不能剔除主磁场的不均匀造成的质子失相位。因此，GRE 序列对磁场的不均匀性比较敏感。这一特性的缺点在于容易产生磁化率伪影，特别是在气体与组织的界面上；优点在于容易检出能够造成局部磁场不均匀的病变，如出血等。

5. GRE 序列中血流常呈现高信号

可以实现对流动血液的成像。

(二) 常规 GRE 序列的特点

常规 GRE 序列有两个特点：

(1) 射频脉冲激发角度小于 90°。

(2) 回波的产生依靠读出梯度场(即频率编码梯度场)切换。把小角度脉冲中点与回波中点的时间间隔定义为 T_E，把两次相邻的小角度脉冲中点的时间间隔定义为 T_R。

(三) 扰相 GRE 序列的原理

当 GRE 序列的 T_R 明显大于组织的 T_2 值时，下一次 α 脉冲激发前，组织的横向弛豫已经完成，即横向磁化矢量几乎衰减到零，这样前一次 α 脉冲激发产生的横向磁化矢量将不会影响后一次 α 脉冲激发所产生的信号。但当 T_R 小于组织的 T_2 值时，下一次 α 脉冲激发前，前一次 α 脉冲激发产生的横向磁化矢量尚未完全衰减，这种残留的横向磁化矢量将对下一次 α 脉冲产生的横向磁化矢量产生影响，这种影响主要以带状伪影的方式出现，且组织的 T_2 值越大、T_R 越短、激发角度越大，带状伪影越明显。

为了消除这种伪影，必须在下一次 α 脉冲施加前去除这种残留的横向磁化矢量，采用的方法就是在前一次 α 脉冲的 MR 信号采集后，下一次 α 脉冲来临前对质子的相位进行干扰，消除这种残留的横向磁化矢量。

与常规 GRE 序列相比，扰相 GRE 序列唯一的不同就是在前一次 α 脉冲的回波采集后，下一次 α 脉冲来临前，在层面选择方向、相位编码方向及频率编码方向上都施加一个很强的梯度场，人为造成磁场不均匀，加快质子失相位，以彻底消除前一次 α 脉冲的回波采集后残留的横向磁化矢量。

(四) 常规 GRE 序列和扰相 GRE 序列的加权成像

与自旋回波类序列一样，利用常规 GRE 或扰相 GRE 序列可以进行加权成像，但由于施加的射频脉冲及产生回波的方式不同，GRE 序列与自旋回波类序列也存在一些差别：

(1) 一般自旋回波类序列均采用 90°脉冲激发，因此图像的纵向弛豫成分（即 T_1 成分）由 T_R 决定。而 GRE 序列，由于激发角度小于 90°，且激发角度可随时调整，因此图像的 T_1 成分受 T_R 和激发角度双重调节。

(2) 由于采用小角度激发，组织纵向弛豫所需的时间缩短，因此相对 SE 类序列来说，GRE 序列可选用较短的 T_R。

(3) GRE 序列图像的横向弛豫成分（即 T_2 成分）也由 T_E 决定，但由于 GRE 序列采集的回波未剔除主磁场不均匀造成的质子失相位，仅能反映组织 T_2^* 弛豫信息，所以利用 GRE 序列仅能得到 T_2^* WI，而得不到 T_2 WI。

六、平面回波成像序列

平面回波成像（echo planar imaging，EPI）是目前最快的 MR 信号采集方式，利用单次激发 EPI 序列可在数十毫秒内完成一幅图像的采集。

（一）EPI 技术

EPI 在梯度回波的基础上发展而来，EPI 技术本身采集到的 MR 信号也属于梯度回波。一般的梯度回波是在一次射频脉冲激发后，利用读出梯度场的一次正反向切换产生一个梯度回波；EPI 技术则与之不同，它是在一次射频脉冲激发后，利用读出梯度场的连续正反向切换，每次切换产生一个梯度回波，因产生多个梯度回波而有回波链的存在。实际上，EPI 可以理解成“一次射频脉冲激发采集多个梯度回波”。

EPI 技术利用相位编码梯度场与读出梯度场相互配合，完成空间定位编码。

由于 EPI 回波是由读出梯度场的连续正反向切换产生的，所以产生的信号在 K 空间内填充是一种迂回轨迹。这种 K 空间迂回填充轨迹需要相位编码梯度场与读出梯度场相互配合方能实现，相位编码梯度场在每个回波采集结束后施加，其持续时间的中点正好与读出梯度场切换过零点时重叠。

EPI 序列利用读出梯度场连续切换产生回波，先施加的是反向的离相位梯度场，然后切换到正向，成为聚相位梯度场，产生第一个梯度回波；正向梯度场施加的时间过第一回波中点后，实际上又成为正向离相位梯度场，施加一定时间后，切换到反向，这时反向梯度场成为聚相位梯度场，从而产生与第一个回波方向相反的第二个梯度回波，反向梯度场施加的时间过第二个回波中点后又成为反向离相位梯度场。如此周而复始，产生一连串正向和反向相间的梯度回波，EPI 序列中这种正向和反向相间的梯度回波链，决定了其 MR 原始数据在 K 空间中需要进行迂回填充。

（二）EPI 序列分类

EPI 序列的分类方法主要有两种：一种按激发次数分类；另一种按 EPI 准备脉冲分类。

1. 按激发次数分类

按一幅图像需要进行射频脉冲激发的次数，可分为多次和单次激发 EPI。多次激发

EPI(MS-EPI)是指一次射频脉冲激发后利用读出梯度场连续切换采集多个梯度回波，填充K空间的多条相位编码线，需要多次射频脉冲激发和相应次数的EPI采集及数据迁回填充才能完成整个K空间的填充。

2. 按EPI准备脉冲分类

EPI本身只能算是MR信号的一种采集方式，并不是真正的序列，EPI技术需要结合一定的准备脉冲方能成为真正的成像序列。

(1) 梯度回波EPI(GRE-EPI)序列　为最基本的EPI序列，结构也最简单，是在90°脉冲后利用EPI采集技术采集梯度回波链。GRE-EPI序列一般采用SS-EPI方法采集信号。GRE-EPI序列一般用作$T_2{}^*$WI序列。

(2) 自旋回波EPI序列　如果EPI采集前的准备脉冲为一个90°脉冲后跟随一个180°脉冲，即自旋回波序列方式，则该序列被称为SE-EPI序列。180°脉冲将产生一个标准的自旋回波，而EPI方法将采集一个梯度回波链，一般把自旋回波填充在K空间中心，而把EPI回波链填充在K空间其他区域。由于与图像对比关系最密切的K空间中心填充的是自旋回波信号，因此认为该序列得到的图像能够反映组织的T_2弛豫特性，该序列一般被用作T_2WI或扩散加权成像(DWI)序列。SE-EPI序列可以是MS-EPI，也可以是SS-EPI。

(3) 反转恢复EPI序列　所谓反转恢复EPI(IR-EPI)序列是指EPI采集前施加的是180°反转恢复预脉冲。实际上IR-EPI有两种：① 在GRE-EPI序列前施加180°反转预脉冲，这种序列一般为ETL较短($ETL=4\sim8$)的MS-EPI序列，常用作超快速T_1WI序列，利用180°反转预脉冲增加T_1对比，利用短ETL的EPI采集技术不但加快了采集速度，也可选用很短的T_E以尽量剔除$T_2{}^*$弛豫对图像对比的污染。② 在SE-EPI前施加180°反转预脉冲，这种序列可以采用SS-EPI或MS-EPI，可作为FLAIR或DWI序列。

项目八

超声成像

学习目标

1. 掌握超声的生物效应；
2. 熟悉超声的基本特性及物理量；
3. 熟悉超声检查的基本步骤；
4. 了解超声的最近技术进展。

任务1 超声波的基本特性

一、定义

超声波是一种物体的机械振动波，属于声波的一种，其振动频率超过人耳的听觉上限阈值20 000 Hz。医学诊断最常用的超声频率多在2～10 MHz，见表8-1。

表8-1 声波的分类

分类	次声波	声波	超声波
频率/Hz	<16	16～20 000	>20 000

超声诊断是以电子工程学、解剖学、病理学为基础，并与临床医学密切结合，运用超声为信息载体非侵入性地获得人体内部的声学参数后，形成图形、曲线或其他数据，从而诊断疾病。超声检查具有对人体无损伤、无痛苦、操作简便、易于普及推广等特点，是临床诊断不可缺少的影像诊断主要检查方法。近年来，在超声引导下开展的各种穿刺、取活检、造影或治疗亦属于广义的超声诊断范畴。

二、超声波的基本物理量

(一) 声源、声束、介质

(1) 声源　能发出超声波的物体称为声源，机械振动是产生声波的根源。超声声源又称换能器，用超声换能器制成可供手持检查用的器件在临床超声检查时称为探头。超声探头可根据制造原理和用途分成多种。

(2) 声束　指从声源发出的声波。医用超声波的频率高，波长短，声波呈束状，一般在一个较小的立体角内传播。声束的中心轴线叫声轴，代表超声在声源发生后传播的主方向。

(3) 介质　传播超声波的媒介物质称为介质(固体、液体、气体都是介质)。声波必须在介质中传播，真空中没有介质存在，故声波不能在其中传播。超声的图像与介质声学特性密切相关：① 同一介质的声速与介质的性质有关，与频率无关；② 频率相同的超声波在不同的介质中声速是不同的；③ 超声波在同一介质内传播时，不同频率的超声波的波长与频率成反比。

(二) 超声波的分类

(1) 横波　质点的振动方向和声波的传播方向垂直。

(2) 纵波　质点的振动方向和声波的传播方向平行。

气体和液体中不存在横波，只有纵波；纵波可以在气体、液体和固体中传播。在医学超声成像中主要应用的是纵波。

(三) 超声波的三个基本物理量

(1) 频率(f)　单位时间(秒)内质点完成振动的次数，单位为 Hz，1 Hz=1/s。

(2) 波长(λ)　介质中质点在一个完全振动周期内，波动传播的距离，即同一波线上相邻周期中两个相同点之间的距离，单位为 m。

(3) 声速(c)　声波在介质中传播的速度，即单位时间内声波传播的距离，单位为 m/s。

三者之间的关系，可用公式来表示：

$$c=f\cdot\lambda \tag{8-1}$$

由于频率不同的声波在同一介质中传播的声速基本相同，因此，超声波的波长与频率成反比——频率愈高，波长愈短。

在不同的介质中，声速有很大的差别。声波在不同介质中的传播速度如下：空气(20 ℃)344 m/s，水(37 ℃)1 524 m/s，肝脏 1 570 m/s，脂肪 1 476 m/s，颅骨 3 360 m/s。人体软组织的声速平均为 1 540 m/s，与水中的声速相近。骨骼的声速最高，相当于软组织声速的 2 倍多。

(四) 穿透力与分辨力

(1) 超声的穿透力　是指超声穿透介质最大厚度的能力。

(2) 超声的分辨力　是指在一声束上所能分辨的相邻的两个细小目标的能力，是超声诊断中重要的技术指标，也是衡量超声仪器性能和质量最重要的参数指标。超声的分辨力受多种因素的影响，包括超声波的频率、脉冲宽度、声场远近、声束宽度、能量分布等。超声分辨力又分为三种：

① 横向分辨力：又称水平分辨力，指在与声束轴线垂直的平面上，在探头短轴方向上的分辨力(又称之为厚度分辨力)。横向分辨力与声束直径有关，声束越细，分辨力越高。医学超声仪器的图像质量主要取决于横向分辨力，横向分辨力高，图像细腻，微小的结构显示清楚。横向分辨力主要由探头晶片的形状、电子聚焦、发射频率及离探头的距离等因素决定。医学超声仪器横向分辨力可达 2 mm 以下。

② 纵向分辨力：又称轴向分辨力，指辨别声束轴线方向上两点最小间距的能力，与波长有关。理论值为波长的 1/2，但由于生物组织中多种因素的影响，实际分辨力是理论分辨力的 5～8 倍。通常用 3～3.5 MHz 探头的纵向分辨力在 1.0 mm 左右。

③ 侧向分辨力：指在与声束轴线垂直的平面上，在探头长轴方向上的分辨力。在声束聚焦区内通常用 3～3.5 MHz，探头的侧向分辨力在 1.5～2 mm。在侧向进行物理或电子聚焦可提高侧向分辨力。

穿透力与分辨力相互制约，即频率越高，分辨力越高，但穿透力越低，频率低则反之。临床实际应用时，应根据检查对象和所测脏器选择相应的探头频率，以利于提高检查结果的可靠性与精确性。

三、超声波的物理特性

（一）人体组织对入射超声的作用

（1）声特性阻抗（Z）　为介质的密度（ρ）与声速（c）的乘积。不同介质对声能的阻抗不同，这之间的差称为阻抗差。

（2）声学界面　当两种相邻介质的声阻抗差＞0.1%，入射的超声波即可产生不同的声学现象，这两种介质的交界面称为声学界面。

（3）超声在人体组织内传播时，会遇到不同阻力，产生多种物理现象，使疾病诊断具有物理学依据。

① 反射　长度大于声束波长的大界面对入射超声产生反射现象，如图 8-1 所示。反射使入射超声能量中的较大部分向一个方向折返，大界面反射遵守 Shell 定律，即：a. 入射和反射回声在同一个平面上；b. 入射声束与反射声束在法线的两侧；c. 入射角与反射角相等。反射波强度与介质间的声阻抗差成正比关系，声阻抗差越大，则反射的能量越多，折射的能量越少。如液体-气体、固体-气体间的声阻抗差很大，超声波在这些分界面上成像时有 99%以上的能量被反射，所以超声波几乎不可能从液体或固体向气体中传播。

② 折射　由于人体各种组织、脏器中的声速不同，声束在经过这些组织间的大界面时前进方向发生改变，称为折射。折射可使超声测量及导向两个方面出现误差。

③ 全反射　如超声在第二介质中的声速大于在第一介质中的声速，则折射角大于入射角。当入射角增大至某一角度时，折射声束会完全返回至第一介质，如图 8-2 所示。

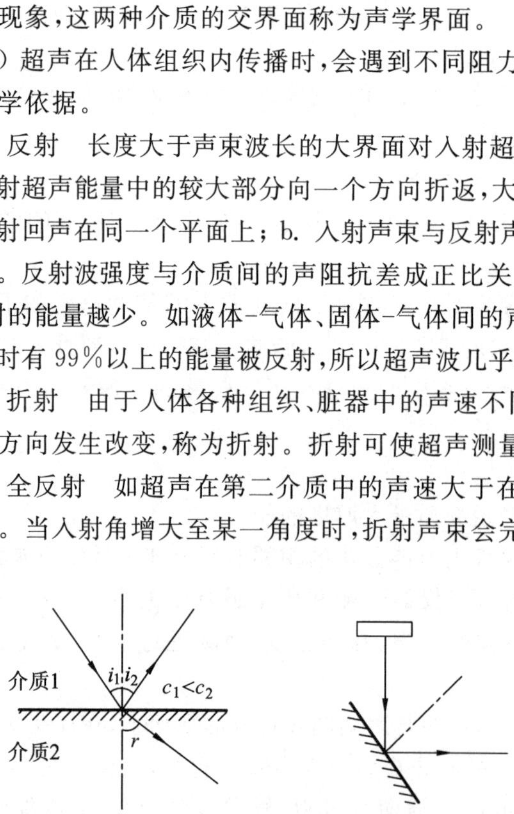

（a）超声的反射与折射　（b）超声入射角过大，回声失落

图 8-1　超声的反射与折射

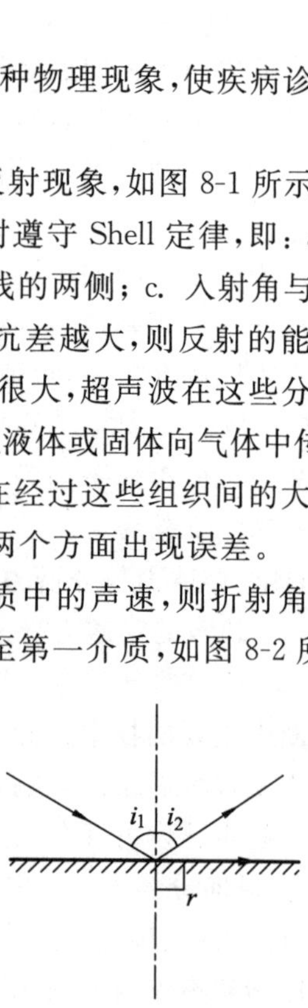

图 8-2　超声的全反射

④ 散射　当声波遇到界面直径远小于波长的微小粒子时，部分声波可激发微粒振动，形成新的点状声源向各个方向发射传播，称为散射，如图 8-3 所示。小界面对入射超声产生散射现象。散射使入射超声的能量中的一部分向空间各个方向分散辐射，故散射无方向性，其返回至声源的回声能量较低。散射回声来自脏器内部的细小结构时，其临床意义十分重要。

⑤ 绕射　又名衍射。当声波通过一个大小为 1～2 个波长的障碍物时，声波的传播方向将偏离原来的方向产生绕射。声波绕过障碍物后按偏斜后的方向直线传播，这种现象称为绕射，如图 8-4 所示。

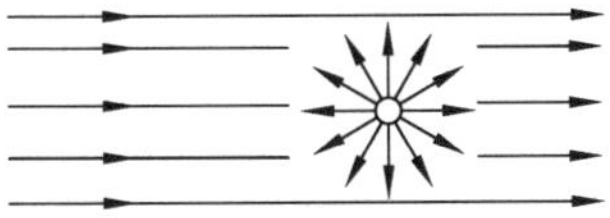

图 8-3　超声的散射

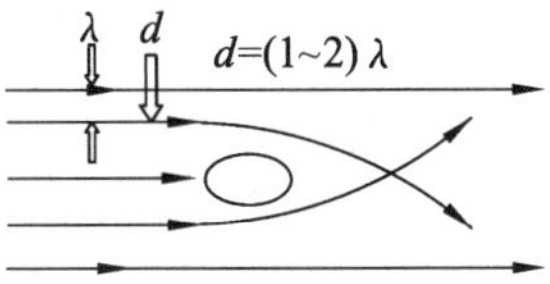

图 8-4　超声的绕射

⑥ 吸收与衰减　声波在介质中传播，随着传播距离的增加，声能在声束轴周围扩散引起声能降低，加上组织对声波的反射、散射和吸收，远场的超声能量逐渐减弱，称为衰减。超声波的衰减特性对病变的判断有一定帮助。人体组织衰减程度一般规律：骨（包括钙化）、肺（含气）＞软骨＞肌腱＞肝脏、脾脏、肾脏、肌肉＞脂肪＞血液＞尿液、胆汁；人体组织中水分含量越多，声能衰减越低；蛋白含量越高、钙质越多、纤维组织越多，声能衰减越明显。

⑦ 会聚　声束在经越圆形低声速区后，可致声束的会聚。当声速通过圆形液性囊肿后，可产生声束的会聚，如图 8-5 所示。

⑧ 发散　如图 8-6 所示，声束在经越圆形高声速区后，可致声束的发散。当声束通过含纤维较多的圆形实质性肿块后，可出现声束的发散。

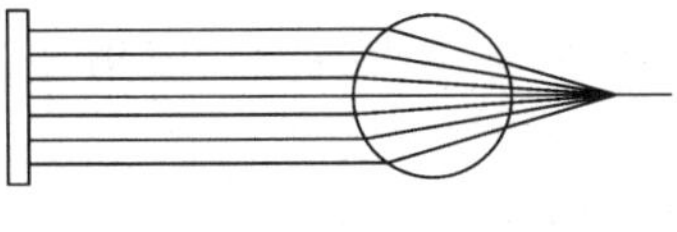

图 8-5　超声的会聚

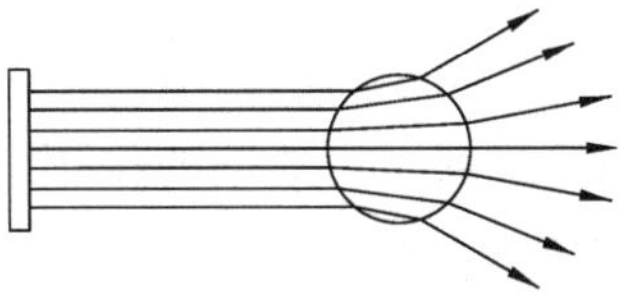

图 8-6　超声的发散

四、多普勒超声基础及应用

（一）多普勒基础概念

多普勒效应：当声源与物体发生相对运动时，接收的频率较原来的频谱发生改变，这一现象 1842 年由奥地利学者多普勒（Christian Johann Doppler）首先揭示，故称为多普勒效应，它是波动现象特有的规律，如图 8-7 所示。生活中会有这样的经验：火车急速迎面驶来时，汽笛声调会由粗变尖；而离去时，声调则由尖变粗。

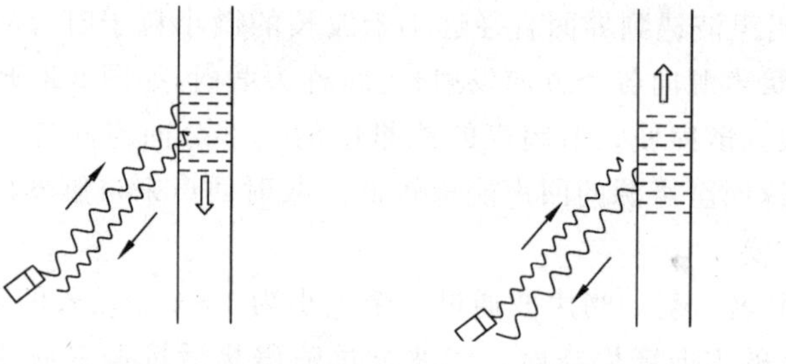

(a) 多普勒正频移　　(b) 多普勒负频移

图 8-7　超声多普勒效应

多普勒效应的公式为

$$f_d = 2v\cos\theta f_0 / c \tag{8-2}$$

式中，v 为相对速度；f_0 为入射声频率；c 为声速；f_d 为多普勒频移；θ 为声束与血流方向夹角。

由上式可知：① 声源与物体相向运动时，接收的频率增加；声源与物体相背运动时，接收的频率降低；② 多普勒频移 f_d 的大小与发射频率即 f_0，相对速度 v 及 $\cos\theta$ 呈正比；③ 在 f_0，v，c 一定的条件下，f_d 的大小取决于 $\cos\theta$。所以，应用超声多普勒时，要注意使声束与血流方向的夹角尽可能小。

(二) 多普勒技术的用途

多普勒效应常应用于人体运动组织和器官的检测，如心室壁、瓣膜、血流等，临床利用多普勒原理来判断血流的方向、速度、性质和心脏功能。

任务 2　超声的生物效应

超声波在生物组织内的传播过程中，必然使介质分子微粒发生高频机械振荡，这就是超声的能量传递或超声功率的作用。当电脉冲加至探头换能器发射超声脉冲时，换能器将电能转换成声能。

超声波作为一种形式的能量，必然存在能量的安全阈值问题，当达到一定剂量的超声波在生物体内传播时，通过相互作用，可能引起生物体系的功能、结构或状态发生变化，这便是超声的生物效应。当超声波超过一定的剂量时，必然会对生物体产生危害。目前国际上还未建立严格的科学意义上的超声波安全剂量标准，因此医学超声诊断的安全性是人们关注的重要课题。

一、超声生物效应的物理机制

目前认为，超声作用于生物体产生超声生物效应的物理机制大概有三点：

(一) 热生物效应

超声波在生物体内传播时，部分能量被组织吸收，转变为热能，导致局部温度升高。

这种能量的产生与超声声强、媒质的声压吸收系数及单位体积内超声作用的时间有关。在单位体积内超声作用的时间越长，产生的热能就越多。动物实验表明，超声热效应使温度升高 2～5 ℃以上时可导致流产或胚胎畸形。用于诊断的超声平均声强不大于 0.1 W/cm^2，在体内引起的温度升高不超过 1 ℃，加之人体对热刺激也具有平衡的调节功能，从而限制了机体的热损伤。所以一般认为，诊断级超声是安全的。

当超声应用于疾病的治疗时，为了达到治疗的强度，就需要使热生物效应明显，使病变组织内温度瞬间上升至 65 ℃以上，病变组织产生凝固性坏死，但对病变周围组织或声通道上的组织没有损伤，从而达到手术切除病变组织的目的。

（二）机械生物效应

超声波的传导是机械振动能量的传播过程，在传播过程中形成激烈变化的机械运动场，在场中，细胞及细胞内的物质不可避免地发生运动、旋转，引起膜性结构的拉伸、扭曲及断裂，使其功能及结构发生损害。

（三）空化效应

在强功率超声照射下，局部组织产生压力增大、降低的交替变化，使液体中的微小气核（空化核）生长、振荡、压缩、闭合及崩溃，这就是空化效应所特有的物理过程。空化效应具有稳态空化和瞬态空化两种形式。空化核在崩溃的瞬间产生高温、高压、自由基、发光及冲击波等极端的理化现象，导致生物体细胞发生化学和毒性反应，如细胞变性、溶解、酶活力改变、代谢障碍等，使生物体受到破坏。空化效应是超声生物效应非热机制的主要表现形式。当超声超过 1 W/cm^2 以上的剂量，生物组织会产生不可恢复的破坏性变形，使细胞、组织坏死。临床上将这一效应用于超声治疗，如碎石、溶栓，外科手术中用更强的超声作为非侵入性的手术刀等，这种剂量在常规超声诊断中是禁止使用的。

以上三种机制不是单一发生的，常常会同时存在，但其中存在一种导致生物效应的主导机制，各种机制间又会产生相互影响。

二、超声诊断的安全性

大剂量的超声可以引起生物效应，临床诊断用超声是否也会引起生物效应？这个问题日益受到人们的重视。研究结果表明，诊断级超声所引发的生物效应多为空化效应，可能会引发胎儿的生存环境及胎儿本身的细胞改变，这个改变与超声辐照的剂量（辐照声强和辐照时间）有密切关系。

诊断超声设备的安全参量：① 机械指数（medical index，MI）：表示与机械效应相关的指标，并反映潜在的生物力学效应。当超声波经过生物组织时，可压缩气泡周围的流动和瞬时空化引起气泡崩溃释放能量。特别是使用造影剂和含气器官组织的检查时尤其要注意 MI 数值的大小。② 热指数（thermal index，TI）：主要反映超声能量热效应对于人体组织的影响，在指定点的输出功率与在指定组织模型条件下，使该点温度上升 1 ℃所需要的功率与衰减后输出功率的比值。按照人体组织模型的区别，热指数又分为：a. 软组织热指数（TIS），反映包括体液在内的非骨骼组织对于超声能量吸收导致的温升效应；b. 骨热指数(TIB)，反映超声能量穿过软组织聚焦在硬化骨骼处附近(如胎儿的骨骼)的超声能量吸收导致的温升效应；c. 颅骨热指数(TIC)，反映超声能量聚焦在颅骨表面骨骼组织的超声能量吸收导致的温升效应。热指数的数值与超声功率及组织特性有关，反映超声在该组织内可能引起的温度升高值。

一般认为诊断超声对人体产生有害效应的概率不大，以致于在临床应用中难以发现，但是损伤的潜力却不能因此而排除。在保证获得必要的诊断资料的前提下，应尽量采用最小的辐照强度和最短的辐照时间。在一些特殊的检查(如胎儿、超声造影)时，尽量将热指数和机械指数降到安全范围内。

任务3　超声诊断成像

一、检查前准备

为了获取清晰的超声诊断图像，达到满意的诊断效果，必须做好检查前的准备工作。

(一) 患者的准备

(1) 腹部检查　宜空腹进行，以防止肠道内容物和气体的干扰。必要时需喝水充盈胃腔，以此作为声窗进行胰腺或腹腔内部病变的检查。

(2) 胆道系统检查　前晚进食需清淡，检查当天禁用早餐，使胆囊充盈，以利于胆囊内病变的显示。

(3) 妇产科或前列腺等盆腔内脏器或病变检查　需适度充盈膀胱或做保留灌肠，以使盆腔内脏器显示清晰。

(4) 经阴道超声检查　通常需排空膀胱。

(二) 检查者准备

检查操作前应详细了解有关病史，明确检查目的。必要时可与有关临床医生联系，联合进行检查。若需进行介入性超声时，应了解患者凝血功能情况，并准备好必需器械，同时做好消毒隔离和无菌操作，严格防止交叉感染。

检查室内应安装空调，以保持室内温度。一方面患者检查时身体某些部分(胸、腹部)需裸露；另一方面，仪器的正常运转也需要适宜的温度。当室温超过 30 ℃时，仪器散热效率下降，可能导致机内温度过高。

开机前必须检查电源及仪器上的接地装置是否良好，以确保患者和医生的安全。

(三) 患者体位

患者的体位根据检查的脏器及部位而定，以能够使检查脏器的解剖结构显示清晰为宜，有时需要多种体位检查，常用的体位如下：

(1) 仰卧位　是最常用的体位，腹部脏器、外周血管及头颈部等检查都可以在这一体位完成。

（2）俯卧位　常用于双肾的检查。

（3）侧卧位　可使检查脏器轻微移动避开肠管或肺气等的干扰，左侧卧位常用于肝右后叶、胆总管、右侧肾上腺、右肾、心脏检查；右侧卧位常用于左侧肾上腺、左肾、脾脏检查。

（4）坐位或半坐位　常用于胸腔积液检查。

（5）站立位　常用于下肢静脉瓣功能、疝等检查。

（四）探头的选择

根据检查的部位、器官不同，选择相应的探头及频率：① 腹部脏器检查使用凸阵探头，心脏检查使用相控阵探头，浅表器官及外周血管使用线阵探头；② 成人腹部脏器检查一般应用 3～5 MHz 频率的探头，成人心脏检查一般应用 2～4 MHz 频率的探头，幼儿心脏检查一般应用 3～5 MHz 频率的探头，浅表器官一般应用 7.5～10 MHz 频率的探头，浅表器官及外周血管应用 6～12 MHz 频率的探头，6 MHz 以上频率的探头称为高频探头。

二、超声探查的方法

在进行超声检查时，必须掌握 4 个基本环节：

（1）熟悉仪器的性能，正确调节各个控制按钮，发挥其功能，因此，在使用仪器前必须详细阅读有关使用说明和操作手册。

（2）掌握一些基本的操作手法和程序，以获得某些理想的、规范化的图像。

（3）全面、正确地描述、记录和分析图像，确立诊断依据。

（4）临床思维，综合分析提示诊断结论。

（一）探查方法与途径

超声显像检查时，按探头与体表接触的方式，将探查分为两种。

（1）直接探查法　探头与受检者的皮肤或黏膜直接接触，是常规采用的检查方法。使用此方法时，必须在探头与皮肤之间涂布耦合剂，其目的是充填皮肤表面的微小空隙，防止这些空隙间的微量空气影响超声的穿透；其次是发挥耦合剂的“导声”作用。

（2）间接探查法　在探查时在探头与人体皮肤间放置水囊，使被探查的浅表部位落入声束的聚焦区且避免近声的干扰。近年来，由于高频探头技术的发展和新的探头材料的采用，间接探查法已很少使用。

（二）探查的基本程序与操作方法

为了获得理想的图像，除应注意仪器的调节和一些基本的程序外，还必须注意超声检查的一些手法。探头可以横向或纵向扫查，移动的手法主要有以下数种。

（1）顺序连续平行断面法　即在选定某一成像平面后，依次将探头沿该平面平行移动获得多个平面的断面图像，并从各个连续的声像图中观察、分析脏器内部结构及病灶的整体情况。

（2）立体扇形断面法　即定点摆动扫查法，在选定某一成像平面后，不移动探头在体表上的位置，探头按一定角度摆动，构成立体扇面图像，以观察、分析脏器及病灶的整体情况。

(3) 十字交叉法　即纵横平面相交扫查，当某一切面为圆形图像时，为了鉴别被观察物体是圆形或是管道状，可采用此方法以资识别。另外，对病灶中心定位穿刺引导时，亦可采用此法。

(4) 追踪扫查法　检查长管状结构时常使用，如胆管、输尿管、血管病变的检查。

(5) 加压法　腹部检查时，遇到气体遮挡可用加压探头驱散气体以显示后方的结构，也可用于评估囊性物的张力和实性肿块的可压缩性。

三、超声图像方位的标识方法

(一) 扫查的切面

在超声扫查过程中为了观察病变的形态和位置，需以体表某些解剖标志为基准，取得各不同方位的切面图像。

(1) 腹部扫查切面　腹部扫查时常见的解剖标志有腹部正中线、脐平面、髂嵴平面、剑突水平、肋缘、耻骨联合等。背面以脊柱棘突、肩胛角、第12肋骨下缘等作参考线、参考点，以确定成像平面的方位与距离。在取得的图像中常用的扫查切面有：

① 矢状扫查　即扫查面由前向后并与人体的长轴平行。

② 横向扫查　即扫查面与人体的长轴垂直。

③ 斜向扫查　即扫查面与人体的长轴成一定角度。

④ 冠状面扫查　即扫查面与人体侧腹部和人体额部平行。

在各种切面扫查时，可根据不同要求采取不同的体位，主要有仰卧位、俯卧位、左侧卧位、右侧卧位、坐位、半卧位和站立位等。根据探头的位置，结合超声图像显示的脏器回声特征来识别其解剖断面，至少在两个不同的断面显示病变的特征和部位。

(2) 心脏扫查切面　心脏斜跨于胸腔内两肺之间，约2/3居正中线左侧，1/3居正中线右侧；心底指向右上，心尖指向左下，心脏长轴与人体呈45°。心脏扫查切面与腹壁切面相似，通常也用三个垂直正交的切面显示：

① 长轴切面(类似矢状切面)　包括左心室长轴、右心室流入道长轴、右心室流出道长轴等切面。

② 四腔心切面(类似冠状切面)　包括心尖四腔心、胸骨旁四腔心、剑下四腔心等切面。

③ 短轴切面(类似横切面)　包括大动脉短轴、左心室短轴等切面。

心脏由于受到胸骨及肺组织的遮挡，声束仅能通过胸骨间及两肺之间的心脏裸露部位进行超声心动图检查。胸骨旁、心尖、胸骨上窝及剑突下为常用的透声窗。

(二) 图像方位的标准

超声图像反映人体某一部位的断面结构，因而应该准确地说明它们的空间位置，参照目前国内外通用的标准表述如下。

1. 腹部声像图

(1) 仰卧位扫查时(相当于在被检者足端观察)

① 横断面　图像左侧示被检查者右侧结构,图像右侧示被检查者左侧结构。

② 纵断面　图像左侧示被检查者头端结构,图像右侧示被检查者足端结构。

③ 斜断面　如斜断面近似横断面(即探头倾斜角度不大),则以上述横断面为标准;如斜断面近似纵断面(即探头倾斜角度过大),则以上述纵断面为标准。

④ 冠状断面　左、右侧冠状断面图像左侧示被检查者头侧结构,图像右侧示被检查者足侧结构。

(2) 俯卧位扫查时(俯卧位图像上方显示背侧结构,下方显示腹侧结构)

① 横断面　图像左侧示被检查者左侧结构,图像右侧示被检查者右侧结构。

② 纵断面　图像左侧示被检查者头侧结构,图像右侧示被检查者足侧结构。

2. 心脏声像图

(1) 胸骨旁长轴切面　图像左侧示心尖部,右侧示心底部,上、下分别示前、后。

(2) 心脏短轴切面　图像左侧示被检查者右侧结构,图像右侧示被检查者左侧结构,上、下分别示前、后。

(3) 心尖长轴切面　在心尖四腔心、心尖五腔心、心尖二腔心切面图像前面示心尖,后面示心底,左侧示被检查者右侧,右侧示被检查者左侧。

各个脏器探查时应以上述方位为标准,观察和拍摄图片,力求统一和规范,以方便比较、观察和交流。

四、超声检查的图像基础

超声图像由许多像素构成,像素的亮暗反映了回声信号的强弱。反映在荧光屏上从最亮到最暗的像素变化过程,即从白到灰再到黑的过程,称为灰度。将灰度分为若干等级称为灰阶。

(一) 回声强弱的命名

临床超声根据图像中不同灰阶强度将其回声信号分为:

(1) 强回声　灰度明亮、后方常伴声影,如骨骼、结石、各种钙化灶等。

(2) 高回声　灰度较明亮,后方不伴有声影,如肾窦、纤维组织等。

(3) 等回声　灰阶强度呈中等水平,如正常肝、脾等实质性脏器的回声。

(4) 低回声　呈灰暗水平的回声,如肾皮质等均质结构。

(5) 弱回声　表现为透声性较好的暗区,如肾锥体和正常淋巴结的回声。

(6) 无回声　均匀的液体内无声阻抗差异的界面,正常充盈的膀胱和胆囊呈典型的无回声区。

(二) 回声分布的描述

按图像中点状回声分布情况描述为均匀或不均匀。不均匀者:① 随机性不均匀,包括点状、线状和小区性分布不均;② 规律性随深度递减。此外,病灶内部的回声分布可用均质或非均质表述。

(三) 回声形态的命名

(1) 点状回声　回声呈细小亮点状。

(2) 斑片状回声　回声聚集呈明亮的小片状,大小在 0.5 cm 以下且有清晰的边界。

(3) 团状回声　回声光点聚集呈明亮的光团,有一定边界。

(4) 环状回声　回声光点排列呈圆环状。

(5) 带状或线状回声　回声光点排列呈明亮的带状或线状。

(四) 某些特殊征象的描述

某些病变呈现某种特殊的征象,临床工作中常用形象化的命名突出或强调这些征象的特点。

(1) "靶环征"及"牛眼征":在某些病灶的中心呈高回声而其周围形成圆环形低回声,称"晕圈"或"声晕",又称"靶环征"或"牛眼征",多见于转移性肝肿瘤。

(2) "驼峰征":肝肿瘤自肝表面隆起称为"驼峰征"。

(3) "双筒枪征":肝门部肝外胆管因阻塞扩张,在声像上形成与肝门部门静脉平行,且管径相近或略宽的回声,称为"双筒枪征"。

(4) "平行管道征":肝内胆管扩张与相伴行的门静脉构成"平行管道征"。

(5) "假肾征":肠道肿瘤因肠壁增厚包绕残腔形成"假肾征"。

(6) "彗星尾征":宫内避孕器之强回声后方出现狭长带状强回声称为"彗星尾征"。

(7) 脂液分层征:囊腔内水性囊液和脂肪液分层的声像图表现称为"脂液分层征",是畸胎瘤特异性征象。

(8) 套袖征:肠套叠时肠管纵断面显示套入的肠管特征性表现,称为"套袖征"。

在超声图像命名时既要反映回声差异,又要具有形态学的特点并与大体病变相联系。

五、超声伪像

声像图伪像即超声显示的图像与其相应断面之间存在的任何不符表现。产生伪像的原因如下:① 人体器官组织结构非常复杂,不同组织的声阻抗和衰减系数有很大的差别。这些组织的声学界面异常复杂,入射声束的反射和折射有明显的角度依赖性,不可能使声束与每一界面的夹角一致,这一方面造成组织相同而回声不同,另一方面造成声束方向的偏移。② 超声声束在人体内传播,当遇到足够大的倾斜界面时,声束固有物理性质(反射、折射、衰减、散射、扩散等)使其回声强度和方向发生改变,而且传播的方向也发生改变,但仪器却无法对其识别和校正,导致回声的强度和方位明显失真。③ 超声仪器的设计和制造不可能达到理想水平,声场中不仅有主瓣,还有无法消除的旁瓣,聚焦声束也存在一定的厚度。④ 操作者的技术也是不能忽视的因素,如对仪器的优化不合理,扫查方法不当都可能产生人为的伪差或伪像,严重影响诊断的准确性。

常见超声伪像:

(1) 混响伪像　发生于靠近探头的平滑大界面之间(见图 8-8),声束垂直发射到平滑高反射性界面时,反射回来的声波遇到探头表面再次反射到同一界面,如此来回反射，每次往返的回声都会在这个界面的远侧成像，逐渐向远侧延伸，直至完全衰减。声像图特征性表现为平滑的界面远侧出现等距离排列的多条回声，强度依次递减，常见于膀胱和胆囊底部、大囊肿的前壁，使原本液性暗区内出现回声，可能会掩盖前壁的小病变。使用组织谐波成像可降低多次反射伪像的干扰。

(2) 振铃伪像　也被称为“彗星尾”，出现在体内强放射体之后，如胆囊壁内的结晶体、肝内胆管内气体、宫腔内节育器等，其后方很长的强回声似“彗星尾”状(见图 8-9)。振铃伪像有助于识别胆囊壁内结晶体、宫腔内节育器、肝内胆管内气体等，具有较高的敏感性和特异性。

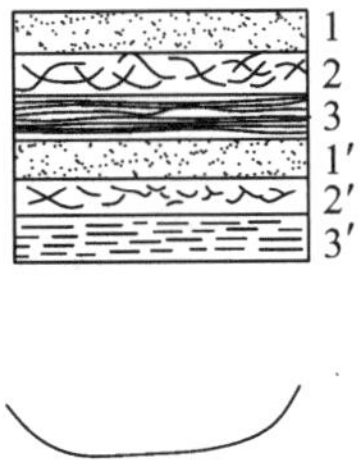

1，2，3—正常图像；1′，2′，3′——混响图像

图 8-8　混响伪像

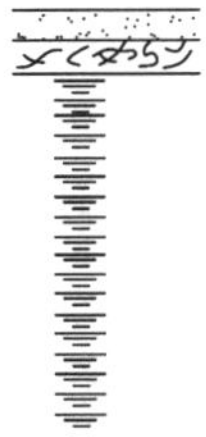

图 8-9　振铃伪像

(3) 镜面伪像　与光学中镜像原理相同，当声束遇到高回声界面平滑镜面(如膈顶部与肺的界面)时，平滑镜面把声波反射到与之接近的界面，靶标的反射回声沿原路达平滑镜面再次反射回探头，在平滑镜面两侧距离相等处显示形态相似的图像，如图 8-10 所示。浅侧为实影，深侧为虚影。

(4) 侧壁失落伪像　如图 8-11 所示，声束遇到两种不同组织所构成的倾斜界面时，当入射角足够大时，声束方向发生改变，不能返回探头被接收(回声失落)，因此超声常可清晰显示组织的前壁、后壁，但侧壁不能显示，如囊肿侧壁、有光滑包膜的肿瘤等。

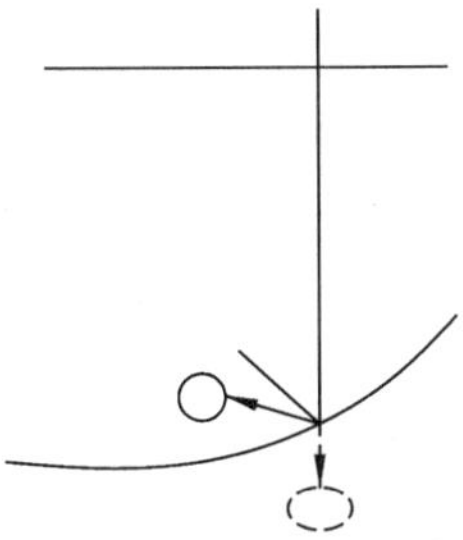

图 8-10　镜面伪像

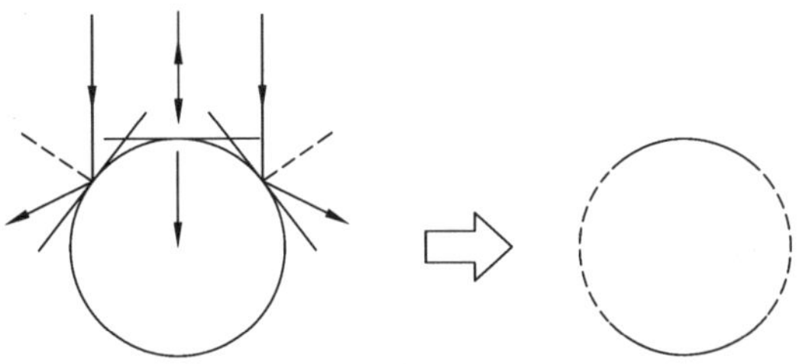

图 8-11　侧壁回声失落伪像

(5) 声影　指后方回声明显减少或消失，如图 8-12 所示。产生声影的原因：① 遇声阻抗差大的界面，如气体；② 后方声衰减明显，如结石。声影对于诊断具有积极的一面，如有助于辨别人体组织或异物的声学特征，发现结石等，但也有其不利的影响，即宽的声影遮挡了后方组织回声，容易造成漏诊。如胆囊内大量结石的声影可以掩盖后方

胆囊癌的回声。

(6) 后方回声增强　当介质声衰减值低于假定声衰减值时，后方出现回声增强，如图 8-13 所示。如囊肿后方、胆囊、膀胱、饮水后充盈的胃等常出现后方回声增强。囊肿后方回声增强的程度与囊内液体性质有关，蛋白含量高的囊液后方回声增强较低。

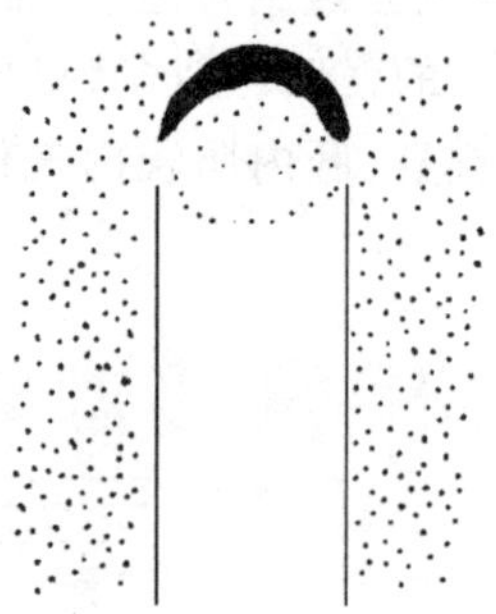

图 8-12　声影伪像

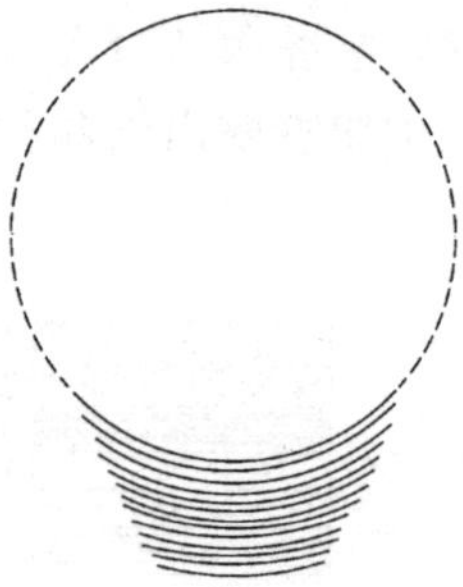

图 8-13　后方回声增强

(7) 旁瓣伪像　如图 8-14 所示，探头发射的声束方向上除了主瓣，周围还有旁瓣，超声常表现为"披纱样"模糊回声。在膀胱、胆囊及囊肿后壁常见模糊的低回声，酷似腔内沉积物。当旁瓣回声较强时，往往会掩盖胆囊及膀胱后壁的病变。质量低劣的超声仪器这种伪像可能更加明显。可以通过改变探头位置、调整聚焦点的位置或聚焦点的数量、利用组织多普勒等方法减少旁瓣伪像的干扰。

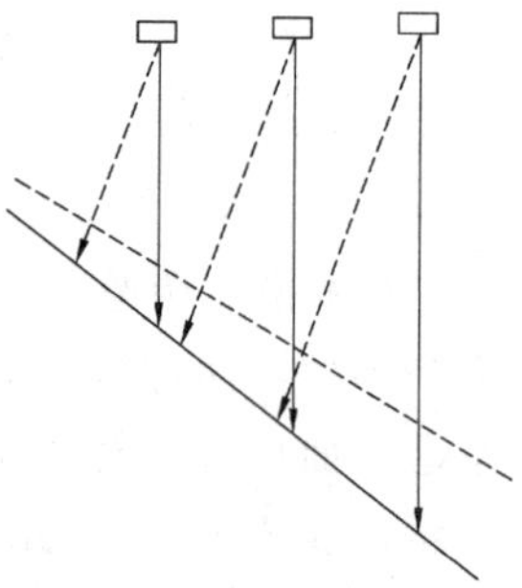

图 8-14　旁瓣伪像

(8) 声束伪差或伪像　超声仪器的成像和测量是按照人体组织平均声速(1 540 m/s)设置的，对于一般软组织(肝脏、脾脏、肾脏等)，超声成像和测量不会产生明显影响，但对于声速过快或过慢的组织可造成不可忽视的影响。如胎儿长骨测量时，应尽量使声束与长骨垂直。

(9) 声束厚度伪像　也称断层厚度伪像。超声图像是一定厚度体层内组织回声信息在厚度方向上的叠加，如图 8-15 所示。扫描声束越厚，回声叠加横向信息越多，横向分辨力越低。如小囊肿内出现细小低回声，是由于一定厚度声束同时通过小囊肿及其周围组织，应同时观察有无后方回声增强及后壁增强。在超声引导下小病变穿刺时，声束厚度伪像可对操作者产生误导。

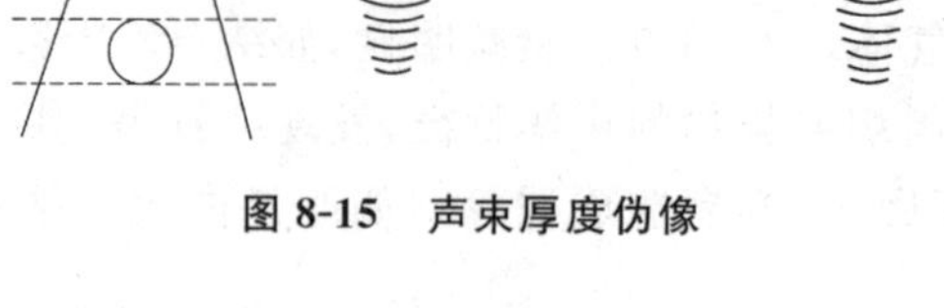

图 8-15　声束厚度伪像

六、超声诊断仪

(一) 超声诊断仪的基本组成

超声诊断仪包括探头、主机和显示器三部分，如图 8-16 所示。

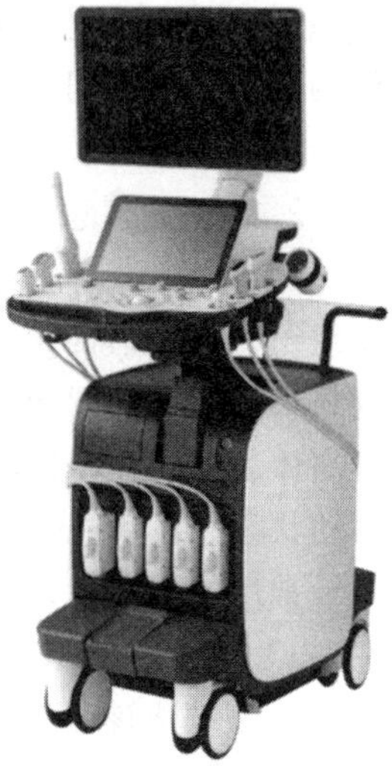
图 8-16　超声诊断仪

1. 探头

探头是产生超声和接收超声的关键部件。超声探头的原理及探头的基本结构和类型如下：

（1）压电效应与压电材料

将机械能转变为电能的现象称为压电效应，而将电能转变为机械能的现象称为逆压电效应。能产生压电效应的材料称为压电材料，如天然石英晶体、压电陶瓷、压电有机聚合物。

（2）探头的基本结构

① 压电材料：探头的核心部分是压电材料，通过压电效应发射超声波，而通过逆压电效应接收回波。

② 保护层和匹配层：压电材料前面的一层材料，既可以保护压电材料，又可以使压电材料与皮肤声阻抗进行匹配，使更多的声能进入人体。

（3）探头的种类

根据探头的工作原理，分为电子扫描探头和机械探头；根据用途，分为体表探头、经腔内探头和术中探头。电子扫描探头包括凸阵探头（见图 8-17）、相控阵探头（见图 8-18）和线阵探头（见图 8-19）；机械探头包括摆动式、转子式机械扇扫探头，相控扇扫探头及旋转式扫描探头等。

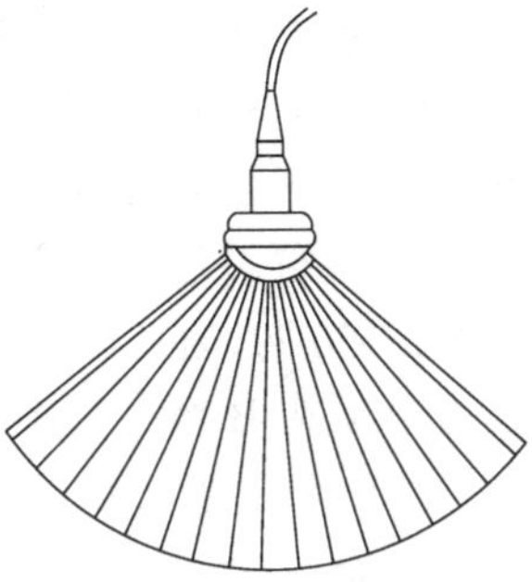
图 8-17　凸阵探头

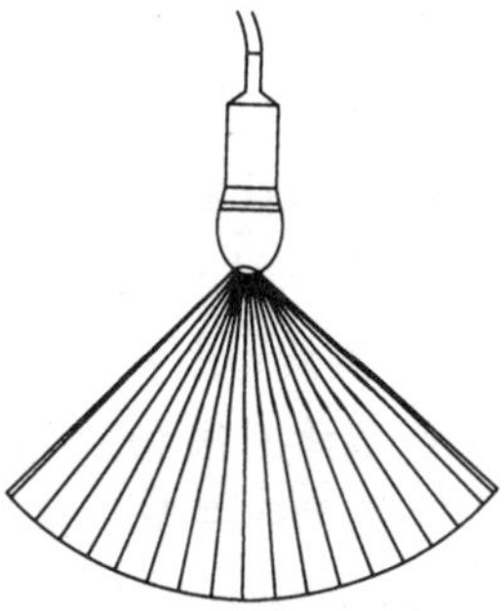
图 8-18　相控阵探头

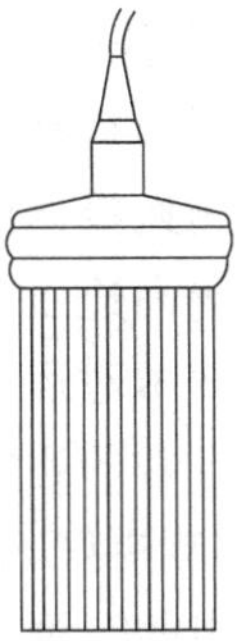
图 8-19　线阵探头

2. 主机部分

主机负责控制电脉冲激励换能器发射超声波，接收探头获取回波信号并进行放大，经检测处理后发送到显示器。

3. 显示器

由主机获取的图像信号最终在显示器上显示。

（二）超声诊断法

1. A型超声诊断法

A型超声诊断法为幅度调制型，是单条声束在传播途径中遇到各个界面所产生的一系列散射和反射回声在示波屏上的振幅高低表达。图像由纵、横两个坐标构成。纵轴为反射波的强弱，横轴为界面距体表的距离，即检测的深度。该方法现已基本被B型超声取代。

2. B型超声诊断法

B型超声诊断法为辉度调制型，又称二维超声。图像由各层组织界面的反射回声和组织内部散射回声构成，反射回声的强弱以灰阶亮度表示，回波界面的位置则在图像的纵轴上表示。图像上部称近场，表示该界面接近体表；图像下部称远场，表示该界面远离体表。现在使用的B超诊断仪均为实时显像，可连续动态观察脏器的解剖结构与活动状态。B型超声图像直观、形象，患者无痛苦、无损伤，且方便前后对比，已成为临床最常用的辅助检查方法之一。

3. M型超声诊断法

M型超声诊断法是光点扫描，也属辉度调制型，是沿声束传播方向各个目标位移随时间变化的一种显示方式，主要用于心脏疾病的检查。随着心脏的节律性收缩与舒张，回声光点把心脏各层组织的运动按时间顺序展开显示，称为M型超声心动图，图像以辉度表示回波的强弱，纵坐标表示反射界面所处的深度位置，横坐标表示扫描时间。近年来发展出一种新技术，可以使M型取样线360°任意取样，并显示相应的心脏结构及活动情况，这种方式称为解剖M型。

4. D型超声诊断法

D型超声诊断法又称超声频移法或多普勒诊断法，是利用多普勒原理，把发射与接收超声之间产生的频率差用频谱或扬声器的方式显示。D型超声诊断法可分为3种：① 脉冲多普勒(PW)；② 连续多普勒(CW)；③ 彩色多普勒血流图(CDFI)。频谱图的纵坐标表示运动体的方向、速度，横坐标表示运动持续的时间和性质。脉冲多普勒常应用于检测血流速度较慢的组织，如腹部脏器血流和周围血管血流的观察。连续多普勒常应用于高速血流的观察，如心脏疾病、狭窄血管腔血流的定量分析等。彩色多普勒利用编码技术对运动体信号进行伪彩编码，用色彩形象地显示运动体方向、速度、性质。

在日常的超声检查工作中，M型诊断法和多普勒频谱法均必须在B型二维图像上取样，才能更好、更准确地了解、判断回声来源与特征。彩色多普勒血流图(CDFI)及近年来推出的三维成像技术都必须叠加于二维切面图上或与之相结合。

任务4　超声诊断成像的最新进展

近年来，随着计算机、信息技术、电子技术、压电陶瓷等高科技的迅速发展和临床诊断、治疗的需求，图像质量和分辨力越来越高，大大扩展了超声诊断治疗范围，提高了诊断的特异性和信息量。由于超声诊断损伤性小，无电离辐射，价格低廉，易被患者接受，目前已成为临床最常用的成像技术。

下面介绍超声诊断技术的最新进展。

一、全数字化技术

1987年美国ATL公司研制出世界上第一台全数字化超声诊断系统，现今已成为超声诊断系统最先进的平台。全数字化技术的关键是用计算机控制的数字声束形成控制系统，包括数字化声束形成技术、前端数字化或射频信号模数变换技术、宽频探头和宽频技术。全数字化超声诊断仪在数字波束形成的基础上，实现数字图像管理、数字图像传送、无失真的图像存储和调用，运算快、容量大。全数字化技术使得超声诊断设备的图像更清晰、更准确，分辨力更高，大大提高了超声诊断的准确率。

二、三维超声成像技术

20世纪70年代中期人们开始探讨发展三维超声成像技术，计算机技术的飞速发展，使得三维超声成像技术得以实现并开始运用于临床。三维超声成像目前有表面成像、透明成像、多平面成像(或称断面成像)及彩色模式等。三维超声成像的基本步骤是利用二维超声成像的探头，按一定的空间顺序采集一系列的二维图像存入二维重建工作站，计算机对按照某一规律采集的二维图像进行空间定位，并对按照某一规律采集的空隙进行像素补差平滑，形成一个三维立体数据库，即图像的后处理，然后勾划感兴趣区，通过计算机进行三维重建，将重建好的三维图像显示在计算机屏幕上。三维图像具有更高的空间分辨力，所含的信息量大，对组织结构的分辨力更强、更直观。

三维图像的优劣在很大程度上取决于二维图像质量的好坏，即三维超声目前仍未摆脱二维超声。目前已有：① 静态三维超声，以空间分辨力为主，重组各种图像；② 动态三维超声，以时间分辨力为主，可以作出三个立体相交平面上的投影图、俯视图、表面观、透视观和环视观。三维成像初期在产科胎儿成像上运用较多，目前也能用于心脏、脑、肾、前列腺、眼科、腹部肿瘤和动脉硬化的诊断及介入超声诊断和治疗。

三维超声可以提供非常直观的三维立体图像，显示感兴趣区的三维立体形态、表面特征、内部结构、空间位置关系，有助于疾病的定性、定量和定位诊断，但空间和时间分辨力较低是其重要的缺陷。随着各项技术的不断发展，三维超声技术必将成为超声诊断的一个重要组成部分。

三、组织谐波和对比谐波显像

利用人体回声信号的二次谐波成分构成人体器官的图像，称为谐波成像。其原理是在基频范围内消除引起噪音的低频成分，提高病变或含液空腔的边缘分辨力，增加病变边缘分辨力及实质脏器病灶的检出率，减少多重反射、旁瓣伪像、斑点噪声等多种超声伪像，使器官组织及病灶的边缘成像更清晰。

对比谐波成像是指用超声造影剂的谐波成像，即利用造影剂内微小气泡增强的散射信号有效抑制不含造影剂的组织的回声，可有效观察脏器内的微循环供血。

四、彩色多普勒血流成像技术及发展

日本Aloka公司于1982年生产出第一台彩色多普勒血流显像仪(color Doppler flow imaging, CDFI)。CDFI显示人体的血流，二、三维超声成像显示人体的解剖结构，二者结合可提供完整的人体解剖信息。20世纪90年代后又发展了彩色多普勒能量图、彩色多普勒组织成像、能量运动成像等技术，都是利多普勒频移信号的信息量加在常规的二维图上进行成像，可显示血流或组织的运动情况。定量组织速度成像技术是近年兴起的新技术，是定量分析心肌存活性的新手段。近年来开展的超声声学定量技术(AQ)、彩色室壁运动成像技术(CK)可用于心内膜自动描记，方便观察心脏室壁运动。

五、超声弹性成像

超声弹性成像是一种评价组织生物力学特征的新技术。1991年，Ophir首先提出利用超声方法检测物体的弹性，通过外部施加的压力，使组织产生位移或速度方面的响应，通过超声成像方法，获取组织响应的信息进行计算机处理，并以数字图像对这种响应信息进行直观显示或量化表达，从而直接或间接估计不同组织的弹性模量及其分布差异。超声弹性成像大致分为基于组织应变的静态压缩弹性成像和基于剪切波的瞬时弹性成像两大类。超声弹性成像主要应用于甲状腺、乳腺等浅表器官，尤其在肿瘤方面研究应用较多，此外还应用于局部心肌功能评价、肝脏纤维化的评估、肿瘤消融术后的监测等。

六、换能器技术的发展

高档换能器是保证超声诊断图像高分辨力和高清晰度的关键技术。超宽带换能器可以保证临床诊断所需要的探测深度并获得最佳的图像质量，工作频率可达到60 MHz。在血管及内窥镜超声成像中，已采用频率为20～40 MHz的换能器。适用于皮肤病变检查的60～100 MHz探头也已研制成功。

由于介入性超声的开展，各种腔内探头(直肠、膀胱、阴道、食管、血管内及内窥镜探头)也应运而生。

总之，超声诊断技术发展迅速，已从形态学过渡到生物力学、生物物理学的分析阶段，即从静态到动态，从定性到定量，从模拟到全数字化，从单参数到多参数，从二维到三维显示，多普勒彩色血液显示代替了创伤性导管检查，使超声图像的质量和分辨力大幅度提高，拓宽了临床诊断和应用的范围，使超声影像学技术产生了质的飞跃。

项目九

核医学成像

学习目标

1. 掌握γ照相机的结构和原理；
2. 掌握SPECT,PET的原理；
3. 熟悉PET/CT的工作过程；
4. 熟悉放射性衰变的类型；
5. 了解核医学诊断的特点及意义。

任务1　核医学诊断的特点

核医学(nuclear medicine)是医学影像学的重要的组成部分，它是利用放射性核素及其标志的化合物进行疾病诊断、治疗和医学研究的一门医学学科。核医学的任务是用核技术诊断、治疗和研究疾病。核医学诊断技术包括脏器显像、功能测定和体外放射免疫分析。在进行脏器显像和功能测定时，医生根据检查目的，给患者口服或静脉注射某种放射性示踪剂，使之进入人体后参与体内特定器官组织的循环和代谢，并不断放出射线，这样我们就可在体外用各种专用探测仪器追踪探查，以数字、图像、曲线或照片的形式显示出患者体内脏器的形态和功能。核医学成像与其他成像方法在原理上存在着很大的差异，影像的清晰度主要由脏器或组织的功能状态决定，它能及时地反映体内生理、生化过程，提供动态资料，在疾病的早期诊断方面有很高的临床诊断价值。它不仅能够反映组织器官的整体或局部的功能，而且能提供定量的、准确的数据，既能简便、安全、无损伤地诊断疾病，也能有效地治疗某些疾病。核医学显像方法简单、灵敏、特异，无创伤性、安全(患者所受辐射剂量低于一次X线摄片所受剂量)，易于重复，结果准确、可靠，并能反映脏器的功能和代谢，因此在临床和基础研究中的应用日益广泛。

一、核医学的产生和发展

核医学的发展可以追溯到Hevesy在20世纪30年代初期用示踪法研究铅(lead)和铋盐(bismuth salt)的化学性质：他首先用天然放射性同位素铅－212研究植物不同部位的铅含量分布，并用放射性同位素^{32}P作为示踪剂观测磷在人体内的代谢途径等。

在核医学界，Hevesy 被称为“基础核医学之父”。1926 年，美国波士顿 Blumgart（布卢姆加特）等首先将氡气注射到外周血管，然后从体外探测放射性到达远端某一器官或组织的时间，以观察其血流速度，在人体内第一次应用了示踪技术，其被誉为“临床核医学之父”。

从 1895 年伦琴发现 X 射线到 20 世纪 50 年代，医学影像学在很长时间内几乎是放射影像学的天下。1951 年美国加州大学 Benedict Cassen 研制出第一台同位素扫描仪并应用于肝脏和甲状腺核素检查，核素显像就此加入影像学的行列，促进了影像学的发展。随后又出现了 γ 照相机，它的分辨力明显提高，而且能够完成动态显像，使核医学显像由单纯的静态阶段步入动态阶段。20 世纪 70 年代库赫博士应用三维显示法和^{18}F-脱氧葡萄糖（^{18}F-FDG）测定脑局部葡萄糖的利用率，他的发明成为正电子发射计算机断层显像（PET）和单光子发射计算机断层显像（SPECT）的基础，他也被称为“发射断层之父”。1991 年，旧金山大学的 Hasegawa 和 Lang 等最早探索将 SPECT 与 CT 组合成双功能医学成像系统，在此基础上，将两种成熟的临床专用设备组装到同一台机器上，即将一台 GE 600XR/T 型 SPECT 仪和一台 GE 9800 型 CT 串联在一起，并获得很好的效果。1996 年 Blankespoor 等首先报道这一设备在心肌灌注显像中的应用。1998 年 GE 公司将基于这一设计的 Hawkeye 系列 SPECT-CT 推向市场，并获得巨大的成功。2004 年西门子公司在第 51 届美国核医学年会上提出了一种新的融合影像技术概念，首次将 SPECT 的功能影像与多层诊断 CT 的丰富解剖细节进行充分地结合，推出了新型 True Point 8482 SPECT-CT。SPECT-CT 从根本上解决了核医学图像解剖结构不清楚的缺陷，同时又采用 X 线 CT 图像对核医学图像进行全能量衰减校正，使核医学图像真正达到定量的目的，提高了诊断的准确性。与 SPECT-CT 一样，PET 与 CT 的结合还有另一方面的价值，即可以大大缩短 PET 的检查时间，从而提高仪器和正电子药物的使用效率，同时也方便了患者。PET-CT 的出现使医学影像技术进入一个新的阶段，促使医学影像学科中不同的专业相互融合。

分子核医学（molecular nuclear medicine）是分子生物学技术和核医学技术相互融合的一门新的分支学科，它促使核医学示踪技术从分子水平认识疾病；阐明病变组织受体密度与功能的变化、基因的异常表达、生化代谢变化及细胞信息传导等，为临床诊断、治疗和疾病的研究提供分子水平信息。

二、核医学诊断的特点

核医学是一门研究核素和核射线在医学中的应用及其理论的学科，是核技术与医学相结合的产物，在内容上分为实验核医学和临床核医学两部分。实验核医学利用核技术探索生命现象的本质和物质变化规律，已广泛应用于医学基础理论研究，其内容主要包括核衰变测量、标记、示踪、体外放射分析、活化分析和放射自显影等。临床核医学是利用开放型放射性核素诊断和治疗疾病的临床医学学科，由诊断和治疗两部分组成。诊断核医学包括以脏器显像和功能测定为主要内容的体内（in vivo）诊断法和以体外放射分析为主要内容的体外（in vitro）诊断法，诊断方法按放射性核素标记的药物是否引入人体内，分为体内检查法和体外检查法，前者按是否成像又分为显像和非显像两类。治疗核医学是利用放射性核素发射的核射线对病变进行高度集中照射治疗。放射性核素在诊断上应用的基本原理是示踪原理。现将各类检查法的诊断原理和特点简述如下。

（一）体外检查法的诊断原理和特点

体外检查法是以放射免疫分析(RIA)为代表的体外放射配体结合分析法。它是以放射性核素标记的配体为示踪剂，以配体（如抗原）和结合剂（如抗体）的结合反应为基础，在试管内完成微量生物活性物质检测的技术。这类技术包括放射免疫分析法(RIA)、竞争性蛋白结合分析法(CPBA)、放射受体分析法(RRA)及放射酶学分析法(REA)等。以 RIA 法为例，其原理是以放射性核素标记的抗原为示踪剂，以非标记抗原（标准抗原或被测抗原）为检测对象，共同与限量的特异性抗体进行竞争性免疫结合反应。由于标记抗原与抗体的结合量（因变量）与非标记抗原的含量（自变量）之间存在竞争性抑制的反函数关系，可依据反映这一函数关系的标准曲线求出被测抗原的含量。

这类分析技术具有灵敏度高($10^{-9}\sim10^{-15}$ g)、特异性强、精密度和准确度高及应用广泛等特点。迄今可用本技术测定的体内微量生物活性物质，如激素、蛋白质、抗体、维生素、药物等已达 300 多种，对临床各科的疾病诊断和医学基础研究具有重要意义。Yalow 和 Berson 博士因在 1959 年创建本法而荣获 1977 年诺贝尔医学奖。

（二）体内检查法的诊断原理和特点

引入体内的放射性核素标记药物，与同类非标记药物相似，根据其化学和生物学特性，表现为一定的生物学行为：或被某一脏器的某种细胞摄取、浓聚；或经由某一脏器清除、排出；或参与某一代谢过程；或简单地在某一生物区积存等。由于它发射出能穿透组织的核射线，用放射性探测器可在体表定量探测到放射性药物在体内的吸收、分布和排出等代谢过程，通过计算机、显示器等仪表，可定量或定位显示人体的生理、生化或病理理变化过程，从而对罹患脏器的功能状态和功能形态变化做出诊断。

1. 核素显像法的特点

放射性核素显像法是以脏器内、外或脏器内正常与病变组织之间的放射性浓度差别为基础的显像方法，而该差别主要取决于脏器和病变的血流量、细胞功能、代谢率和排泄、引流等因素，因此核素显像法不仅可显示脏器和病变的位置、形态、大小等解剖图像，更重要的是可同时提供有关脏器和病变的血流、功能、代谢和引流等功能信息，给出脏器的多项功能参数，有助于疾病的早期诊断。此种功能显像法，与以显示形态结构为主的 XCT，MRI，US 检查法相比，除具有提示脏器的动态功能信息的突出特点外，还具有较高的特异性，诸如肿瘤的特异性显像，对异位甲状腺、肾上腺嗜铬细胞瘤的确诊等，只有依靠本法才能解决。但本法受引入放射性活度的限制，成像的信息量不够充分，图像清晰度不如 X-CT，MRI，US 法，因此应根据临床需要将上述 4 种医学影像法结合应用，发挥各家所长，以期对疾患做出早期、全面、正确的诊断。

2. 非显像法的特点

利用较简便的放射性探测仪，在体表探测和记录放射性药物被脏器摄取、浓聚和排出的情况，多以时间-放射性曲线形式显示。此法的优点是简便、价廉，作为初筛检查有一定的临床价值，但由于探测仪是根据脏器的解剖位置定位的，与脏器的实际位置可能有差异，从而影响测量结果的可靠性。非显像法的特点见表 9-1。

表 9-1　非显像法的特点

诊断	适应证	特点
心肌灌注显像	心肌梗死	灵敏度及特异性在 90%左右，均高于心电图
	心肌缺血	可对冠状动脉小血管进行灌注显像，是对冠状动脉造影较好的补充；无创、无毒副作用
全身骨显像	全身骨转移瘤	全身各部的骨骼均清晰可见，弥补 CT，MRI 不能一次全身成像的弱点，是目前诊断全身骨转移最佳的方法；比 X 线提早发现骨转移瘤，敏感性优于 X 线，早发现病变 3 个月左右
肺灌注/通气显像	肺动脉血栓栓塞症	灵敏度及特异性均优于 X 线检查；无创性使之较肺动脉造影更实用，是目前诊断肺动脉栓塞最简便、可靠的方法
肾功能显像	肾脏原发病引起的肾功能损害	不仅可以显示双肾形态、大小、位置，还可半定量地评价肾功能；以半定量指标评价患者分肾功能，弥补内生肌酐清除率只能测定总肾功能的缺陷
	继发肾功能损害 筛选单侧肾动脉狭窄	可为肾脏手术提供可靠的功能定量依据
血池显像	显示全身各个部位的血管	是诊断血管瘤，如肝、软组织瘤，灵敏度、特异性较高的一种活动性消化道（特别是小肠）出血定位方法
淋巴显像	淋巴肿瘤、淋巴结转移及恶性淋巴瘤	是目前诊断淋巴系统病变最灵敏、可靠的方法，也是影像学中唯一系统检查淋巴道的方法；简便、易操作

任务 2　核医学的物理基础

放射性核素显像（radio nuclear imaging，RNI）的本质就是体内放射活度分布的外部测量，并将测量结果以图像的形式显示出来。它含有丰富的人体内部功能性信息，因此，RNI 以功能性显像为主。放射性核素能自发衰变，使原来的核素数量不断减少并产生出新的核素。衰变后的新核有的是稳定的核素，有的仍是放射性核素并继续衰变，核衰变方式有 α，β，γ 等多种，但所有放射性核素在衰变时都遵循共同的基本规律。

一、放射性衰变

不稳定原子核放射出射线的现象称为放射性，这种过程称为放射性衰变，放射出来的射线称为核辐射。最早发现的核辐射有三类，分别是 α 射线、β 射线和 γ 射线，它们在电场中偏转的情况如图 9-1 所示，α 射线、β^+ 射线带有正电荷，β^- 射线带有负电荷，γ 射线不带电荷。原子核衰变也可以放射出其他类型的射线，例如，质子、中子或裂变碎片等。

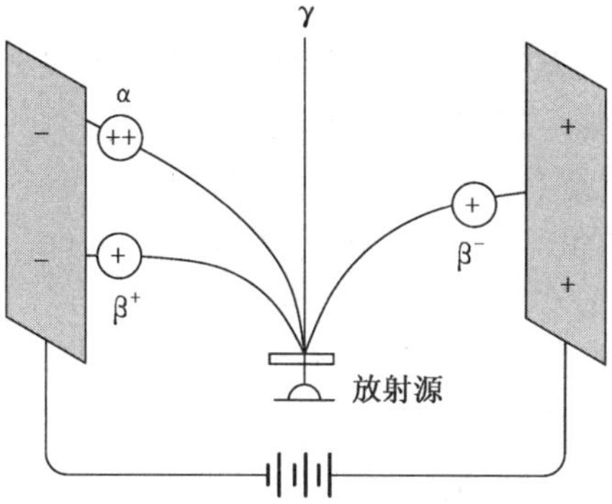

图 9-1　α 射线、β 射线和 γ 射线在电场中的偏转

放射性现象起源于原子核的变化，放射性衰变能够使一种原子核变成另一种原子核，发生衰变的原子核称为母核，以 X 表示；衰变后剩余的原子核称为子核，以 Y 表示；发出的射线以 b 表示，则放射性衰变的一般表达式如下：

$$\underset{\text{母核}}{X} \rightarrow \underset{\text{子核}}{Y} + \underset{\text{发射射线}}{b} + \underset{\text{能量}}{\Delta E}$$

二、放射性衰变基本类型

按照发射射线的不同，放射性衰变分为多种类型，这里主要介绍 α 衰变、β 衰变和 γ 衰变。

(一) α 衰变

当一个重原子核中含有过多的质子和中子(或者说质量过大)时，这个放射性原子核将自发地发射出 α 射线，这一过程称为 α 衰变，如图 9-2 所示。α 射线也称为 α 粒子，实际上它是氦的原子核，由 2 个质子和 2 个中子组成(双幻核)，非常稳定；核电荷数 Z 为 +2，质量数 A 为 4。α 粒子以符号 ^4He 表示。天然的 α 粒子来源于较重原子核的自发衰变。在 α 衰变中，由于 α 粒子从母核中发射出来带走了 2 个质子和 2 个中子，因此所形成的子核比母核少 2 个质子和 2 个中子，子

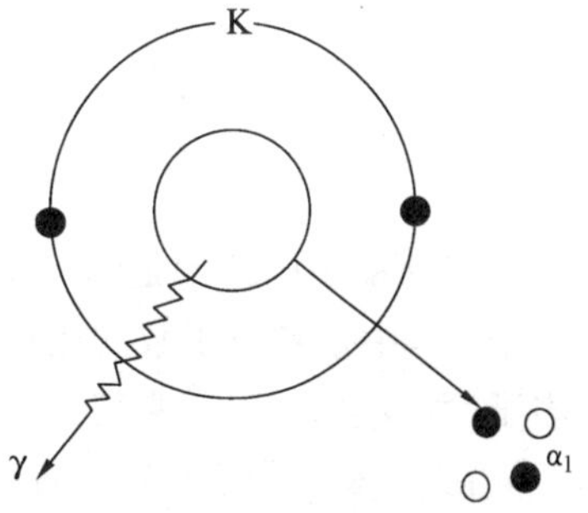

图 9-2　α 衰变模式图

核的核电荷数和质量数分别为 Z-2 和 A-4。例如，放射性核素镭－226(^{226}Ra)的 α 衰变发射一个 α 粒子(^{4}He)后，形成的子核是氡－222(^{222}Rn)。

这一衰变过程如下：

^{226}Ra →	^{222}Rn	+	^{4}He	+	ΔE
母核	子核		射线		衰变能量
(Z,A)	$(Z-2,A-4)$		$(2,4)$		

一个重元素的原子核，只有当它(母核)的静止质量大于或等于子核与 α 粒子的静止质量之和时才有可能自发发生 α 衰变，这个质量差在衰变过程中转变成能量(称作 α 衰变能)释放出来。例如，镭－226 的 α 衰变能计算如下：

衰变前母核^{226}Ra 的质量　　$M(^{226}Ra)=226.095\ 74\ u$

衰变后子核^{222}Rn 的质量　　$M(^{222}Rn)=222.086\ 63\ u$

α 粒子的质量　　$M(^{4}He)=4.003\ 87\ u$

α 衰变能

$$\begin{aligned}\Delta E &= (M(^{226}Ra)-[M(^{222}Rn)+M(^{4}He)])c^2\\ &=(226.095\ 74-[222.086\ 63+4.003\ 87])c^2\\ &=0.005\ 24\ c^2=0.005\ 24\times 931.5\ MeV\\ &=4.88\ MeV\end{aligned}$$

其中，$1U=1.660566\times10^{-27}kg$；$c$ 为光速。

这个能量(4.88 MeV)作为动能在子核和 α 粒子间分配。由于 α 粒子和子核(反冲)动量数值相等而方向相反，它们各自获得的动能是不同的。α 粒子质量小，它将获得其中绝大部分能量(4.785 MeV)。所以，^{226}Ra 的 α 衰变发射的 α 粒子的能量为 4.785 MeV。由于衰变能是常数，并且在两个粒子间按动量守恒分配，所以 α 粒子的能量也是常数。

(二) β 衰变

β 衰变有如下三种类型，β^- 衰变(见图 9-3)，β^+ 衰变(见图 9-4)和电子俘获。

1. β^- 衰变

如果原子核中含有过多的中子，就可能发生 β^- 衰变。如：

^{14}C →	^{14}N	+	e^-	+	v
母核	子核		β 射线		反中微子
(Z,A)	$(Z+1,A)$		$(-1,0)$		$(0,0)$

碳的稳定同位素是^{12}C，含有 6 个中子和 6 个质子，中子和质子数的比值 6/6＝1；而对于^{14}C，中子和质子数的比值 8/6＝1.33。由此可知，^{14}C 原子核中的中子数比稳定时多了，所以会发生 β^- 衰变。

在 β^- 衰变中，子核 Y 的核电荷数比母核多 1，而质量数保持不变。这是因为 β^- 衰变过程实际上是原子核内的中子发生了衰变，即

$$n\rightarrow p+e+v$$

在原子核内一个中子变成一个质子和一个电子，同时发射出一个反中微子，由于电子带有一个单位的负电荷，并且电子的质量远小于一个原子质量单位，不会引起质量数的变化，所以，子核的电荷数比母核增加 1，而子核的质量数与母核相等。β^- 衰变也有衰变能放出，这个能量要在子核、电子和反中微子三者之间按能量和动量守恒分配，有许多分配方式。因此，在 β 衰变中发射的电子，其能量是连续的(与 α 粒子不同)，从 0 到极大值都有。反中微子也获得自己相应的能量。中微子的静止质量比电子小很多，几乎为 0，以接近光速运动。中微子有极强的穿透能力，甚至可穿透地球而不发生作用，对人体来说没有任何影响。

自由中子是不稳定的，可以发生 β^- 衰变，半衰期为 10.5 min。但自由中子 β^- 放射性实际上没有什么意义，因为中子很容易同物质发生作用，在物质中自由存在的平均寿命不到 1 s，等不到发生衰变就被物质吸收而消失。

2. β^+ 衰变

如果一个原子核中含有过多的质子，可能发生 β^+ 衰变。如：

^{18}F →	^{18}O +	e^+ +	V
母核	子核	β 射线	中微子
(Z,A)	$(Z-1,A)$	$(+1,0)$	$(0,0)$

这一过程实质上是原子核中的一个质子(束缚状态)释放出一个正电子而变成中子，同时发射出一个中微子，即

$$p \rightarrow n + e^+ + V$$

正电子带有一个单位的正电荷，与负电子质量相等，所以，子核的电荷数比母核少 1，质量数不变。这里需要注意，自由质子是稳定的，实验表明它的平均寿命至少大于1.6×10^{26}年，只有在质子数过多的原子核内，质子(被束缚)才可能发生 β^+ 衰变。

3. 电子俘获

对于质子过多的不稳定原子核，一个质子也可能俘获原子壳层中的一个电子进入核内，使一个质子变为中子，同时放出一个中微子，即

$$p + e^- \rightarrow n + V$$

这个过程称为电子俘获。因为俘获 K 壳层电子的概率最大，通常又称为 K 俘获。原子核 K 俘获过程使子核电荷数比母核减少了 1，质量数不变，如：

^{64}Cu +	e^- →	^{64}Ni +	V
母核	子核	β 射线	中微子
(Z,A)	$(-1,0)$	$(Z-1,A)$	$(0,0)$

K 壳层电子被捕走后便留下一个空位，这个空位将由外壳层的电子填充，因此产生特征 X 射线，即 K 俘获过程伴有特征 X 射线产生。对于某些质子数过多的原子核，发生电子俘获或 β^+ 衰变是两个相互竞争的过程，各有一定的发生概率。例如，^{22}Na 电子俘获的概率为 10%，β^+ 衰变的概率为 90%；^{65}Zn 电子俘获的概率为 98.5%，β^+ 衰变的

概率为 1.5%。

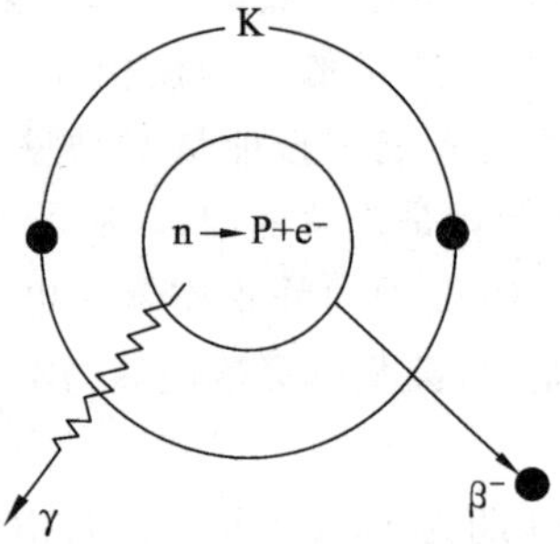

图 9-3　β^- 衰变模式图

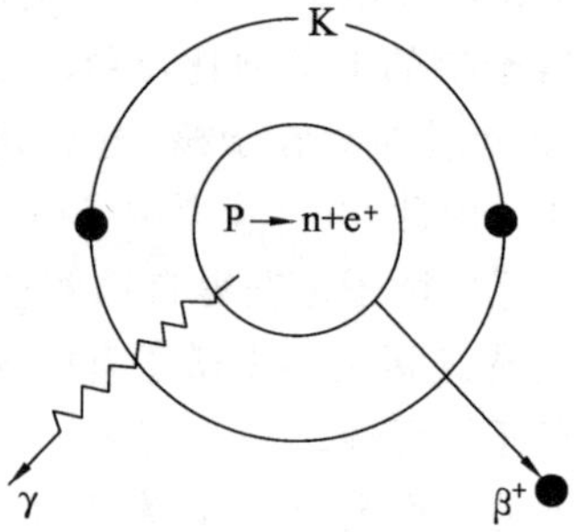

图 9-4　β^+ 衰变模式图

(三) γ 衰变

如果放射性原子核发生 α 或 β 衰变后形成的子核处于激发态能级，这些核常常通过发射一个或几个能量的电磁辐射(γ 光子)释放能量而回到较低能态或基态，原子核这种能态之间跃迁发射电磁辐射的过程称为 γ 衰变(见图 9-5)。例如：

(^{137}Cs)	^{137}Ba	→	^{137}Ba	+	γ(661 keV)
母核	子核		子核		γ 射线
	(Z,A)		(Z,A)		(0,0)

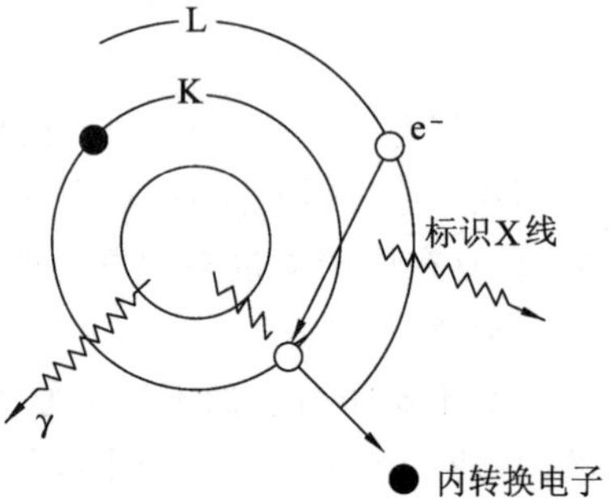

图 9-5　γ 衰变模式图

在 γ 衰变中，子核的电荷数和质量数都保持不变，只是原子核的能量状态变低了。这里需要指出，γ 射线和特征 X 射线都是一定能量范围的电磁辐射，主要区别是来源不同。特征 X 射线来源于核外电子的跃迁(能量较低)，而 γ 射线来源于原子核本身高激发态向低激发态(或基态)的跃迁(能量较高)。例如，常用的 γ 放射源^{137}Cs 和^{60}Co 都是由于母核发生 β^- 衰变后，子核(^{131}Ba 和^{60}Ni)处于较高激发态能级，向较低能态或基态跃迁时发出 γ 射线。^{137}Cs 的 γ 射线能量为 661 keV；^{60}Co 放出两个能量的 γ 射线，分别为 1.17 MeV 和 1.33 MeV。

三、放射性衰变规律

放射性衰变遵循一定的指数规律。衰变速度由核子组成不稳定程度和不稳定核的数目决定。不同放射性核素每个原子核在单位时间内发生衰变的概率不同，即有不同的衰变常数，以 λ 表示。

单位时间内衰变的原子核数量称为放射性活度(radioactivity)，用 A 表示，国际制单位(SI)是贝可(Bq)，定义为每秒一次衰变，即 1 Bq$=1\text{s}^{-1}$。

放射性核素的衰变速率常以物理半衰期(physical half life，$T_{1/2}$)表示，$T_{1/2}$ 指放射性核素数衰变到一半所需的时间。物理半衰期是每一种放射性核素所特有的。

由于生物代谢，放射性核素从体内排出到只有原来的一半所需的时间，称为生物半衰期（biological half life，T_b）。由于物理衰变与生物代谢的共同作用而使体内放射性核素减少一半所需要的时间，称为有效半衰期（effective half life，T_e）。

比活度（specific radioactivity）定义为单位质量或单位摩尔物质中含有的放射性活度，单位是 Bq/g，MBq/g，MBq/mol。

放射性浓度（radioactivity concentration）定义为单位体积溶液中所含的放射性活度，单位是 Bq/mL，mCi/mL 等。

四、放射性核素的产生

目前，临床应用的放射性核素可通过加速器生产、反应堆生产、从裂变产物中提取和放射性核素发生器淋洗获得。

反应堆是最强的中子源，利用核反应堆强大的中子流轰击各种靶核，可以大量生产用于核医学诊断和治疗的放射性核素。反应堆是生产医用放射性核素的主要方式，可产生多种放射性核素，医学中常用的反应堆生产的放射性核素有 ^{99}Mo，^{113}Sn，^{125}I，^{131}I，^{32}P，^{14}C，^{3}H，^{89}Sr，^{133}Xe，^{186}Re，^{153m}S 等。

放射核素发生器是从长半衰期的核素（称为母体）中分离短半衰期的核素（称为子体）的装置。放射性核素发生器使用方便，在医学上应用广泛。医学中常用的发生器有 ^{99}Mo-^{99m}Tc 发生器、^{188}W-^{188}Re 发生器、^{82}Sr-^{82}Rb 发生器、^{81}Rb-^{81}mKr 发生器等。

回旋加速器通过加速带电粒子轰击靶物质引起核反应，加速器加速的带电粒子有加速质子（p）、氘核（d）、α 粒子等，这些粒子轰击各种靶核，引起不同的核反应，生成多种放射性核素。医学中回旋加速器生产的常用的放射性核素有 ^{11}C，^{13}N，^{15}O，^{18}F，^{123}I，^{201}Tl，^{67}Ga，^{111}In 等。

（一）放射性核素发生器

放射性核素发生器最早始于医学，1920 年 G. 法伊拉由 ^{226}Ra 分离出 ^{222}Rn，从而提出发生器的概念。1951 年美国布鲁克黑文国立实验室 M. W. 格林等人基于法伊拉从 ^{226}Ra分离 ^{222}Rn 的原理，研制出世界上第一个人工放射性核素发生器——^{132}Te-^{132}I 发生器。之后 ^{99}Mo—^{99m}Tc，^{113}Sn—^{113m}In 等发生器陆续研制成功。理论上，应该有大批的这类母牛体核素可供利用。为了发展更多的放射性核素发生器，科学家进行了大量的研究工作，美国的 M. 布鲁斯研究了 5 年，于 1965 年发表文章，列出了 118 个可能有用的母牛体系。现在国际上实际应用的和研制的放射性核素发生器有 ^{28}Mg-^{28}Al，^{38}S-^{38}Cl，^{42}Ar-^{42}K，^{44}Ti-^{44}Sc，^{47}Ca-^{47}Sc，^{68}Ge-^{68}Ga，^{72}Se-^{72}As，^{81}Rb-^{81m}Kr，^{83}Rb-^{83m}Kr，^{87}Y-^{87m}Sr，^{90}Sr-^{90}Y，^{99}Mo-^{99m}Tc，^{103}Pd-^{103m}Rh，^{103}Ru-^{103m}Rh，^{111}Ag-^{111m}Cd，^{113}Sn-^{113m}In，^{125}Sb-^{125m}Te，^{131}Ba-^{131}Cs，^{132}Te-^{132}I，^{137}Cs-^{137m}Ba，^{188}W-^{188}Re，^{189}Ir-^{189m}Os，^{194}Hg-^{194}Au 等。这些母体核素中，有的是加速器生产的，有的来自裂变产物，反应堆可生产的有 ^{28}Mg，^{42}Ar，^{47}Ca，^{99}Mo，^{103}Pd，^{103}Ru，^{113}Sn，^{131}Ba，^{188}W 等。

医学中常用的发生器有 Mo-Tc 发生器、W-Re 发生器、Sr-Rb 发生器、Rb-Kr 发生器等。在医学上，这些发生器可以通过淋洗产生含有放射性核素的试液，比如 Mo-Tc 发生器可以产生^{99m}Tc，用来标记药物配合 SPECT 等核医学设备进行核医学显像检查。而 Sr-Rb 发生器则可以产生^{82}Rb，用来配合 PET 等设备进行核医学检查，比如心肌灌注代谢显像等。

放射性核素发生器的构造，随母体和子体核素分离方法的不同而不同。分离方法是根据有利于母子体核素的分离和对子体核素纯度等的要求来选择的。通常要求分离效果好、效率高、速度快、操作简便，在多次重复的条件下分离得到的子体核素仍然具有较高的核纯度、放化纯度和放射性浓度，以及适用的化学状态和稳定的化学组成。可用的分离方法有离子色谱法、溶剂萃取法和升华法等，常用的是离子色谱法。放射性核素发生器中，以采用离子色谱法作为分离方法的^{99}Mo-^{99m}Tc 发生器为例，基本部件是吸附柱（活性氧化铝柱，^{99}Mo 以$^{99}MoO_4$ 的形式吸附在 Al_2O_3 柱上）、淋洗系统和用于保护工作人员的辐射屏蔽套。柱内生成的^{99m}Tc 不被活性氧化铝吸附，当加入适当的淋洗剂时，^{99m}Tc便以$^{99m}TcO_4^-$ 的形式被淋洗出来，称之为“挤奶”。供医用时，为了使用方便，除基本部件外，常附加子体核素溶液接收瓶和一定量的淋洗剂。吸附柱及淋洗系统需经消毒灭菌，而且为了在使用期间洗脱液能达到医用注射液要求，还须另外附加无菌过滤器。

放射性核素发生器可安全方便地提供核纯、无载体、高比活度和高放射性浓度的短半衰期核素，所以它在医学、工业、科研等领域中应用得相当多。从放射性核素发生器中取得的短半衰期核素，可以直接应用或者制成多种多样的标记化合物（包括药物）。由于短半衰期核素的应用是医学检查诊断的一个方向，所以放射性核素发生器在医学上用得最多，除了已有的医用放射性核素发生器^{132}Te-^{132}I，^{99}Mo-^{99m}Tc，^{113}Sn-^{113m}In，^{87}Y-^{87m}Sr，^{68}Ge-^{68}Ga 外，还需要一些新的、半衰期更短的超短寿命的放射性核素发生器。在已有的放射性核素发生器中用得最多的是^{99}Mo-^{99m}Tc 发生器。用^{99}Mo-^{99m}Tc发生器的洗脱液^{99m}Tc 高锝酸盐或用^{99m}Tc 高锝酸盐为原料标记的各种含^{99m}Tc 药物，已广泛用于脑、甲状腺、涎腺、肺、心、血池、肝、胆、脾、肾、骨、骨髓等的扫描显像和功能检查。^{99m}Tc 的用量已占医学诊断用放射性核素总用量的 80%以上。

（二）粒子加速器

粒子加速器（particle accelerator）是用人工方法产生高速带电粒子的装置。日常生活中常见的粒子加速器有用于电视机的阴极射线管及 X 光管等设施。粒子加速器是探索原子核和粒子的性质、内部结构和相互作用的重要工具，在工农业生产、医疗卫生、科学技术等方面也都有重要而广泛的实际应用。自 E. 卢瑟福 1919 年用天然放射性元素放射出来 α 射线轰击氮原子首次实现了元素的人工转变以后，物理学家就认识到要想认识原子核，就必须用高速粒子来变革原子核。天然放射性提供的粒子能量有限，只有几兆电子伏特，天然的宇宙射线中粒子的能量虽然很高，但是粒子流极为微弱，如能量为 10～14 eV 的粒子每小时在 1 m^2 的面积上平均只降临一个，而且目前人类还无法支配宇宙射线中粒子的种类、数量和能量，难以开展研究工作。因此，为了开展有预期目标的实验研究，几十年来人们研制和建造了多种粒子加速器，且性能不断提高。在生活中，电视阴极射线管和 X 光设施等都是小型的粒子加速器。

人们应用粒子加速器不仅发现了绝大部分新的超铀元素，还合成了上千种新的人工放射性核素，并系统深入地研究了原子核的基本结构及其变化规律，促使原子核物理学迅速发展成熟。高能加速器的发展又使人们发现包括重子、介子、轻子和各种共振态粒子在内的几百种粒子，建立了粒子物理学。近 20 多年来，加速器的应用已远远超出原子核物理和粒子物理领域，在诸如材料科学、表面物理、分子生物学、光化学等其他科技领域也都有重要应用。在工、农、医各个领域中，加速器广泛用于同位素生产、肿瘤诊断与治疗、射线消毒、无损探伤、高分子辐照聚合、材料辐照改性、离子注入、离子束微量分析及空间辐射模拟、核爆炸模拟等方面。迄今，世界各地建造了数以千计的粒子加速器，其中一部分用于原子核和粒子物理的基础研究，它们继续向提高能量和改善束流品质方向发展，其余绝大部分都属于以应用粒子射线技术为主的"小"型加速器。

1. 粒子加速器的结构

粒子加速器的结构一般包括 3 个主要部分：

（1）粒子源　用以提供所需加速的粒子，有电子、正电子、质子、反质子及重离子等。

（2）真空加速系统　其中有一定形态的加速电场，并且为了使粒子在不受空气分子散射的条件下加速，整个系统放在真空度极高的真空室内。

（3）导引、聚焦系统　用一定形态的电磁场引导并约束被加速的粒子束，使之沿预定轨道接受电场的加速。所有这些都要求高、精、尖技术的综合和配合。

加速器的效能指标是粒子所能达到的能量和粒子流的强度（流强）。按照粒子能量的大小，加速器可分为低能加速器（能量小于 100 MeV）、中能加速器（能量在 0.1～1 GeV）、高能加速器（能量为 1 GeV）和超高能加速器（能量为 1 GeV 以上）。目前低能和中能加速器主要用于各种实际应用。

2. 粒子加速器的分类

粒子加速器按作用原理不同可分为静电加速器、直线加速器、回旋加速器、电子感应加速器、同步回旋加速器、对撞机等。

（1）直线加速器

利用直线加速器加速带电粒子时，粒子沿着一条近于直线的轨道运动并被逐级加速，因此当需要很高的能量时，加速器的直线距离会很长。有什么办法能大幅度地缩小加速器的尺寸吗？如果把直线轨道改成圆形轨道或者螺旋形轨道，一圈一圈地反复加速，这样也可以逐级谐振加速到很高的能量，而加速器的尺寸可以大大地缩减。

1930 年 E. O. 劳伦斯在直线加速器谐振加速工作原理的启发下，提出了研制回旋加速器的建议。劳伦斯建议在回旋加速器里采用一个轴向磁场，使带电粒子不再沿着直线运动，而沿着近似于平面螺旋线的轨道运动。1931 年第一台回旋加速器建成，磁极直径约 10 cm，用 2 kV 的加速电压工作，把氘核加速到 80 keV，证实了回旋加速器的工作原理是可行的。1932 年又建成了磁极直径为 27 cm 的回旋加速器，可以把质子加速到 1 MeV。

回旋加速器电磁铁的磁极是圆柱形的，两个磁极之间形成接近均匀分布的主导磁场。磁场是恒定的，不随时间而变化。在磁场作用下，带电粒子沿着圆弧轨道运动，粒子能量不断地提高，轨道的曲率半径也不断地提高，运动轨道近似于一条平面螺旋线。

两个磁极之间是真空室，里面装有两个半圆形空盒状的金属电极，通称为"D形电极"。D形电极接在高频电源的输出端上，2个D形电极之间的空隙（加速间隙）有高频电场产生。粒子源安装在真空室中心的加速间隙中。D形电极内部没有高频电场，粒子进入D形电极之内就不再被加速，而是在恒定的主导磁场作用下做圆周运动。只要粒子回旋半圆的时间等于加速电压半周期的奇整数倍，就能够实现谐振加速。用一个表达式可以表示为

$$T_c = KT_{rt} \tag{9-1}$$

式中，T_c 是粒子的回旋周期；T_{rt}是加速电压的周期；K 是奇整数。

这类利用轴向磁场使带电粒子做回旋运动，周期性地通过高频电场加速粒子的回旋加速器又可以分为两类。

第一类没有自动稳相机制，等时性回旋加速器就属于这一类。D形电极间加有频率固定的高频加速电场，粒子能量低时，回旋频率能保持与高频电场谐振，而当粒子能量高时，粒子的回旋频率会随着能量的提高逐渐低于高频电场频率，最终不能再被谐振加速。为了解决这个难题，可以使磁场沿半径方向逐步增强，以保持粒子的回旋频率恒定，然而磁场沿半径方向递增却又导致粒子束流轴向散开。为解决这一矛盾，20世纪60年代初研制成功扇形聚焦回旋加速器，在磁极上巧妙地装上边界弯曲成螺旋状的扇形铁板，它可以产生沿方位角变化的磁场，既使加速粒子轴向聚焦，又使磁场随半径增大而增强，保证粒子的旋转频率不变，即旋转一周的时间不变，因此被称为等时性回旋加速器。

第二类具有自动稳相机制，稳相加速器就属于这一类。轴向磁场保持恒定，使高频加速电场的频率随着粒子回旋频率的降低而同步降低，从而使带电粒子仍能继续被谐振加速。这类加速器又名调频回旋加速器或稳相加速器。采用自动稳相机制以后，在理论上可以将质子加速到无限高的能量，然而由于技术上和经济上的原因，历史上最大的稳相加速器的能量只达到700 MeV。这一类型的加速器有的用来加速质子，有的用于加速掺氘核、α粒子甚至氮离子。

（2）电子回旋加速器

电子回旋加速器又称为微波回旋加速器，专门用于加速电子。这一类型的加速器中，轴向磁场是均匀的，加速电场的频率也是恒定的，不同的是加速间隙位于磁极的一端，电子的轨道为一系列与加速间隙中心线相切的圆。电子每回旋一圈，就被加速一次，只要回旋周期等于加速电压周期的整数倍，就有可能进行谐振加速。电子回旋加速器的能量都不是很高，最大的也不过几十兆电子伏，束流强度为30～120 μA，大多数用于医疗和射线剂量学等方面。

（3）同步加速器

它的主导磁场是随时间改变的，以保证带电粒子在恒定轨道上回旋。为此，磁铁做成环形，可使质量减轻。加速电场是交变的，其频率随着带电粒子回旋频率的改变而改

变,以保证谐振加速。同步加速器既能加速电子(称为电子同步加速器),又能加速质子(称为质子同步加速器或同步稳相加速器)。用于加速重离子的同步加速器,称为重离子同步加速器。

(4) 环形加速器

被加速的粒子以一定的能量在一圆形轨道上运动,粒子运行的圆形轨道由磁偶极(dipole magnet)控制。和直线加速器不同,环形加速器可以持续地加速粒子,因此粒子会重复经过圆形轨道上的同一点,但是粒子的能量会以同步辐射的方式发散出去。

同步辐射是当任何带电粒子加速时,所发出的一种电磁辐射。粒子在圆形轨道里运动时都有一个向心加速度,会让粒子持续辐射,此时必须提供电场加速以补充所损失的能量。同步辐射是一种高功率的辐射,加速器将电子加速以产生同相位的 X 光。

除了加速电子以外,也有些加速器加速较重的粒子,如质子,以进行更高能量领域的研究,譬如高能物理对于夸克及胶子的研究分析。

最早的环形加速器为粒子回旋加速器,1912 年由欧内斯特 · 劳伦斯(Ernest O. Lawrence)发明。粒子回旋加速器有一对半圆形(D 形)的中空盒子,以固定频率变换电场用以加速带电粒子,以及一组磁偶极提供磁场使运动粒子转弯。带电粒子从盒子的圆心开始加速,然后依螺旋状轨迹运动至盒子边缘。

粒子回旋加速器有能量限制,因为特殊相对论效应会使高速运动下的粒子质量改变,粒子的核质比与回旋频率间的关系因此改变,许多参数需重新计算。当粒子速度接近光速时,粒子回旋加速器需提供更多的能量才有可能让粒子继续运行,而这时可能已经达到粒子回旋加速器的极限。

当电子能量到达约 10 MeV 时,原本的粒子回旋加速器无法再对电子加速,必须用其他方法,如运用同步粒子回旋加速器和等时粒子回旋加速器。这些加速器适用于较高的能量,而不用于较低的能量。

如果要达到更高的能量,约 100 MeV,必须使用同步加速器。同步加速器将粒子置于环形的真空管中,称为储存环。储存环有许多的磁铁装置用以聚焦粒子及让粒子在储存环中转弯,利用微波(高频)共振腔提供电场将粒子加速。

3. 粒子加速器的能量

原子核内部存在非常强大的作用力,把基本粒子紧紧地结合在一起,因此研究基本粒子需要很大的能量。从 20 世纪 30 年代到 50 年代后半期的 20 年时间里,加速器的能量增加了几百倍甚至几千倍。随着加速器能量的增加,在实验室中发现的基本粒子数目不断增多。

现在,粒子加速器的规模相当于一个大型机器制造厂,其用电量相当于一个中等城市,工作人员可达数千人,有宇宙粒子制造厂之称。但是,尽管今日粒子加速器的能量已经足够大,可它仍远远不能适应探索原子奥秘的要求。随着人们对原子奥秘探索的深入,粒子加速器仍会不断地改进。

任务3　发射型计算机体层成像

发射型计算机断层(emission computed tomography,ECT)技术通过计算机图像重建显示进入体内的放射性核素在断层上的分布。放射性药物引入人体,经代谢后在脏器内外或病变部位和正常组织之间形成放射性浓度差异,这些差异可被探测并通过计算机处理成像。ECT成像是一种具有较高特异性的功能显像和分子显像,除显示结构外,着重提供脏器与病变组织的功能信息。ECT的显像方式十分灵活,能进行平面显像和断层显像、静态显像和动态显像、局部显像和全身显像。除此之外,它还能提供脏器的多种功能参数,如时间-放射性曲线等,为肿瘤的诊治提供多方位信息,主要用于甲状腺癌、骨骼等部位肿瘤的检查,用于骨转移性肿瘤的检测,可比普通X线拍片提前3～6个月发现病变。因此,对一些较易发生骨转移的恶性肿瘤,如乳腺癌、肺癌、前列腺癌、食管癌等,即使没有骨痛,也可进行术前或术后检查,以及早发现转移灶。但必须注意骨的炎症、血流改变、骨折修复、关节退行性变、骨畸形性病变及代谢性骨病变也可出现阳性结果,这是应该予以鉴别的。

ECT可分为单光子发射型计算机断层(single photon emission computed tomography,SPECT)和正电子发射型计算机断层(PET)。

一、γ照相机的结构与原理

γ照相机是将人体内放射性核素分布快速、一次性显像的设备,不仅可以提供静态图像,也可以进行动态观测,既可提供局部脏器组织的图像,也可以提供人体全身照片,且图像功能信息丰富,是诊断肿瘤及循环系统疾病的重要装置。γ照相机的探头也就是发射型计算机断层(ECT)中的单光子发射型计算机断层(SPECT)的探头。

γ照相机的构造原理如图9-6所示。

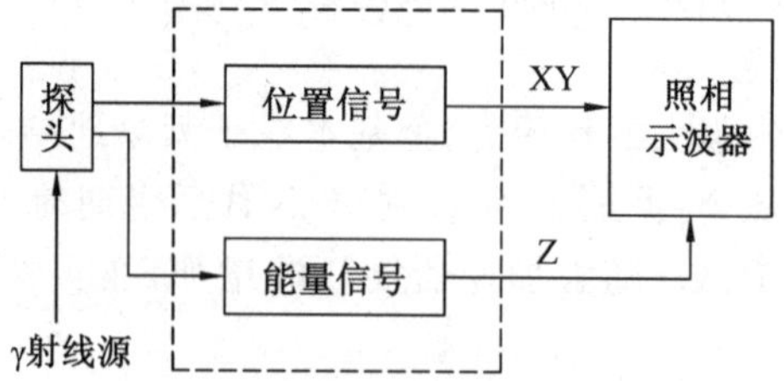

图9-6　γ照相机构造原理

(一) 探头

探头是γ照相机的关键部件,由准直器、闪烁体、光电倍增管、电阻矩阵等部件组成,如图9-7所示。其作用是把人体内分布的放射性核素辐射的γ射线限束、定位,用多个光电倍增管将由γ射线在闪烁体激起的荧光转化为电脉冲,再将这些电脉冲转化为控制像点位置的位置信号和控制像点亮度的Z信号。

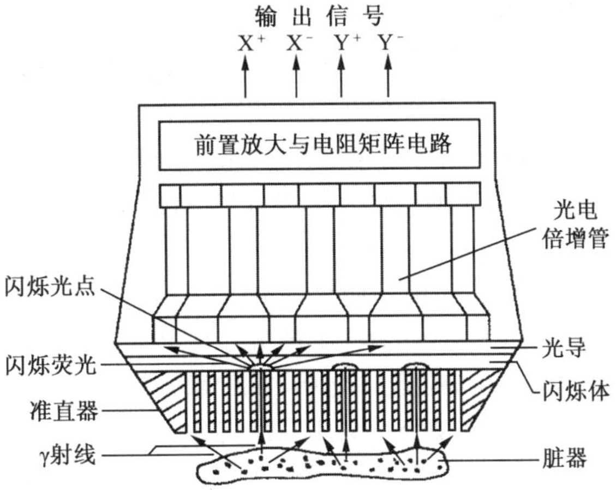

图 9-7　γ照相探头结构

(二) 位置信号和 Z 信号

每一个光电倍增管给出的电流都要经前置放大后分别通过 4 个电阻形成 X^+,X^-,Y^+,Y^- 的位置信号。此外,X^+,X^-,Y^+,Y^- 4 个位置信号还要在一个加法器中总合起来,再通过脉冲幅度分析器,选取需要的脉冲信号送到示波器的 Z 输入端控制像点的亮度,此信号又称 Z 信号。

(三) 显示和记录

位置信号和 Z 信号都由一个延迟电路控制,使像点按时间顺序依次形成,最后形成完整的画面。示波器是 γ 照相机的基本显示装置,一般使用三台示波器:一台是记忆示波器,用于储存图像;另外两台是与记忆示波器同步的普通显示器,一台用于照相,另一台用于医生对图像的观察。

二、单光子发射型计算机断层原理

SPECT 是以 γ 照相机为基础,结合计算机技术构成的(见图 9-8)。与常规 γ 照相机相比,它在某些方面进行了改进:增强了光电倍增管的磁屏蔽,以克服探头旋转过程中地球磁场变化对光电倍增管性能的影响;系统的均匀性、线性、稳定性要求均高于常规 γ 照相机;装备了旋转机架和低衰减材料的检查床,配备了计算机及 SPECT 专用软件,以实现对机架运动的控制和图像重建等功能。这些改进不但使设备具有断层功能,也提高了平面显像性能。

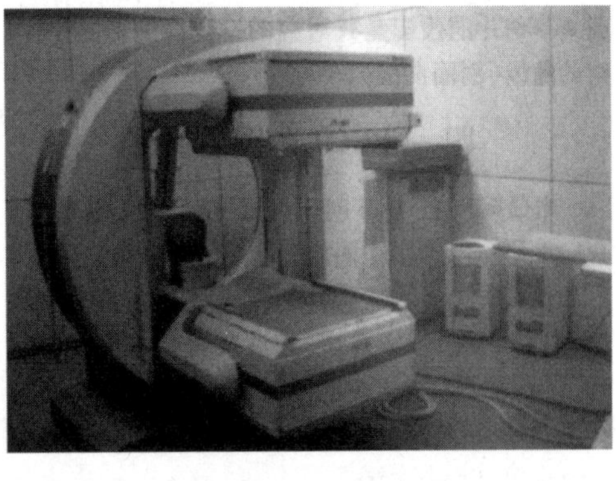

图 9-8　SPECT

SPECT 根据探头类型可以分为扫描机型和 γ 照相机型两类。

(一) SPECT 的成像原理

在旋转 γ 照相机的 SPECT 中，一个或多个 γ 照相机探头装在可旋转的支架上，围绕受检者旋转。在旋转的过程中，准直器表面总是与旋转轴平行，在多数情况下，旋转轴与受检者长轴平行，数据采集可以根据需要从某一角度开始，在预定时间内采集投影图像，然后旋转一定角度在同样的时间内采集下一幅投影图像。如此重复，直到旋转 180°或 360°停止。

在某一角度采集的图像，称为帧。如果围绕 360°在 64 个不同角度采集图像，则得到 64 帧图像。每帧图像采集的是整个视野的分布。某一角度的帧图像就是三维物体在 γ 照相机平面上的投影。图像是数字化的，由像素矩阵构成。矩阵中与旋转轴垂直的每一行代表一个横断面切片的投影，切片厚度与像素大小相同。一行投影中的每个像素是对该投影的一个采样，其数值等于由该点出发的与 γ 照相机垂直的直线上所有放射性计数之和。因此，投影可以用剖面曲线表示。如果使用视野为 380 mm 的 γ 照相机、64×64 矩阵采集图像，像素大小为 6 mm，矩阵中的一行代表一个厚为 6 mm 的切片投影。矩阵中的一行有 64 个像素，这些像素构成对投影的 64 个采样，相当于把 γ 照相机分成 64×64 个平行准直的小探测器，每一个探测器(像素)的计数为其下方的全部放射性核素的总计数，而某一切片的投影是其对应的一行探测器的计数描绘的曲线(剖面曲线)。

(二) SPECT 的图像重建

ECT 的本质是由在体外测量发自体内的 γ 射线技术来确定体内的放射性核素的活度。SPECT 的放射性制剂都是发生 γ 衰变的同位素，体外进行的是单个光子数量的探测。SPECT 的成像算法与 X-CT 类似，也是滤波反投影法，即由探测器获得断层的投影函数，再用适当的滤波函数进行卷积处理，将卷积处理后的投影函数进行反投影，重建二维的活度分布。

(三) SPECT 的应用特点

γ 照相机型 SPECT 在临床应用中占绝对优势，它由 γ 照相机探头、旋转扫描支架及成像软件构成，整体在计算机控制之下。和 γ 照相机一样，γ 射线转变成的电流脉冲要经过各自的放大器和单道脉冲幅度分析器进行处理，但处理后的数据还不能用于成像，必须进行射线的衰减校正。SPECT 是通过 γ 射线的体外计数标定体内放射性活度，而穿出人体的 γ 射线的衰减是不可避免的，这严重影响了活度的精度。

SPECT 可以提供建立三维图像的信息，也可以建立任意方位的断层图像，为临床诊断提供了方便。SPECT 在空间分辨力、定位的精确度、计算病变部位的大小和体积等方面远优于 γ 照相机，而且与 γ 照相比较，断层图像受脏器大小、厚度的影响大为降低，对一些深度组织的探测能力也显著提高。SPECT 有利于发现早期病变，在这方面 SPECT 明显优于 X-CT 和 B 超，甚至优于 MR。

三、正电子发射型计算机体层成像

正电子发射型计算机断层成像(PET)所用的示踪剂由发射正电子的放射性核素标

记。PET 最基本的成像原理与传统核医学成像(如 γ 相机、SPECT)类似,均采用放射性示踪原理。

(一) PET 的物理基础

由于正电子在组织中只能瞬态存在,因此不能直接测量,必须利用测量湮没辐射产生的光子来探测正电子的存在,由此可得到放射性药物在体内的分布图,因而可探知放射性药物在体内的结合、转运、代谢、排泄等生物过程。这就是放射性示踪原理。可以说,它是从分子水平来研究体内的疾病及生理状态。正电子放射性核素一般是短半衰期或超短半衰期的核素,主要由回旋加速器产生。

PET 与 γ 相机、SPECT 的不同之处主要有两点:一是所使用的标记放射性药物不同。PET 使用发射正电子的核素标记放射性药物,而 γ 相机、SPECT 则以发射单光子的核素标记放射性药物。二是对射线的探测原理不同。PET 用符合探测确定射线方位,而 γ 相机、SPECT 则用准直器确定射线方向。

(二) PET 的探测原理

PET 是探测体内湮没辐射并进行体层显像的现代仪器,一般不需要几何准直(SPECT 用几何准直),而是在湮没辐射两个方向的直线上放置两个探头(见图 9-9),探头后面配接符合电路,只有当两个探头都探测到湮没辐射所产生的两个光子时,才能认为在这两个检测器空间的直线上有释放正电子的核素存在,符合电路才有信号输出;超出这个区域,只有一个探头收到光子时就没有输出,这样就起到了准直器的作用,称为电子准直。与 SPECT 相比,PET 不必使用铅准直器,因而提高了系统的灵敏度。

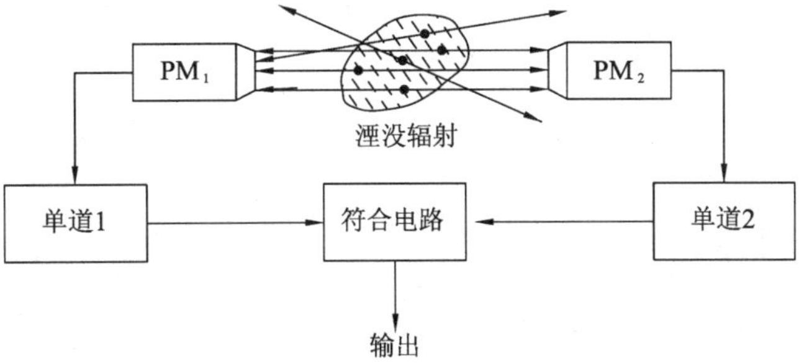

图 9-9 正电子湮没符合探测

1. 电子对湮没

正电子核素因富含质子而不稳定,通过发射出正电子达到稳定状态,该过程称为 β^+ 衰变或正电子衰变。正电子是电子的反物质,它们具有完全相同的物理性质,唯一的区别是所带电荷的极性不同,正电子带正电荷,电子则带负电荷。正电子的寿命很短,从衰变核中发射出的正电子在周围介质(如人体组织)中不断被散射而减慢速度,一旦静止下来就会俘获一个自由电子形成正负电子对,并在毫微秒内发生质能转换,正负电子对消失,它们的质量转变为 2 个能量相等(511 keV)、方向相反的光子,这一过程称为电子对湮灭(annihilation),如图 9-10 所示。PET 扫描仪所探测的就是这两个方向相反的光子。

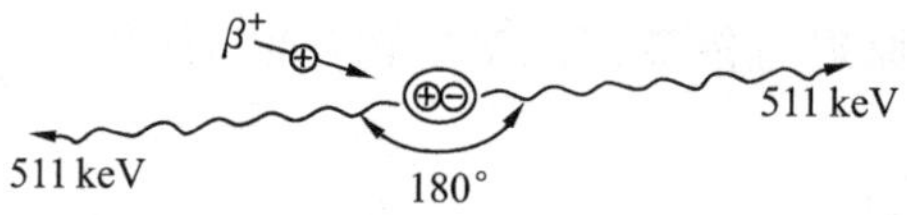

图 9-10　电子对的湮没示意图

2. 符合探测

符合探测技术利用了光子对的两个特性：一是这 2 个光子沿着直线反方向飞行；二是它们都以光速向前传播，几乎同时到达在这条直线上的两个探测器。在符合窗内，探测器实际上有 3 种符合情况的符合事件被记录，很难区分。

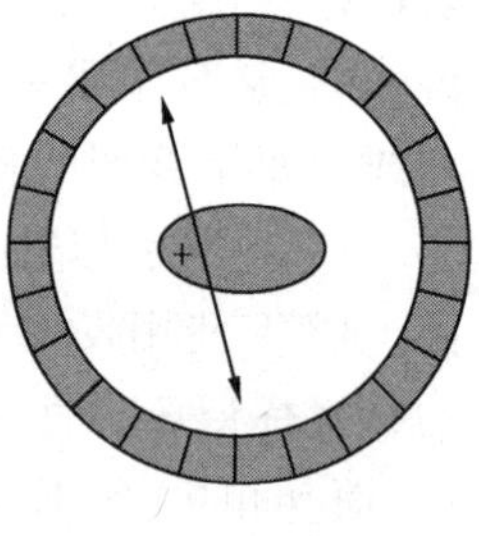

图 9-11　真实符合

(1) 真实符合(true coincidence)：探测到的 2 个光子来源于同一湮灭事件，并且在到达探测器前 2 个光子都没有与介质发生任何相互作用，因此含有精确的定位信息。这是真正需要的原始数据(见图 9-11)。

(2) 散射符合(scatter coincidence)：探测到的 2 个光子虽然来源于同一湮灭事件，但在到达探测器前 2 个光子中至少有一个被散射而偏离了原来的飞行方向。因此，这种符合含有的定位信息是错误的，应该剔除(见图 9-12)。

(3) 随机符合(random coincidence)：探测到的 2 个光子分别来源于不同的湮没事件，这种符合含有的定位信息是错误的，也应该剔除(见图 9-13)。发生随机符合可能有以下几种情况：一是散射后发生的符合事件，占全部真实符合事件的 8%～30%；二是所谓的偶然符合事件(是指在时间窗内检测到的 2 个 γ 射线光子根本不是来自发生湮没事件的那对相关的光子)，约占真实事件的 15%。

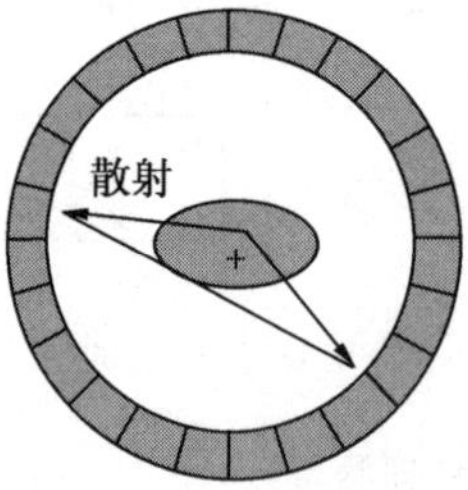

图 9-12　散射符合

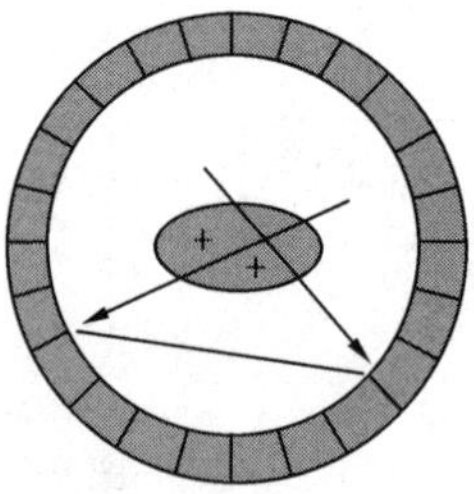

图 9-13　随机符合

散射符合和随机符合计数都会造成定位错误，形成伪影。如果不剔除，会降低图像分辨力和对比度，影响图像质量。因此，PET 用专用技术来校正散射符合和随机符合。

最终通过记录的符合事件，进行处理、校正、重建，获取正电子核素标记的示踪剂在体内分布的断层图像，即为 PET 图像。

(三) PET 探测器

PET 探测光子的过程与 SPECT 类似，由闪烁晶体将光子转换为荧光，光电倍增管(PMT)将光信号转换为电信号，及一系列电子线路系统组成。与 SPECT 不同的是，闪烁晶体不再是一块平板大晶体，而是由许多小晶块组成的晶体环，其中每一块小晶体同与之连接的光电倍增管和电子线路构成一个探测器。因此，PET 探测器是由若干个探测器环排列组成的环状探头。

探头晶体的发展代表了 PET 的发展，PET 的最终性能与晶体的物理和闪烁性能密切相关。用于 PET 的闪烁晶体，要求时间分辨力高、阻止能力强、光产额高。目前市场上使用的晶体主要有 NaI 晶体、BGO 晶体、LSO 晶体和 GSO 晶体。

(四) PET 成像过程

1. 标记核素制备

PET 通常采用回旋加速器产生的短寿命核素如 ^{11}C，^{13}N，^{15}O，^{18}F 等来标记与特定代谢有关的不同化学药品。

2. 标记药物引入体内积聚

通过注射、口服等方法将标记有放射性核素的化合物引入体内，经生理、生化和病理生理的聚集，形成体内核素的解剖和时间的分布图像。

3. γ 光子探测

通过符合探测检测正电子湮没过程中辐射的 γ 光子，并识别 γ 辐射的行进方向，将得到正电子湮没事件的符合计数和位置信息。

4. 数据处理

将采集到的基本图像信息全部送入电子计算机系统，进行一系列校正（包括能量校正、线性校正、均匀性校正、去本底、平滑滤波、因子校正等），计算机将得到的图像数据进行重建处理成为最终图像。

5. 图像显示与储存

由计算机重建而成的基本图像，再以灰阶、彩色、动态、三维断面、表面三维立体、电影、双减影成像等方式将层面的辐射分布重现为精确的几何图像。

(五) PET 的优势与不足

PET 的优势在于所使用的放射性核素都是人体的基本组成元素，作为显像剂合乎生理要求，有利于对脏器或组织的代谢及受体显像的研究，可以大剂量地注射获得高质量的图像。其图像内容丰富，不但可以反映局部解剖结构形态，而且可以显示机体特定部位的生理、生化功能，反映活体靶组织某一时刻的血流灌注，糖、氨基酸、核酸、氧代谢的分布及活性情况，可同时给出相应的生理功能活性参数，对研究和判断疾病的发生、发展及其转变，尤其对鉴别肿瘤的良、恶性，肿瘤的分期诊断和转移有重要的临床应用价值。

虽然 PET 在生理、生化等方面具有较大优势，但是由于它也是接收从人体内部向外发射的射线，因而受人体组织衰减影响严重，衰减校正方法复杂，成本也较高，致使图像分辨力远不及 CT，MRI。此外，PET 设备昂贵，检查费用很高，很大程度上限制了它的推广应用。

四、PET/CT

随着核医学影像设备的飞速发展，尤其是 PET（正电子发射型计算机断层扫描系统）

技术的不断完善和推广应用，怎样充分发挥 PET 的优势，弥补它的不足，是业内人士一直思考的问题。受到功能整合这种新理念的启发，专家提出了如果能将 PET 与螺旋 CT 进行整合，利用 X 射线进行正电子衰减校正，利用 CT 图像进行同机图像融合，就可以提高临床的诊断率及临床应用范围的设想。21 世纪初，在 X-CT 技术飞速发展的基础上，这种整合设备终于问世了，GE，SIEMENS，Philips 等公司相继实现了在同一台设备上将 CT 和 PET 有机结合，推出了 PET/CT，一些核医学专家将它称为功能分子影像设备。

PET/CT 是把 PET 和 CT 两种影像诊断技术有机结合在一起而形成的一种新设备。目前的 PET/CT 是由分离的 PET 和 CT 组成的。PET 和 CT 的结构组成及工作原理与专用型 PET 及 CT 相同。PET/CT 中一般将 CT 部分设置在前，PET 部分设置在后，其中有的 PET/CT 将 PET 和 CT 装在同一个机架上（见图 9-14），还有的设备则分别装在不同的机架上，使之能单独移动（见图 9-15）。

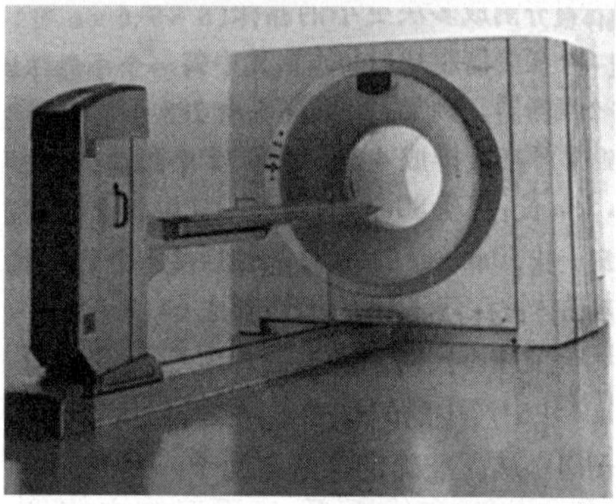

图 9-14　一体型 PET/CT

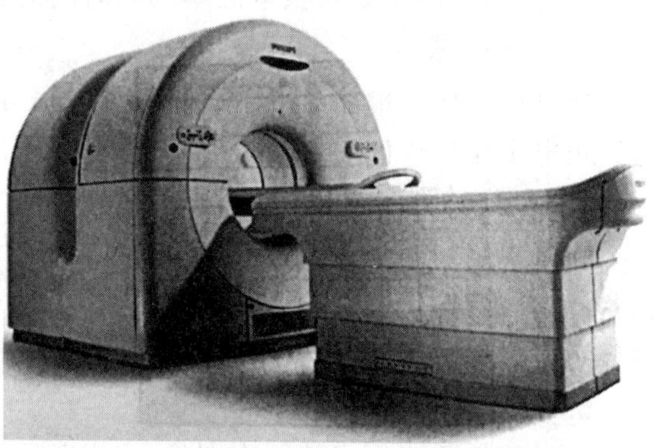

图 9-15　分体型 PET/CT

PET/CT 工作时，先进行 CT 扫描，然后检查床自动移动到 PET 视野，进行 PET 扫描，把 CT 扫描的图像和 PET 扫描的图像通过特殊的软件融合在一起，最终获得 PET/CT 图像。PET/CT 也可以单独进行 PET 扫描和 CT 扫描。PET/CT 采集及处理过程分为 CT 扫描、CT 衰减校正图扫描、PET 图像采集及重建、PET 图像和 CT 图像融合。

项目十

影像储存与传输系统

学习目标

1. 掌握PACS的基本概念；
2. 掌握PACS的标准；
3. 熟悉PACS的组成及类型；
4. 了解PACS的应用与管理。

随着计算机科学与医疗设备的迅猛发展，数字化图像技术与现代通讯及计算机技术相结合，形成了影像储存与传输系统(picture archiving and communication systems, PACS)。它将医学图像资料转化为数字信息，通过高速计算机设备及通信网络，使图像资料得以有效管理和充分利用，在更好地为临床医疗服务的同时，也为无纸化办公及医院信息化打下了基础。

任务1　PACS的概念与优越性

一、PACS的概念

PACS是医学影像、数字化图像技术、计算机技术与网络通信技术相结合的产物。它将医学影像资料转化为计算机能够识别的数字信息，通过计算机和网络通信设备对医学影像资料进行采集、存储、处理及传输等，实现医学影像资源充分共享。

二、PACS的优越性

PACS作为医学影像图像信息的采集、存储、管理、诊断、信息处理的综合应用系统，相较于传统的胶片式管理，使整个医学影像技术科室在医院中的工作流程发生了革命性的变革，极大地提高了工作效率，同时可以作为医院信息化系统的一个重要组成部分，提升医院整体诊疗水平。

PACS的优越性主要体现在以下几个方面：

(一) 提高效率

就影像科医生而言，PACS使图像诊断从传统的肉眼观察和主观判断，发展到以完整的数据和功能强大的数据处理能力，不仅为医学诊断提供了客观的信息，更提高了医生的读片速度和对医学影像资料的处理能力。

对临床医生来说，PACS实现的影像系统无胶片化和实时传播，使得患者影像检查结束后，通过网络就可以把检查结果传输到应诊医师的电脑里。医生利用PACS系统，可迅速做出诊断，并实时给予治疗建议，甚至可以利用这种优势进行远程会诊。患者无须来回奔波，既得到了高效的服务，又简化了就诊流程，就诊耗时大大缩短。

医院可以将PACS对影像数据的强大检索查询功能，运用在临床诊疗、统计、科研、教学等各个方面，极大地提升医院整体效率。

(二) 降低成本

传统的医学影像资料是以胶片为基础的，制造胶片和显影化学制剂需要一定的成本。患者除了需要承担胶片成本外，影像资料的保存、携带非常不方便，进行多份拷贝也很繁琐，这给患者就诊增加了无形的成本；医院在管理存储胶片资料时，为了防止胶片丢失、错放、老化等问题，需要专门的工作人员，设置专门的存储场所，人员、场地都是一笔不小的支出。PACS系统利用数字图像代替胶片，从根本上解决了这些问题。PACS系统可对已存储的医学图像资料进行拷贝、保存，携带方便；医院应用PACS系统后，没有胶片丢失、错放、老化等问题，减少了管理储存胶片所需的人员及场地费用。

(三) 远程医疗

PACS是实现远程医学的基础。PACS系统利用丰富的网络信息资源，可以实现区域内的异地医学影像图像资料传递，并实现远程医疗服务。这个区域可以是在几个大医院之间，也可以是跨省、跨国的医学网络。在这样的背景下，医疗服务的综合水平将得到空前的提高。

三、PACS的发展

PACS的发展经历了3个阶段。

(一) 第一代PACS(20世纪80年代初至90年代初期)

第一代PACS通常称为小型PACS，以1985年美国国家癌症中心(US National Cancer Instiute)资助美国加利福尼亚大学洛杉矶分校(University of California at Los Angeles，UCLA)建立的PACS为开端，以1991年的UCLA-PACS为典型代表。第一代PACS是放射科专用的PACS，通过非标准接口和影像设备进行一对一的连接，以胶片人工数字化为目标，实现简单的医学影像存储，需要用户主动寻找影像数据。

(二) 第二代PACS(20世纪90年代初期至90年代末期)

第二代PACS通常称为中型PACS，以1996年美国加利福尼亚大学旧金山分校研制的PACS为代表。第二代PACS广泛采用了工业标准传输协议/因特网互联协议、

ACR-NEMA 协议、卫生信息交换标准（Health Level Seven，HL7）等协议，可以实现与医院其他科室互联，跨平台运行，并半自动化地提供医学影像指定服务，但仍然没有形成统一标准的工作流程和数据协议。

（三）第三代 PACS(20 世纪 90 年代末期至今)

第三代 PACS 通常称为大型 PACS，以广泛使用 DICOM3.0 标准、HL7 标准和医疗卫生综合标准（Integrating the Healthcare Enterprise，IHE）的商用 PACS 为代表。第三代 PACS 具有开放性和扩展性，系统中使用多种计算机操作系统，具有较好的安全性、可靠性和兼容性。它与医院信息系统（hospital information system，HIS）和放射信息系统（radiology information system，RIS）进行了整合，可以自动对 PACS 的各个工作单元进行监控和管理，并实现了跨地域的远程传输。

PACS 是一项技术含量高、发展迅速、应用广阔的信息科技，它的持续发展不仅对影像医学，而且对临床医学、医学信息科学等领域的发展也都起到了推动作用。PACS 的发展趋势为区域化的 PACS 服务与集团化医院的相互协作，智能化的 PACS 可实现医学影像的智能管理和计算机辅助诊断，大数据化的 PACS 可加快传输速度，提高图像质量，实现海量数据基础上的三维重建和多模态影像分析。

任务 2 PACS 标准

一、标准化进程

随着计算机设备在医学成像领域的大规模应用，国际上迫切需要一种在不同厂家制造的设备之间传输图像和其他信息的标准。1983 年，美国放射学院（American College of Radiology，ACR）和国家电器制造商协会（National Electrical Manufacturers Association，NEMA）成立了一个联合委员会开发相关标准。1985 年，ACR-NEMA 标准版本 1.0 发布，1986 年 10 月和 1988 年 1 月分别颁布了 2 个修改版本；1988 年，ACR-NEMA 标准版本 2.0 发布。目前，ACR-NEMA 标准已经演变成 DICOM 3.0（Digital Imaging and Communications in Medicine）标准。这个标准增强了对网络的支持，已经成为医学影像设备的标准通信协议，并推动了 PACS 的迅速发展。

二、DICOM 标准

DICOM 的全称是医学数字成像与通信标准，是按照 ACR-NEMA 的程序制订和发展的。该标准并不是由 ACR-NEMA 联合委员会独家制订的，世界上其他一些标准化组织也共同参与了它的制订与发展。而且此标准不仅支持医疗放射影像，还可以扩展到面向所有医学图像，只要增加相应的服务对象即可；同时为了应用于网络通信环境，此标准参考了国际标准化组织的开放系统互联参考模型（ISO-OSI）。

目前的 DICOM 3.0 标准已经由 1993 年发布之初的 9 部分扩展到 2007 年的 18 部

分，涵盖了医学影像的采集、存储归档、传输通信、显示、打印、工作表、成像工作流程及查询等几乎所有信息交换的协议；以开放互联的架构和面向对象的方法定义了一整套包含各种类型的医学诊断图像及其相关的分析、报告等信息的对象集；定义了用于信息传递、交换的服务类与命令集，以及消息的标准响应；详述了唯一标识各类信息对象的技术；提供了应用于网络环境（OSI 或 TCP/IP）的服务支持；结构化地定义了制造厂商的兼容性声明。

DICOM3.0 标准的特点：① 可用于网络环境；② 详细声明了兼容设备之间的命令和数据交换方式；③ 详述了兼容性的等级；④ 把每个图像定义为信息对象；⑤ 通过数据字典唯一确定性标识任何信息对象；⑥ 建立了信息安全性规则。

DICOM 对于医学图像的支持范围也远不止于放射学领域内的各种影像，如 CT，MRI，CR，DR，PET，DAS 和乳腺钼靶等，更是涵盖了心脏病学、放射肿瘤学、病理学等一系列领域，并且仍在不断完善。

三、HL7

1987 年 5 月，在宾夕法尼亚州大学医院成立了一个由医疗单位、厂家和医疗顾问组成的 HL7 委员会，主要负责 HL7 标准的制定。不同于 DICOM 3.0，HL7 标准定义了医疗环境中有关患者的文本数据交换方式。该标准汇集了不同厂商用来设计应用软件界面的标准格式，允许各个医疗机构在不同信息系统之间进行文本的数据交互，实现医疗领域内各种信息之间的网络传输。

HL7 的主要应用领域是医院信息系统（HIS）和放射信息系统（RIS），主要是规范 HIS/RIS 系统及其设备之间的文本数据通信，它涉及病房和患者信息管理系统、化验系统、药房系统、放射系统、收费系统等各个方面。HL7 的宗旨是开发和研制医院数据信息传输协议和标准，规范临床医学和信息管理格式，降低医院信息系统互联的成本，提高医院信息系统之间数据信息的共享程度。HL7 标准的特点是数据完整性、通信可实现性、系统兼容性、标准扩展性和信息安全性。

四、IHE 规范

不同于前面介绍过的 DICOM 和 HL7，IHE 是一份面向场景提供解决方案的规范文档，通过提高已有通信标准之间的协同使用水平，优化医疗信息系统之间的信息共享能力，实现为患者提供最佳服务的目的。因此，IHE 所描述的规范内容，对于制造商、使用者都没有强制性，即参考性大于强制性。

初期的 IHE 规范由北美放射学会与美国医学信息管理系统学会共同发起创立。因此，初期的 IHE 主要是面向放射科内的工作场景制定的一系列集成规范文档。其中，最为广大使用者熟知的 IHE 放射学技术框架规范是预约工作流程、医学影像一致性显示等。此后，IHE 又将关注领域扩展到临床医学中的其他学科之中，如心脏病学、病理学、检验与实验室、放射肿瘤学等。

任务3　PACS 的运行

一、PACS 的组成

PACS 主要由图像数据的采集、图像数据库、传输网络、显示工作站 4 个部分组成，如图 10-1 所示。

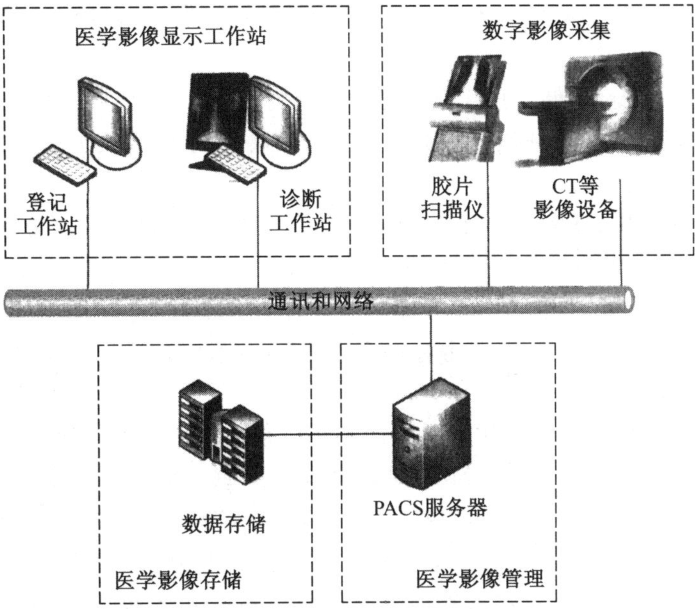

图 10-1　PACS 系统的组成

(一) 图像数据的采集

图像数据的采集是图像获取子系统的一部分，所有图像均需符合 DICOM 格式才能输入 PACS 中，这是 PACS 关键的第一步，关系到整个图像系统中影像的质量。图像数据可分为 DICOM 标准及非 DICOM 标准两大类。因此该部分的主要功能是从影像设备采集图像数据，将图像数据转换成 DICOM 标准格式，并将图像数据压缩和传送到 PACS 控制子系统。

(1) DICOM 标准　目前新生产的 CT、MR、数字 X 线机(CR、DR、乳腺机等)、数字胃肠机、核医学设备上都有 DICOM 图像输出接口，可以直接与 PACS 联接。对于旧型号的 CT，MR，DSA 等，一般可使用厂家提供的专用接口或设备完成转换。

(2) 非 DICOM 标准　包括 B 超、内窥镜、X 线胶片、申请单等。对于 B 超、内窥镜等视频信号，常用的转换方式是视频捕捉(screen capture)，即将视频信号转换为

DICOM 图像；X 线胶片、申请单等可用 CCD 透射扫描仪、高像素数码相机及专用胶片扫描仪进行数字化转换(前两种方法图像信息有部分丢失，后一种方法扫描精度高、速度快，但价格昂贵)。

(二) 图像数据库

即图像及其相关信息的管理和存储，这是 PACS 的核心。该部分管理包括：从图像获取计算机得到图像，提取图像文件中的文本描述信息；更新网络数据库；归档图像文件；对数据流进行控制，使数据在适当的时间发往要求的显示工作站；自动从归档系统中获取必要的对照信息，执行从显示工作站或其他控制器发出的对文档的读、写操作。数据库中的图像需压缩存储，目前常用的存储介质主要有硬盘、光盘、磁带、磁盘阵列等。按存储时间可分为在线存储、近线存储和离线存储，以容量大小形成金字塔式结构。

(1) 在线(on-line)存储　用于存储随时调用的图像，一般使用硬盘阵列和光盘塔来实现，存储能力为数十 GB 到数百 GB，调用速度较快，要求能容纳医院在 30 天左右时间内产生的图像。

(2) 近线(near-line)存储　用于存储不常用的图像，一般使用磁带库、光盘库等容量较大、速度相对较慢的设备，容量常为数 TB 以上。

(3) 离线(off-line)存储　用于存储要永久保存的资料，这一类型的存储资料通常放于资料库。一般使用光盘、磁带等存储介质，其存储容量理论上是无限制的。

(三) 传输网络

传输网络是 PACS 系统中数字化图像及相关信息输入、检索、显示的通道。PACS 的数字通讯网络可由低速(100 Mbit/s)的以太网、中速(100 Mbit/s)的光纤分布式数据接口网(FDDL)和高速(≥155 Mbit/s)的异步传输模式网(ATM)构成。网络结构的设计取决于数据吞吐量要求和价格之间的权衡。目前医院内部由于距离较短，一般采用局域网(以太网)，局域网具有在医院内部范围内传输速率高、误码率低、实时传输等优点。实现 PACS 与 HIS 的集成，可充分利用 HIS 原有的网络资源。此外，为了在计算机系统中两个实体间实现通信，互相交换信息，必须遵循网络协议。传输网络协议大多选用标准协议，如 TCP/IP，即传输控制协议(Transmission Control Protocol)和网际协议(Internet Protocol)。

(四) 显示工作站

显示工作站是数据库图像及信息经检索、查询后调阅显示的终端。PACS 显示工作站按用途可分类如下。

(1) 影像诊断工作站　设于各影像科室内，用于图像的分析诊断。由于用作诊断的图像要求高，一般为无损压缩的原始图像，计算机的配置应适当提高，有利于加快图像调阅与处理的速度。放射科内由于胸片、乳腺等密度层次丰富，在有条件的情况下应配置高分辨力的灰度显示器，如 2.5 K×2 K 的 CRT 或 LCD 竖屏。工作站还应具有图像后处理功能，如图像窗宽窗位调节、缩放、移动、旋转、反色、边缘增强、测量等，以及智能诊断报告的生成。

（2）临床浏览工作站　设于临床各科室，便于临床医生检索、调阅和会诊，同时查阅与图像相关的所有信息。由于要求不高，可使用中等分辨力显示器，如 1 K×1 K 彩色显示器。

（3）管理工作站　包括图像质量管理和报表统计、工作量统计、人员管理等。

（4）打印工作站　包括图像的显示、后处理优化、打印排版，它连接激光打印机。

二、PACS 工作流程

在无 PACS 时，放射科工作流程需 12 个步骤（见图 10-2），其中有两次较长等待时间，即冲洗胶片和临床借片。用设备的操作平台进行打印操作，不仅占用设备的工作时间，遇到设备较忙时，很可能无法及时打印。专门人员管理的手工存储过程，有胶片丢失的可能。

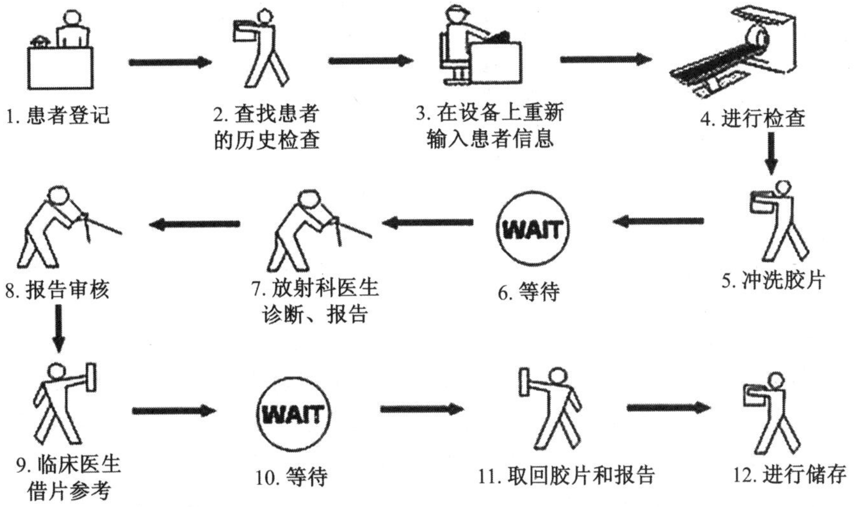

图 10-2　放射工作流程（无 PACS）

采用 PACS 后减少至 5 个步骤（见图 10-3），其中仅在检查过程和放射科医生诊断书写报告时需要一定时间的等待。检查完毕后的影像图像从设备自动上传，不占用设备的工作时间，发挥了设备的最大使用效率。检查完一分钟后，临床医生即可通过浏览工作站查看患者影像。无人工干预的存储步骤，图像不会丢失。

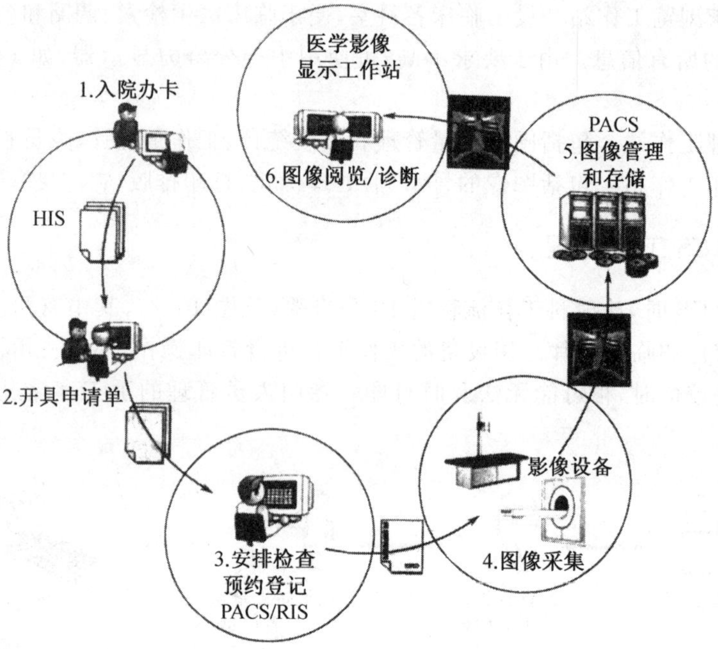

图 10-3 PACS 的工作流程

三、PACS 的类型

(一) 按结构形式分类

(1) 集中式 以中央服务器为主,负责所有图像信息的接收、存储和网络管理,任何终端工作站均从中央服务器中查询和调阅患者的信息。此方式能较好地进行控制,但对服务器的要求较高,多个工作站同时调阅时对速度有一定影响。

(2) 分布式 在主服务器下另设多个相对独立的服务器,各个服务器负责相应部门的资料管理工作,与各工作站用局域网连接,合法用户可共享网络所有资源。此方式分担了服务器的工作负荷,能提高速度和网络系统的可靠性,系统扩展性较大,是常用的结构形式,但较复杂,且成本较高。

(二) 按规模大小与应用功能分类

按规模的大小和应用功能,PACS 系统可分为 4 类:

(1) 小型 PACS(departmental PACS),局限于单一影像部门或科室内。

(2) 院内图像发布系统(inte-hospital image distribution, IHID),是影像科范围内的图像传输网络,包括影像科各种数字化影像设备。

(3) 整个医院内实施的完整 PACS 系统(full hospital PACS),是医院内所有科室的数字化图像设备或影像科与临床科间的图像传输网络。

(4) 基于全院 PACS 的远程放射医学系统(full hospital PACS/Teteradiology),各医院的 PACS 间借助公用通信网络在广域网上进行信息的交换。

根据医院的实际要求,PACS 系统可能包含上述 4 类应用中的一类或多类。

任务 4 PACS 的应用与管理

PACS 已经应用在国内一些医院。根据联网范围分为微型、小型、中型和大型 PACS。微型仅为放射科内几种设备的连接，小型则为放射科内部或影像学科内部相连接，大型则与全医院信息系统相连接，供临床各科室使用。PACS 使医生在远离放射科的地方能及时看到图像，可提高工作效率与诊断水平；可避免照片的借调手续和照片的丢失与错放；减少了照片的管理与存放空间；减少了胶片的使用量；可在不同地方同时看到不同时期和不同成像手段的多帧图像，便于对照、比较；可在终端进行图像后处理，使图像更便于观察。

未来 PACS 将使患者只要有一张磁卡，就可在市内，乃至国内已参加 PACS 的医院看到以前不同医院拍摄的各种影像，避免重复检查，有利于诊断和会诊。

尽管 PACS 目前仍存在一定的问题，但从长远看，它是发展远程放射学、远程医学，乃至信息放射学所必需的。

一、PACS 的应用

PACS 应用的目标：实现放射科室及整个医院的医学影像的管理和诊断无胶片化、无纸化、计算机化、网络化和信息化；提高医院信息资源的共享率；缩短患者在医院的非诊疗时间；提高诊疗质量和医院效率；优化医院运营成本。

（一）医学影像部门的临床应用

PACS 已经彻底改变了医学影像部门的临床工作方式，有效提高了影像部门的工作效率，大大减少了工作失误；使技师和医师摆脱录入、整理等辅助工作困扰，更关注于摆位、投照、诊断等本职工作。建立 PACS 系统后，影像部门的医师可以对比浏览患者多年前的历史图像和报告资料，查看患者的病情发展过程，对疾病进行深入的研究和整理，并且可以提取 PACS 中的医学图像进行二维或三维的图像后处理，甚至可进行计算机辅助诊断。

（二）医学临床部门的应用

国内医院的 PACS 建设正在向更深、更广的应用领域发展，许多大中型医院正在考虑在前些年已有的科室级 PACS 系统基础上通过系统升级，进而向全院拓展。因此，PACS 系统对临床诊疗工作的价值越来越受到重视。院级大型 PACS 系统必须能够囊括整个医院的影像信息，满足放射、超声、核医学、内镜、病理等多个影像科室的工作流程需求；提供不同临床科室，尤其是心脏科、骨科等大量应用影像的科室专用的解决方案，以经济、有效的方式将影像资料和相关信息发布到医疗机构内外。院级大型 PACS 系统不是简单地将放射科应用的系统覆盖至全院，而是需要将影像检查及相关信息快速、有效、安全和经济地发送至医疗机构的各个角落，并且必须满足不同临床科室的应用需求，提供基于影像的分析、处理、操作和记录工具，帮助临床医生更好、更快地为患者提供优质、低价的医疗服务。

近年来，医学临床部门以PACS中的医学影像为基础，开始引入更多的新技术和新设备来辅助他们从事医疗实践活动，比如针对不同外科专业使用的手术计划模拟、手术导航等专用工作站。目前，非常前沿的3D打印技术也可以通过PACS中的影像实现骨骼、器官、血管模型的打印，并应用于临床的教学和科研领域。

二、PACS的管理

单纯的PACS管理主要通过DICOM图像服务器(image server)来接收、提供和管理医疗影像资料。随着医院信息化的发展，PACS不再作为单一的系统存在，而是与其他系统如HIS,RIS等多个系统配套管理。HIS里存有患者和医院各项管理的文字资料。RIS主要负责患者预约、放射设备管理、放射有关医师医嘱、放射报告等的管理。HIS,RIS和PACS之间有重复的和相关的资料，将HIS,RIS和PACS联成网络就形成了全院性的配套信息系统，整合之后可以极大地提升管理效率，使整个医院成为有机的整体。

PACS系统的日常管理涉及硬件、软件、网络、数据、用户等方面，系统管理的目的就是保证数据的可用性、完整性和机密性。

(一) PACS软、硬件管理

硬件方面，需要定期查看PACS系统硬件(主要是服务器、交换机)是否运转正常，硬件是否有报错现象，发现问题及时排除；软件方面，需要定期登录PACS系统的管理软件或操作系统，查看系统的运行状况，是否有系统报错，并及时通知厂商工程师予以解决。

(二) 存储管理

PACS的主要功能是存储和管理患者检查时所生成的图像数据。这些图像全部保存在PACS本地存储器中，需要定期检查存储器的使用状况，在存储空间用尽前规划扩充方案。

(三) 数据管理

PACS系统在存储图像的同时，也将患者的其他有关信息存入预先建好的信息数据库中，患者资料的准确性和完整性直接决定了数据分类、统计和检索的效果。在PACS系统中同一个患者只能有一个患者ID，否则PACS系统无法识别多次检查属于同一患者的数据。数据的修改、删除、浏览应该是可以追溯的，以便发现数据异常时可以回溯问题，并更正数据。

(四) 医学设备管理

向PACS系统输入或从PACS系统调取图像的医学设备应该受到严格控制。只有符合接入要求并遵守使用规范的设备才允许接入系统。不规范的设备接入系统可能造成数据混乱、系统性能下降、泄露隐私、传播计算机病毒等问题。影像采集设备与PACS系统进行DICOM连接通常需要完成工作列表和图像传输的连接配置工作。此外，还应经常对查看医学影像的医用显示器进行校准，保证检查、诊断、后处理等岗位图像显示的一致性。

（五）安全性管理

为每个 PACS 使用者提供单独的用户名，避免过于简单的密码造成账户被冒用；为每个用户配置系统的访问权限，避免用户越权修改、删除、浏览数据。PACS 系统覆盖的所有计算机设备应设置防控计算机病毒的机制，避免计算机病毒在 PACS 系统范围内爆发。

（六）统计分析管理

PACS 系统可提供日常工作的查询、统计，可生成各种医学统计信息、工作量信息、收费信息的报表，以便随时掌握全院的运营情况。

三、PACS 与远程放射学

远程放射学是指放射检查影像通过网络从患者检查所在的医院传送给位于远端的放射诊断专家，使其能快速根据影像进行诊断，并将诊断结果通过网络返回给患者检查所在医院。

远程放射学的出现使传统的会诊观念发生了根本的变化，即放射科专家可以在千里之外的放射医学影像中心、办公室甚至家中观看通过通信网络传来的影像资料，从而为一些小医院、边远地区的诊所提供会诊服务，这就是所谓的远程会诊。可见，远程放射学的概念与图像的传送、异地诊断均有关系。远程放射学和 PACS 系统运用相同的技术。远程放射学主要管理的是放射图像，它既可以简单地将在检测端获得的图像传送给影像专家，供其快速浏览，也可以在控制端和专家所在的大型 PACS 系统中心站中设置待传送图像大小和选择数据进行网络传送等复杂工作，利用中心站完成远程诊断、会诊和管理等工作。可见，远程放射学是在大型 PACS 系统的基础上发展起来的。随着信息科技的日新月异，不久的将来，人们不仅可以快速地获得贮存在各医院、各诊所的患者图像，而且可以随时组织远在外地的专家进行会诊（图像将同时在各自的显示器上出现），这就是真正的远程放射学。从这种意义上讲，远程放射学将完全同 PACS 合并，而远程会诊将成 PACS 的重要功能之一。

项目十一

医学影像质量管理

学习目标

1. 掌握 QA、QC、质量管理计划、TQM 的基本概念；
2. 掌握 PDCA 循环的意义；
3. 熟悉医学影像设备质量保证的检测类型；
4. 熟悉数字 X 线摄影、CT、MRI 的图像质量控制。

医学影像设备是诊断、检查、确定由于疾病或损伤所造成的功能失常的原因，获取人体内部结构的有关信息，用以了解人体内部病变是否存在，以及病变的大小、形状、范围及与周围器官的关系的设备，如计算机 X 射线摄影(CR)、数字 X 射线摄影(DR)、数字减影血管造影(DSA)、超声成像设备、CT、MRI 和核医学设备等。医学影像设备的质量是保证医学影像质量的基础和前提，而医学影像质量的好坏直接决定了医学影像诊断的准确性和临床治疗的成功与否，因此，医学影像设备质量管理至关重要。

任务1　医学影像设备的质量保证

一、基本概念

随着我国医疗事业的不断发展和医学影像设备的不断更新，医学影像设备已成为临床应用不可缺少的设备。医学影像设备可以显著地提高临床诊断和治疗的效果，但前提是其质量能得到保证。如果医学影像设备质量差或使用不当，不仅会增加受检者的经济负担，更可能对受检者的健康带来极大的损害。例如，影像设备图像质量差可能造成误诊、漏诊；剂量过大可造成正常组织器官损伤等。因此，必须保证医学影像设备质量合格、性能优良，以达到最佳的医疗效果，最大限度地减轻对受检者的损害。

(一) 质量

广义上讲，“质量”就是“决定产品适用性的性质”或“为达到产品的使用目的应具备的性质”。

对 X 射线摄影来讲，质量就是“照片本身或该项检查固有的、决定是否能满足临床诊断目的、作为评价对象的性质总和”。如此理解，照片质量也是诊断质量的保证。

（二）管理

管理是指制订计划及完成计划所进行的一切活动。

（三）质量管理

质量管理就是制订质量计划，并为实现该计划所开展的一切活动的总和，包括质量保证（quality assurance，QA）和质量控制（quality control，QC）。在这里，质量管理一词是广义的，不是单纯的质量控制。

（四）质量保证

质量保证是质量管理体系中的重要概念，是为了使人们确信某产品生产过程或服务质量能够满足规定质量要求所必需的有计划、有系统的全部活动。就CT设备的质量保证而言，有计划、有系统的活动目的就是保证设备获得满意的服务质量，在提供高质量医疗服务的同时，使受检者受照剂量、不适感和费用降至最低。为了做好医学影像设备等大型医疗设备质量保证，必须提高相关人员的综合素质并保持设备的最佳性能，既要通过对相关人员的思想教育、组织管理和技术培训，使其成为合格的从业者，又要严格规范地进行验收、定期检查、保养和维修等工作，以保持设备性能的最佳状态。

（五）质量控制

国家标准将质量控制定义为“为保持某一产品、过程或服务质量满足规定的质量要求，所采取的作业技术和活动”。美国标准定义为“制定质量标准，以及为实现此标准所应用的一切手段的总和”。日本工业标准定义为“为了经济地生产出合乎买方要求质量的商品或服务的手段体系”。这些定义均强调了“手段或作业技术”一词。

（六）质量管理计划

国际电工委员会（IEC）将质量管理计划定义为“实施单台设备、成套设备或整个放射科的质量管理活动的详细指导”。质量管理的第一步是制订质量管理计划，没有计划就没有实施。为了实施质量管理，管理者必须编制明确的计划步骤，并向全体员工传达，加以贯彻。可以说，质量管理不成功的一个重要原因，往往是管理者没有明确的实施计划。所谓质量管理计划，就是要求质量管理的展开及为实现它所涉及的管理体系进行一系列活动的计划步骤。

（七）全面质量管理

全面质量管理（total quality management，TQM）是质量管理发展的最新阶段，是基于组织全员参与的一种质量管理形式。所谓全面质量管理就是以质量为中心，全员及有关部门积极参与，把专业技术、经营管理、数据统计和思想教育结合起来，建立产品研究、设计、生产、服务等全过程的质量管理体系，从而有效地利用人力、物力、财力、信息等资源，为了最经济地生产、销售使用户充分满意的、合乎质量标准的产品，将企业内所有为质量开发、质量保证、质量改进付出努力的部门统一协调起来，为实现质量目标进行的组织管理活动。

放射科影像技术全面质量管理的定义：为了能以最低辐射剂量获得高质量的图像，充分满足临床诊断的需要，在放射科内进行的设备引进、质量保证、质量开发、技术改进等组织管理活动。

二、PDCA 循环程序

将美国管理学家戴明(Deming)提出的计划(plan)、实施(do)、检查(check)、总结(action),即 PDCA 循环程序,为推行影像设备全面质量管理的思想方法,影像设备的质量管理最终将落实到影像设备图像的质量管理。

(一) 计划(plan)

计划包括工作目标、人员组织分工、设备材料购置方案、影像生成技术路线与方法、质量控制标准和目标管理项目等。计划的制订要保证: ① 可行性; ② 科学性; ③ 稳定性; ④ 可定量性; ⑤ 严肃性。

(二) 实施(do)

即按计划内容进行具体工作,形成惯性运行,实施计划必须具备的条件: ① 各类人员在整个计划中的任务要明确、具体; ② 各级人员职责和上、下级关系要明确; ③ 有合理可行的规章制度; ④ 人员任务配置合理,有时间观念; ⑤ 有良好的责任感和工作作风。

(三) 检查(check)

即利用客观的物理评价与统计学手段,将实施结果与计划相比较,了解进展情况、发现问题。

(四) 总结(action)

根据上一阶段提供的数据、图表及反映的问题,找出问题的主次加以分析,抓住几个关键因素加以纠正,制订标准。对暂时不能解决的问题,拟定改进措施向下一级 PDCA 转移,反馈到新的计划中去。

如此,每循环一次,就向新的水平迈进一步。上一级的 PDCA 是下一级 PDCA 的根据,而下一级又是上一级的具体化落实,从而达到合理质量管理的目的。

三、医学影像设备质量保证的检测类型

在医学影像设备质量保证中,要安排专人负责监管整个计划,并赋予其解决问题的权利。负责人应该全面掌握测试的技术细节并参与评估和定期比较结果的工作。具体检测人员必须熟悉设备,并经过专业培训,持有相关设备应用检测资格证。

(一) 验收检测

验收检测是指设备安装后进行的相应检测。验收检测的目的是为了确保设备达到厂方的技术和操作性能指标。验收检测应在安装调试后立即进行,是全面的参数检测,确定设备是否存在损坏和缺陷,以便在保修期前告知供应商。所有设备经验收检测,未表明设备操作达到最佳效果时,不可使用。

在验收检测中,应严格按照有关规程进行,并通知供应商代表到场,以便在性能检测不达标时提供处理方法,避免故障责任无法分清。

(二) 状态检测

状态检测是指定期对设备进行性能水平检测,以确保设备始终处于最佳状态。状态检测通常检测一些关键参数。通过状态检测,能够及时发现设备性能降低的程度、范围。这类检测一般分为两大类:第一类是由检测部门人员定期进行的参考测试;第二类是由机器使用人员在每天机器运行前进行的操作检查。

在状态检测中,为使日常检测有可比性,要保证每次检测条件的一致性。此外,应遵循操作规程,适当限定一个可接受的结果范围及操作步骤,如果超出应加以标明。

(三) 稳定性检测

测试设备性能的稳定性是为了确定使用中的设备性能相对于初始状态的变化是否符合控制标准。

在上述三种检测方法的实际应用中,我国与国外有所不同,在我国,状态检测是一种强制性的检测类型,这种有一定时间周期的强制检测与国外标书是不同的。在国外,在状态检测只有在需要对稳定性结果进行确认时,才会实施。也就是说,只有在稳定性检测的结果表明设备存在问题时,才由用户向有关机构提出申请,对不合格参数进行状态检测,以进一步确定。这是一种自觉行为,目的是为了确认该设备存在的问题,然后根据状态检测结果给出处理意见。所以,只要保证稳定性检测结果合格,就不用进行状态检测。这是因为发达国家的设备使用者有深刻的质控意识,用户也已积累了丰富的经验,大型设备的稳定性检测已经成为自觉行为。

任务 2 数字 X 线摄影图像质量控制

一、影响 CR 影像质量的因素

计算机 X 线摄影系统中,信息的采集、读出、处理与记录这 3 个环节共同决定计算机 X 线摄影影像的质量。入射到成像板的 X 线量子被成像板成像层内的荧光体吸收,释放出电子。其中一部分电子散布在荧光体内呈半稳定状态,形成潜影(信息采集)。当用激光照射(二次激发)已形成的潜影时,半稳定状态的电子转变为光量子,即发生光致发光(PSL)现象,光量子随即由光电倍增管检测到,并被转换为电信号。这些代表模拟信息的电信号再经模/数(A/D)转换器转换为数字信号(信息读出)。之后,数字信号被传递到存储与显示元件中得到进一步处理(信息的处理与记录)。

(一) 决定计算机 X 线摄影系统响应性的因素

反映计算机 X 线摄影系统响应性的参数主要为影像的锐度和频率响应。影像的锐度基本上是由成像板自身的特征与读出系统的电子和光子特征决定的,尤其是二次激发使用的激光束光点的直径和激光光线在成像板荧光体内的散布有关。计算机 X 线摄影系统设计上已根据成像要求使激光束的光点足够小,并使激光在成像板的荧光体内散布尽可能少。至于激光束二次激发产生的 PSL 光线,尽管也会在成像板的荧光体内散布，但不会影响影像的锐度。因此，与计算机X线摄影影像锐度有关的因素对计算机X线摄影系统的影响很小。计算机X线摄影系统在设计上已充分兼顾了成像板和激光读出足够的频率响应特征等。这样，计算机X线摄影系统可对每一个投照部位和每一种投照方法提供适当的补偿，在额定的较宽范围内影像质量不会因像素的大小、扫描成像板的激光能量、激光束的直径和读出速度等因素而改变。此外，根据临床应用的目的，计算机X线摄影系统配置有可相应减少X线量子噪声的标准型(ST型)成像板和具有更好的响应特征的高分辨型(HR型)成像板。

(二) 计算机X线摄影系统的噪声

可干扰计算机X线摄影系统的噪声分为X线量依赖性噪声(量子噪声 quantum noise)和非X线量依赖性噪声(固有噪声)。

1. 量子噪声

(1) X线量子噪声　在计算机X线摄影系统中，X线量子噪声是在X线被成像板吸收的过程中产生的噪声。如同在物理学定义中规定的，X线量子噪声是指X线量子随着泊松(Polsson)分布的统计学法则随机产生的空间波动。噪声量与X线检测器(计算机X线摄影系统中即成像板)检测到的X线量成反比，因此，相应地与入射的X线量成反比。也就是说，入射的(检测到的)X线剂量越大，X线量子噪声越小。噪声量通常以均值平方根(root mean square，RMS)表示。在低剂量区，RMS值对X线辐射剂量响应的变化近于直线样递减，提示该区域的噪声主要是由X线量子的波动(量子噪声)引起的；在高剂量区，RMS值大致接近一恒定值，几乎不依赖于X线辐射剂量，提示在此区域，非X线量依赖性噪音是决定性因素。根据上述原理，若入射的X线剂量在允许剂量下限之上且恒定时，计算机X线摄影影像噪声的量则由成像板的吸收特性决定。从这个意义上讲，若能增加成像板的X线量子检测能力，则可进一步提高计算机X线摄影的影像质量。

(2) 光量子噪声　计算机X线摄影系统中，光量子噪声是光电倍增管在成像板荧光层被二次激发时产生的PSL转换为电信号过程中产生的噪声，也即光量子依Polsson分布的统计学法则随机产生的时间波动。光量子噪声的量与光电子数成反比，即与入射的X线量、成像板的X线吸收率、成像板的光激发发光量、聚集PSL的光导器的集光效率，以及光电倍增管的光电转换率成反比。根据上述原理，提高成像板荧光体的PSL辉度是进一步降低光量子噪声的措施之一。此外，从读出装置来讲，以更高输出功率的激光束激发成像板的荧光体，从而增加成像板的PSL量；使用集光效率更高的光导系统和光电转换效率更高的光电倍增管，均可进一步降低光量子噪声。

2. 固有噪声

固有噪声是计算机X线摄影系统运行中产生的非X线量依赖性噪声。计算机X线摄影系统的固有噪声包括成像板的结构噪声、激光噪声、模拟电路噪声、模拟/数字(A/D)转换过程中的量子化噪声等。从宏观上看，上述各种固有噪声中，成像板的结构是最重要的固有噪声来源，起支配作用。成像板的结构噪声是由成像板荧光体颗粒层内荧光体分布的随机性产生的。为提高成像板荧光体内颗粒的发光效率，变换颗粒的尺寸是研究的重点之一。在计算机X线摄影系统中，和最初的设计相比，成像板荧光颗粒的尺寸已逐渐变小。在实用的成像板中，荧光体颗粒的尺寸大约已为最初使用时的1/2，体积大约仅为最初使用时的1/8。

二、影响DR影像质量的因素

(一) X线机的性能

除一般X线机共有的X线管焦点大小、机器结构的精度等因素外，对于数字式图像，其质量又与矩阵大小、图像基础模糊度、位深及噪声有直接关系。图像矩阵小，数字图像的分辨力低，反之，图像矩阵大，数字图像的分辨力高。一般数字X线机成像的较为常见的矩阵为256×256，512×512，1024×1024和2048×2048。构成图像矩阵的单元是像素，像素数量少、尺寸大，则观察到的原始图像细节少；像素数量多、尺寸小，则观察到的图像细节多。像素尺寸小于图像基础模糊度时，图像模糊度超出标准。像素中结构的平均密度决定其灰度值，而像素密度由不同位数的二进制数位深表示，即由2 N决定，N就是位深。每个像素数字表示的密度范围从1位到8位(256个灰阶)，相邻灰阶的密度差决定了图像的对比分辨力。噪声无处不在，它限制着图像的对比分辨力，因此，提高机器的信噪比(S/N)就是降低噪声、提高数字图像质量的重要措施之一。

(二) 摄影参数

众所周知，合理选择管电压、管电流、时间是获得优质照片的重要前提。数字X线摄影仍然以这3个参量为基础，并结合数字成像特点进行参量调整。

数字摄影具有如下特点：① 计算机控制；② 数字化影像；③ 可贮存、可处理；④ 摄片条件的宽容度大；⑤ 所需辐射量低。因此，数字X线摄影的参数选择既复杂又简单。数字X线摄影参数的选项设有14项内容：① 脏器名称；② 管电压自动或手动选择；③ 管电压固定方式或曲线方式选择；④ 剂量选择；⑤ 曝光参数根据透视条件自动选择；⑥ 边缘增强选择；⑦ 滤过系数调节；⑧ 窗宽上下限选择；⑨ 骨的黑白显示选择；⑩ 标记；⑪ 曲线选择；⑫ 最大X线脉冲宽度选择；⑬ 黑化度校正选择；⑭ X线管焦点选择。每项选择内容均对图像质量有一定的影响。理想参数设定过程难度较大，需反复修正。一旦设定完毕存入计算机内，实际应用时只需按下按键即可调出，比较简单。如果只会简单操作，不会设计参数，则不能保证胶片质量的优质和稳定。

(三) 后处理技术

数字图像的显示媒介是电视荧屏，荧屏图像再经多幅相机或打印机将图像记录在胶片上。因此，获得高质量的荧屏图像至关重要。荧屏图像的质量取决于最佳成像技术参数和后处理技术。后处理技术系指借助计算机功能对获取的原始影像做进一步的完善。后处理技术一般有：① 窗口调节；② 边缘调节；③ 局部放大和位移；④ 黑白翻转；⑤ 蒙片选择；⑥ 电子光栅及选择；⑦ 像素位移补偿等。根据图像诊断的需要，调节相应的内容，以荧屏图像主观评价为依据，调整到最佳状态再进行胶片打印。

三、影响 DSA 图像质量的因素

(一) DSA 系统 X 线源应具备的性能

DSA 系统 X 线源应具备如下性能：① 由于采用脉冲图像采样方式，因此，X 线管应能够承受连续多次曝光，应选择 500 mA 或 500 mA 以上能进行快速脉冲曝光的 X 线机；② X 线能量应保持稳定。为了满足这一要求，应尽量采用三相十二波、三相六波高压整流的 X 线机和中频 X 线机。

(二) DSA 系统提高信噪比的方法

在现有的硬件设备条件下，应从以下两个方面着手改善 DSA 图像质量。

1. 提高 X 线量

由于图像信噪比的平方与 X 剂量成正比，因此，适当地加大 X 线量可改善图像质量。与常规的 X-TV 成像、快速换片机连续摄影相比，DSA 成像系统使用的 X 线剂量较小，因此，不必担心 X 线量过高的问题。又由于在数字 X 线图像成像链中，信号首先经过影像增强器放大了 10^3～10^4 倍，所以形成透视 X 线视频图像时，所需的 X 线量水平极低，X 线球管的电流仅为 1～2 mA。

2. 光阑控制与光通量调整

在 DSA 的 X 线成像系统中，X 线通过人体到达影像增强器后，成像信号被影像增强器增强，再经过光学系统到达摄像机并形成视频信号输出，这就是普通的X-TV系统。由于影像增强器能输出较弱的图像和很亮的图像，因此它的动态范围很大，并且能在不同的 X 线曝光条件下输出具有良好对比度的增强图像。但电视摄像机与其不同，当光线水平较低时，会使视频影像噪声过大；当光线水平较高时，会出现饱和现象，图像全部变亮。因此，X-TV 的动态范围响应依靠影像增强器和摄像机之间光学结构中的一个光阑束控制和调节。当影像增强器输出的光线很弱时，光阑打开，电视摄像机接收影像增强器的全部成像信息；当影像增强器输出的光线较强时，光阑缩小到最小，电视摄像机仅接收从光阑的中心小孔射来的光。光阑中心孔径的调整是 X-TV 对不同 X 线强度曝光信息进行成像的关键手段。

在 DSA 系统中，光阑的作用并不局限于调整光通量，还能屏蔽一些产生图像噪声的折射和散射光线。因为影像增强器的荧光屏和光学系统中的透镜或多或少会产生一些折射和散射光线，当光阑的孔径开大时，这些光线被传递到电视摄像机的靶面上，变成噪声，干扰图像，降低图像信噪比；当光阑关小时，中心小孔上通过的光线中干扰的成像光线信息就减少，图像的清晰度增加。因此，当光阑关小时，X 线图像的清晰度得到改善，图像的信噪比得到提高。

当 X 线量增加时，影像增强器输出光强也增大。此时，必须缩小光阑束保护电视摄像机不出现图像画面饱和现象，同时又能增加图像的清晰度，提高图像的信噪比。

(三) 采样与曝光应保持同步

在 DSA 系统中，采样是将模拟视频信号经过 A/D 转变成数字图像信号的过程。由于 X 线图像只有在曝光时才形成，因此，采样与曝光同步非常重要。采样时应注意以下几点：了解视频制式的特点；把握曝光时利用光强信息的时间点；应了解机器系统的反应速度及能达到的时间精度。

1. 摄像机与电视制式

目前，CCD 固体摄像机在许多领域已替代了真空管摄像机，但在医疗领域，CCD 固体摄像机设备的应用才刚刚开始，许多 CCD 摄像机的信噪比比真空管摄像机低。目前，在有些医疗仪器上也已配备档次较高、质量较好的 CCD，但成本较高。

真空管摄像机的主要部件是光导摄像管，当枪内电子束连续扫描光电导层时，就会产生与光学影像各部分亮度成比例的电流。这一电流信号经过后续电路的各种处理，最后形成视频信号输出。真空管摄像机对 X 线图像的形成有一个反应过程，并且它对图像稳定性实现并不是瞬态的，而是有一个逐渐稳定的时间过程，这被称为摄像枪的迟滞特性。这个时间过程的长短由各种类型摄像枪的特性决定。

X-TV 成像电视制主要是隔行扫描的普通电视制式，每秒 25 帧、625 行电视扫描线，隔行扫描的 CCIR 制式和每秒 30 帧、525 行电视扫描线，是由奇、偶二场图像穿插组合而成。因此，一帧图像由两场形成，而这两场图像在摄像机的扫描产生过程中是有时间差的。对 CCIR 制式，每帧图像需时 40 ms，奇、偶两场之间的时间差为 20 ms；RS170 制式，两场之间的时间差约为 17 ms。由于两场图像有时间差，而这两场图像又必须用来组成二帧像，如果两场图像一强一弱，最后形成的图像将是一种闪烁的令人不舒适的图像。

2. 采样与曝光时序

在 DSA 的超脉冲和连续减影方式中，由于整个血管造影期间对每一视频场 X 线照射量都是均匀一致的，因此，采用隔行扫描普通电视制式采样时，采集到的每一帧图像都是均匀的。但采用脉冲减影方式采样时，由于摄像枪成像的迟滞特性，每一视频场图像的信号幅值都是不相等的，所以不应在曝光脉冲一开始就进行采样，需等到信号幅值稳定时再进行采样，这样才能保证采集到的图像两场之间的信号幅值具一致性。

每一种 X-TV 系统都有自己的信号稳定时间，可通过测试确定，通常的信号稳定时间大约为两帧图像的时间。

采样与曝光的匹配同步需注意超级脉冲图像方式，X 线曝光时，脉冲宽度窄，控制的时序精度要求高。因此，必须采用可控硅控制或数字化控制的方法来取代时间误差在毫秒量级的继电器。

（四）DSA 系统数字图像的质量保证

1. 图像精细度与对比度

即为图像的空间分辨力和图像的灰阶数量。对同一制式的视频图像来说，采样所得的点阵数目越大，图像细节的分辨力就越高。

2. 一次采样帧数

由图像帧存容量决定，图像帧存容量越大，一次采样能贮存下来的帧数就越多。

3. 运算处理速度

能否进行实时减影，图像能否快速处理，能否及时进行图像的存盘和调出，直接影响临床工作的效率。

4. 图像显示能力

DSA系统能够快速显示图像，图像显示包括图像的增强、放大、翻转、界标、容积、面积计算等。DSA系统数字图像的质量好坏、减影运算的快慢与DSA系统的计算机内存直接相关，应尽量采用较大内存的计算机。

任务3 CT图像质量控制

一、影响CT图像质量的因素

(一) 噪声

噪声是单位体积(体素)之间光子量不均衡，导致采样过程中接收到的某些干扰正常信号的信息，表现为图像的均匀性差、颗粒性差、密度分辨力明显下降。影响噪声水平的因素有扫描条件、肢体大小、层厚、螺距，还有重建矩阵、重建范围、算法等。

图像均匀性是指整个扫描野中均匀物质CT值的一致性。而CT噪声是指均匀物质在给定的区域中CT值对其平均值的变异，是成像过程中的数据采集、数值变换及数值处理等形成的非生物图像信号，主要包括X线量子噪声、电器元件及测量系统形成的噪声及重建算法造成的噪声。CT噪声用感兴趣区域(region of interest，ROI)内各像素CT值的标准偏差σ表示，单位为HU。噪声是影响CT图像质量的重要因素，它直接影响CT图像的密度分辨力和空间分辨力。当病变组织与正常组织的衰减系数相差很小时，高噪声CT将无法分辨此病灶。均匀性和噪声是互相联系的，改变扫描层厚或剂量，这两项指标同时受到影响，所以在质量检测过程中，两者应同时进行。

X线量子噪声是图像噪声的主要来源。根据布劳克斯(Brooks)公式，量子噪声的标准偏差为

$$\sigma=C\sqrt{\frac{B}{W^2hD_0}} \tag{11-1}$$

式中，衰减因子$B=\exp(\mu d)$(μ为平均吸收系数，d为介质厚度)；C为剂量效率常数(C值越小，表示剂量效率越高)；W为像素宽度；h为断层厚度；D_0为断层组织的最大皮肤剂量。

噪声的主要影响因素：① X线剂量：$D_0\uparrow(\downarrow)\rightarrow\sigma\downarrow(\uparrow)\rightarrow N$被削弱(加强)，因此在安全剂量下，提高剂量可降低噪声。② 断层厚度：$h\uparrow(\downarrow)\rightarrow\sigma\downarrow(\uparrow)\rightarrow N$被削弱(加强)，因此适当增厚断层厚度可削弱噪声。③ 像素宽度(图像矩阵)：$W\uparrow(\downarrow)\rightarrow\sigma\downarrow(\uparrow)\rightarrow N$被削弱(加强)，因此，增大像素宽度可削弱噪声。④ 衰减因子：成像客体对X线的衰减$\uparrow(\downarrow)\rightarrow B\uparrow(\downarrow)\rightarrow\sigma\uparrow(\downarrow)\rightarrow N$被加强(削弱)。⑤ 剂量效率：剂量效率$\uparrow(\downarrow)\rightarrow C$常数$\downarrow(\uparrow)\rightarrow\sigma\downarrow(\uparrow)\rightarrow N$被削弱(加强)。另外，重组算法、窗口设置、扫描参数中的各种条件，如扫描时间、管电流量值、电压值及扫描物体的直径等，也会影响X线

的量子噪声。

常用的量子噪声检测模块有固态水模和液态水模两种。液态水模是采用工业有机玻璃做成的圆柱体，其内充满蒸馏水，以充当均匀物质。固态水模直接由固态均匀材料组成，一般用水等效塑料。两类模块的优、缺点如下：① 液态水模均匀性好，但可能受杂质影响；有漏水危险；水的 CT 值受温度影响大；便宜。② 固态水模均匀性好；便携；受温度影响小；不能测量水的 CT 值；难以找到合适材料；昂贵。

(二) 空间分辨力

空间分辨力是指在某物体间对 X 线吸收具有较高的差异，形成高对比的条件下，鉴别其微细结构的能力。影响空间分辨力的因素很多，比较典型的有：

(1) 焦点大小　焦点小，测量精度高，重建的影像空间分辨力高。

(2) 探测器孔径　孔径小，重建的影像空间分辨力高。

(3) 重建范围和重建矩阵　重建范围和重建矩阵共同影响着像素大小。图像矩阵是显示图像的组成要素，图像矩阵越大，组成图像的像素点越多。用同一组测量数据和同样的图像重建算法重建图像时，用 256×256 的图像矩阵比用 512×512 的图像矩阵显像的图像清晰度高，图像平滑效果好。用较大的矩阵重建较小的范围，像素对应的实体尺寸小，空间分辨力高。

(4) 扫描层厚　随着层厚减薄，体积元减小，部分容积效应降低，CT 值准确度提高，影像空间分辨力提高，特别是重组影像的空间分辨力提高明显。

(5) 螺距　在中低端 CT 中，螺距增大且层厚膨胀明显，z 轴空间分辨力降低。

(6) 重建算法　包括分骨算法、软组织算法、标准算法及若干中间算法。分骨算法空间分辨力高，但密度分辨力降低；软组织算法密度分辨力高，但空间分辨力降低。应根据不同影像效果需要，选择相应算法。

(三) 密度分辨力

CT 图像对比度是表示不同物质密度差异(主要针对生物体的组织器官和病变组织而言)，或对 X 线透射强度微小差异的量，即对不同物体密度的分辨能力。对比度分辨力也叫密度分辨力，通常用能分辨的最小对比度的数值表示，表现在图像上就是像素间的对比度，是灰度间黑白程度的对比度。根据 GB 标准，高对比度分辨力指物体与均质环境的 X 线性衰减系数差别的相对值大于 10%时 CT 图像能分辨该物体的能力；低对比度分辨力的定义是物体与均质环境的 X 线性衰减系数差别的相对值小于 1%时，CT 图像能分辨该物体的能力。密度分辨力的影响因素有：

(1) 剂量　剂量影响噪声，进而影响低密度分辨力。

(2) 层厚　层厚越薄，图像的空间分辨力越高，但由于探测器所获得的 X 线光子数减少，CT 图像的密度分辨力下降；层厚增加，探测器所获得的 X 线光子数就增多，密度分辨力提高，而空间分辨力下降。

(3) 体素　影像像素对应的体素大，密度分辨力高；反之降低。

(4) 重建算法　软组织算法有利于提高密度分辨力，但影响空间分辨力。

(四) 伪影

实际上不存在于被扫描物体中,但在重建图像中出现的结构、模型及个别像素或某一区域 CT 值的错误统称为伪影。伪影大致分为 3 种：系统固有伪影、患者引起的伪影和设备故障伪影。

(1) 系统固有伪影　CT 重建算法以 $I=I_0{}^{-\mu d}$ X 线衰减方程为基础,公式要求满足以下条件：入射 X 光是单色窄光束或称单能量射线；在很小的体积元中 μ 是同一数值；采样点是连续的。如果 X 线不是单能量射线,将引起射线硬化伪影,出现杯形压凹效应。这一效应可以通过硬件、软件进行修正,但不能完全消除。二维空间采样点应该是连续的,但实际采样不连续,人体解剖结构密度变化大,在骨周围出现条纹伪影,如后颅凹、脊柱图像。

(2) 患者引起的伪影　患者动作或器官运动形成条纹状或星状伪影,造成低对比度组织细节模糊。例如,造影剂在胃中形成空气和造影剂的明显分界面,手术后金属夹或金属佩戴物引起放射状条纹伪影。

(3) 设备故障伪影　CT 机由计算机、阵列处理器、X 线发生器、检测器机械运动部件等组成,各部分都有出故障的可能,而使 CT 图像出现伪影,称为设备故障伪影。

① 杯形伪影　第三代 CT 机检测器、积分器、A/D 变换器出现故障可能产生杯形伪影。

② 中心圆形伪影　第三代 CT 机工作环境相差很远时,中心会出现黑点,产生中心圆形伪影。

③ 条纹状伪影　高压系统不稳定或有放电现象时,会使图像模糊或产生条纹状伪影。

(五) 部分容积效应

CT 影像各像素的 CT 值代表相应体积元中各种组织的平均 CT 值。同一体积元中含多种不同密度的组织,CT 值不能真实地反映其中任意一种组织的 CT 值,这种现象称为部分容积效应。矩阵图像中的像素代表的是一个体积,即像素面积×层厚,此体积内可能含有各种组织。因此,每一像素的 CT 值,实际代表的是单位体积内各种组织 CT 值的平均数,因而这种 CT 值所代表的组织密度可能实际上并不存在,如骨骼和气体加在一起可以类似肌肉密度。因此,在高密度区域中间的较小低密度病灶的 CT 值常偏高,而在低密度区域中间的较小高密度病灶的 CT 值常偏低。体积元越大,部分容积效应越明显。

二、改善图像质量的措施

CT 检查技术可及时、迅速地为临床提供常规 X 线图像诊断无法做出的定位、定性诊断,而正确的 CT 诊断又有赖于优质的 CT 图像。CT 优质片应该满足下列条件：扫描层次及位置正确,符合检查目的与诊断要求；近似于局部解剖的横断面图像,层次结构分辨清晰；干扰伪影少；图片对比度、清晰度、黑化度和谐悦目,图像大小适中,便于阅读；数字资料及标志完整。产生优质片要把握好各个环节：

(1) 应重视扫描前的准备工作　首先，了解清楚患者的基本情况，如是否使用过造影剂，是否做过同位素检查，有无手术后金属夹。其次，要摆位正确，使患者尽可能舒适。最后，要争取患者的合作，必要时做呼吸训练。

(2) 合理选择扫描条件和重建方法　合理选择管电压、管电流、层厚、FOV、卷积核、扫描时间等。层厚增加，可降低噪音，改善图像质量，但产生部分容积效应伪影。FOV 与像素大小有关，矩阵不变，FOV 越小，像素越小，成像越清晰。卷积核不同对应不同算法，如标准算法、平滑算法、尖锐算法。

(3) 扫描过程中根据情况进行适当调整　在可疑处增加薄层扫描；病灶区及重点观察区注意保留原始数据；增强扫描定位要准确，增强前后在同一层面、同一脏器、同一范围病变最清晰部位测 CT 值。

(4) 加强图像后处理工作　对采集后的荧屏显示图像，根据欲显示的感兴趣区域，对诊断有价值的部分做适当的后处理，对图像进行修正，包括窗口技术的应用，感兴趣区域的放大，冠状面、矢状面的重建，修正卷积核的重建等。应用恰当的后处理技术，可得出诊断价值高的图像。

(5) 做好 CT 机的维修、保养，保证机器正常运行　加强机房环境管理，各厂家都对 CT 机的工作环境有一定的要求，这是允许工作范围，最佳工作条件应在允许范围中心。CT 机应单独供电，接地电阻一般应小于 0.5 Ω；为保护硬盘，防止软件破坏，应加不间断电源，严格遵守有关操作规程，如训球管、开关机顺序等。定期校准反映全机运行状态的主要指标，如空间分辨力、图像噪声、CT 值的准确性、伪影。定期校准不同机器有不同要求，20 世纪 90 年代的机器比 80 年代的机器自动化高。做好预防性维修(预防性维修是根据设备的结构、特点、易损部位预先规定维修内容，其目的是防患于未然，它是质量保证的重要项目，也是提高社会和经济效益的有力措施)。

(6) 调节适当的窗位和窗宽　选择合适的窗位和窗宽值，统称窗口技术。窗技术选调是直接影响组织影像对比的重要因素，窗技术选调应以兴趣区密度定窗中心(即窗位)，以密度差别定窗宽的原则进行改变。一般窄窗能减少半影效应，增强图像对比，但窗范围以外的组织结构可能显示不充分或被忽略，而用宽窗宽，较小密度差别肉眼不能分辨，因而在视觉上变成了均一性的密度，从而降低密度分辨力。

(7) 减少容积效应的方法　通过采取薄层扫描(层厚 1～2 mm)，改变扫描野，同时提高管 KVP 的管电流量可显著降低部分容积效应，提高图像质量。

(8) 相机曝光参数、胶片、冲洗条件的良好匹配　紧抓多幅相机、激光打印机、洗片机的质量控制是保证图像质量的重要环节。20 世纪 80 年代国内 CT 机多数使用多幅相机输出图像。20 世纪 90 年代初开始引进激光打印机，使图像质量进一步提高。但应做好多幅相机、激光打印机的调试和校准，要根据洗片机的机型、药液、胶片型号及性能，确定出最佳标准值，一旦条件变化就应该重新调试和校准。加强对洗片机冲洗性能的综合管理。影响冲片质量的因素有洗片机的类型、药液循环周期、显影温度、补充药液量大小、药液性能及疲劳度、胶片型号和感光性能等。这些可变因素应相对固定，避免频繁更换。洗片前应先预热洗片机，等显影液温度加热到使用范围时再供片，严格按比例配制药水，保证合适的补液量，水质不好的地方应安装净水过滤装置，定期对洗片机进行清洗、维护等；烘干系统的热风管、滚轴上的灰尘污渍应定期擦拭。

由上可知，影响 CT 图像质量的因素很多，有属于设备的，也有属于技术或环境的，还有属于应用方法的。要找出一个确切的原因并非易事，不仅需要医生、操作人员、工程师之间密切配合，熟悉并正确运用各种参数及扫描方法，更需要长时间的经验积累。

任务 4　磁共振图像质量控制

一、MR 图像质量的评价指标

MRI 检查的质量受许多因素制约，其中每一个因素都可能直接或间接影响检查质量。如何使检查质量提高，使各种因素都处于最佳状态，最终产生高质量的 MRI 照片，是质量控制的重要组成部分。MR 图像质量的评价指标主要包括 3 种。

（一）对比度

对比度是指两个相邻区域信号强度的相对差别，它不仅取决于被检组织的固有特性，还取决于选择的各种参数，如选择适当的脉冲序列、时间参数等。MR 图像的对比度有时因严重的噪声影响，而不能真实反映图像质量，必须把噪声考虑在内。对比噪声比（contrast nose ratio，CNR）代表两种组织的信噪比的差异，有

$$CNR = SNR_A - SNR_B$$

（二）空间分辨力

空间分辨力是指影像对物体细节的分辨能力，是在一定的对比度下，影像能够分辨的邻接物体的空间最小距离。空间分辨力取决于体素的大小。体素小时，能分辨出细微结构，空间分辨力高；体素大则空间分辨力低，这是部分容积效应导致的结果。体素的大小取决于成像层面厚度、视野和像素矩阵的大小。成像层面越薄，空间分辨力越高；成像层面越厚，部分容积影响越显著，空间分辨力越低。

$$\text{层面内分辨力} = \text{像素尺寸} = \text{视野}/\text{矩阵}$$

（三）信噪比

信噪比（signal nose ratio，SNR）是指图像中的信号能量与噪声能量之比。噪声主要来源：磁体内的患者和系统的背景噪声，即来源于患者的体质结构、检查部位和系统固有的电子噪声。噪声值指体素内没有质子时所测量到的体素信号强度，就是当对一个物体多次成像时，体素信号的波动。每一例患者都存在噪声，可发生在任何频率上，并在发生时间上具有随机性。在成像操作中除保证系统本身的状态良好外，为增加 SNR，主要应设法增加接收的信号量，因为噪声是不可避免、始终存在的。

某一区域

$$SNR = k \times \text{质子密度} \times \text{体素体积} \times M_{xy} \times \sqrt{NEX} \tag{11-2}$$

由式(11-2)可以看出影响 SNR 的因素：① k，与线圈性能和接收带宽有关的敏感常数。

② 质子密度，信号与可成像的质子的数量成正比。质子密度低的区域如致密骨、肺，产生低信号，*SNR* 低，MRI 对显示这些结构有局限性；质子密度高的区域如脑、软组织，能产生高信号，*SNR* 高，MRI 检查具有优越性。③ 与体素体积成正比，体积较大的体素所含质子数量多，*SNR* 高。改变体素体积的参数都会影响 *SNR*。④ 与 M_{xy} 成正比。*MXY* 主要依赖于所使用的脉冲序列、组织的生物特性(如 T_1，T_2 和流动情况)及影响图像对比的所有因素(如 $\boldsymbol{B}_0$)。⑤ 与激发次数 NEX(number of excitation, NEX)的平方根成正比，多次激发扫描可以对噪声进行平均，减少噪声，提高 *SNR*，但增加 NEX 会延长扫描时间。

二、成像参数对 MR 图像质量的影响

在磁共振图像中，磁共振成像参数对 MR 图像质量的影响主要表现在以下几个方面。

(一) 激发次数

NEX 也称平均次数(NSA)，是每个相位编码采集数据的重复次数。SNR 与 NEX 的 1/2 成正比，增加 NEX 可提高图像的 SNR。采集的数据中既有信号也有噪声，信号由被扫描物体的固有特征决定，具体信号总是发生在同一空间位置上，而噪声的发生具有随机性，因而发生的位置也可能不同。通过增加数据采集次数，可对噪声进行平均，降低噪声对图像的影响，增加 SNR。例如，由血流、脑脊液流动及呼吸运动等引起的幻影、伪影的减少与 NEX 的 1/2 成正比。

(二) 层厚

层厚选择依赖多种因素，如解剖区域、成像的组织结构尺寸、扫描序列所允许的扫描层数、SNR 要求、$\boldsymbol{B}_0$ 和 $\boldsymbol{G}$ 的强度等。层面越厚，产生的信号越多，SNR 越高。但是层面越厚，空间分辨力越低，且部分容积效应也越大。对于多层面的扫描，垂体层厚一般在 3 mm，常规头部层厚一般在 5 mm，体部成像的层厚更厚。对于三维扫描，层厚可以很薄，达 1 mm 甚至更薄，这是因为三维成像 RF 脉冲同时激发整个容积，产生的信号较多，SNR 较高。

(三) 层面间距

理想的成像是无间隔连续扫描，但是这对 RF 脉冲的形状有一定要求，实际产生的 RF 脉冲并不像理想的那样精确。由于射频脉冲的非理想性，对目标层面激励时，将引起相邻层面内的质子受到额外的激励，形成层面交叉干扰。如果层面无间距或者层面间距小都会引起层面之间的交叉干扰激励。这种额外激励使得层面所经历的有效 T_R 比设置的 T_R 要短，M_z 恢复不足，会导致信号强度降低。T_R 的缩短对信号的影响还与脉冲序列有关，这种作用对 T_2WI 的影响要大于 T_1WI。

(四) 视野(FOV)

最小 FOV 是由 $\boldsymbol{G}$ 场强的峰值和梯度间期决定的，通过增大频率和 $\boldsymbol{G}$pe 的强度可减小 FOV。FOV 大小选择依赖于 ROI 组织的解剖结构和所选择的线圈。对于细微结构的评价要选小 FOV，如颞颌关节和腕关节；胸部、腹部、盆腔和脊柱成像时要选大 FOV。

在矩阵不变的情况下，FOV 减小则图像空间分辨力提高，SNR 下降；图像的空间分辨力与 FOV 成正比，而 SNR 与 FOV 的 1/2 成正比。另外，减小 FOV 可导致卷折伪影，加重化学位移伪影。在大多数 MR 设备中，可选择矩形 FOV，一般将被扫描物体在图像中的解剖长轴设置为频率编码方向，将短轴设置为相位编码方向，这样既能保持高分辨力，又能减少扫描时间。

（五）采集矩阵

图像采集矩阵指沿频率编码和相位编码方向的像素数目。大多数设备允许操作者选择不同的矩阵大小，最典型的是沿频率编码方向选择 256 个像素，沿相位编码方向选择 128～256 个像素。当图像 FOV 为正方形，用对称矩阵采集时，沿两轴方向得到相同的分辨力；用不对称矩阵采集时，沿两轴方向得到不同的分辨力。FOV 不变，采集矩阵的增加，空间分辨力提高，SNR 下降。但矩阵的增加会延长成像时间，成像时间正比于相位编码的次数，即相位编码方向的像素数目。

（六）重复时间 T_R

激发脉冲停止后，开始 T_1 弛豫，M_z 逐渐恢复，T_R 决定着激发脉冲发射之前 M_z 恢复的大小。回波信号的大小取决于读出信号时的 M_{xy} 的大小，M_{xy} 的大小又依赖于翻转的 M_z 的大小。延长 T_R 可以使 M_z 恢复增多，因而在下一次激励时将有更多的 M_{xy}，产生信号量多，提高图像的 SNR；缩短 T_R 仅有部分 M_z 恢复，下一次激励时 M_{xy} 就小，产生的信号量少，降低图像的 SNR。T_R 除影响 SNR 外，主要决定着图像的加权对比。延长 T_R 提高图像 SNR 的同时会降低 T_1WI 对比。延长 T_R 会增加脉冲序列所允许的扫描层数，但是延长 T_R 也引起扫描时间的延长。

（七）回波时间 T_E

RF 停止后，开始 T_2 弛豫，M_{xy} 随时间逐渐减小，而回波信号的大小取决于读出信号时 M_{xy} 的大小。T_E 决定着读出信号前 M_{xy} 的衰减量，因此延长 T_E，会使 M_{xy} 的衰减增加，产生的信号量少，图像的 SNR 下降。T_E 还决定着图像的加权对比，缩短 T_E 在提高图像 SNR 的同时会降低 T_2 加权成分，降低图像中组织间的 T_2 对比，如脑脊液与白质间的对比。缩短 T_E 还会增加脉冲序列所允许的扫描层数，但是缩短 T_E 能造成序列允许的最小 FOV 和最小层厚增大。

（八）翻转角 α

翻转角控制着将有多少 M_z 转变为 M_{xy}，α 角大，则由 M_z 翻转成的 M_{xy} 就大，产生的信号就多，因此 SNR 就高。SE 脉冲序列使用 90° RF 脉冲，使全部 M_z 均转变为 M_{xy}，而 GRE 脉冲序列使用小于 90° RF 脉冲，仅使部分 M_z 转变为 M_{xy}。SE 脉冲序列使用 180°复相位脉冲，比 GRE 脉冲序列通过梯度反转产生的复相位更有效，因而 SE 脉冲序列获取的信号量更多，SNR 更高。

（九）接收带宽

序列的接收带宽是指 Gro 采样频率的范围。采用弱的 Gro 并延长读出时间可获得窄带宽，但是当序列使用短 T_E 值时不能获得窄带宽。窄的带宽可以使接收到的 N 减少，提高图像的 SNR。如当接收带宽减少到原来的一半时，SNR 大约增加 40%。同时用窄带宽获得的图像对患者运动伪影、磁敏感伪影及设备的不稳定更加敏感；另外，窄带宽还会使序列允许的 T_E 值减小，采集的层面数减少，并且加重化学位移伪影。较宽带宽序列允许使用较短的 T_E 和较多的层面数，但是较宽的带宽会增加背景噪声，降低 SNR。

(十) 射频线圈

射频线圈的功能之一是从体内采集信号，同时射频线圈对组织产生的噪声也很敏感。噪声的多少与射频线圈所包含的组织容积有关。体线圈完全包绕着需要成像的人体部分，其大小接近受检体的大小，所以体线圈接收的噪声最大。体线圈与成像组织间的距离也比使用其他线圈时大，减少了从单个体素所接收到的信号强度，所以体线圈的 SNR 比其他类型的 SNR 差。表面线圈所接收的信号大多来自附近组织，其敏感区域有限，同时，它一般与 ROI 距离较近，对于相同部位成像，用表面线圈采集的信号比体线圈强，但是表面线圈的敏感度在成像范围内是不均匀的。

(十一) 成像参数的选择

高质量的图像具有高的 SNR、CNR、空间分辨力和短的扫描时间。为保证良好的图像质量，在选择成像参数时除了以上参数外，还应注意根据具体检查部位、检查目的选择脉冲序列、图像信号的加权参数和扫描平面，合适的成像序列和图像信号的加权参数是获取良好 SNR 和 CNR 的基本条件。还应注意人体不同解剖部位信号强弱的差异：信号较强的部位，如头部，使用较大的矩阵，很少的 NEX 即可获得满意 SNR 和 CNR；信号较弱的部位，如肺，应使用较小的矩阵并增加 NEX 次数。

总之，要获取一个高质量的检查结果，必须熟悉各种成像序列的基本原理。对影响成像的各种因素进行优化组合，选择合理的检查序列、成像参数，制定相关的工作流程，才能保证有高质量的检查结果。

参 考 文 献

[1] 张晓康，张卫萍. 医学影像成像原理[M]. 3 版. 北京：人民卫生出版社，2014.
[2] 徐跃，梁碧玲. 医学影像设备学[M]. 3 版. 北京：人民卫生出版社，2016.
[3] 石明国. 医学影像技术学(影像设备质量控制管理卷)[M]. 北京：人民卫生出版社，2011.
[4] 全国卫生专业技术资格考试指导(放射医学技术)[M]. 北京：人民卫生出版社，2017.
[5] 谢凯. 放射防护学[M]. 北京：人民卫生出版社，2011.
[6] 吉强，洪洋. 医学影像物理学[M]. 3 版. 北京：人民卫生出版社，2013.
[7] 甘泉，王骏，史跃. 医学影像成像技术[M]. 镇江：江苏大学出版社，2017.